病例集锦 听说读看

超声造影诊断学

杨 斌 吴意赟 钱晓芹 张丽娟 叶新华 孙 晖 李 嘉◎主 编

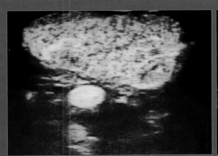 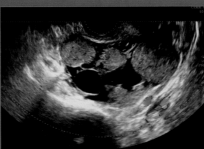 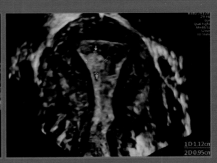

科学技术文献出版社
SCIENTIFIC AND TECHNICAL DOCUMENTATION PRESS
·北京·

图书在版编目（CIP）数据

超声造影诊断学 / 杨斌等主编. —北京：科学技术文献出版社，2023.2
ISBN 978-7-5235-0002-6

Ⅰ.①超… Ⅱ.①杨… Ⅲ.①超声波诊断 Ⅳ.① R445.1

中国国家版本馆 CIP 数据核字（2023）第 024501 号

超声造影诊断学

策划编辑：张　蓉　　责任编辑：张　蓉　赵　楠　　责任校对：张吲哚　　责任出版：张志平

出 版 者　科学技术文献出版社
地　　 址　北京市复兴路15号　邮编 100038
编 务 部　(010) 58882938，58882087（传真）
发 行 部　(010) 58882868，58882870（传真）
邮 购 部　(010) 58882873
官 方 网 址　www.stdp.com.cn
发 行 者　科学技术文献出版社发行　全国各地新华书店经销
印 刷 者　北京地大彩印有限公司
版　　 次　2023 年 2 月第 1 版　2023 年 2 月第 1 次印刷
开　　 本　787×1092　1/16
字　　 数　355千
印　　 张　16
书　　 号　ISBN 978-7-5235-0002-6
定　　 价　188.00元

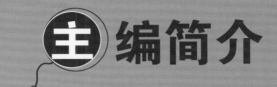

主编简介

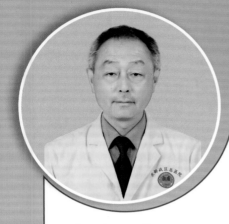

杨斌

中国人民解放军东部战区总医院超声诊断科主任，医学博士，博士后，主任医师，教授，博士研究生导师，博士后联系导师。

【社会任职】

现任中国超声医学工程学会常务委员，中国研究型医院学会肿瘤介入学专业委员会常务委员，中国人民解放军医学专业委员会超声医学分会常务委员，江苏省超声医学工程学会副理事长，江苏省超声技术质量控制中心副主任；曾任江苏省医师协会超声医师分会会长；担任《中华超声影像学杂志》《中华超声医学杂志（电子版）》《中国医学影像学杂志》《中国医学影像技术》等11本杂志编委。

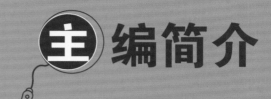

主编简介

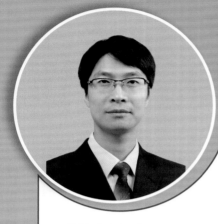

吴意赟

主任医师，江苏省中医院（南京中医药大学附属医院）超声医学科主任，硕士研究生导师。

【社会任职】

现任中国中西医结合学会超声医学专业委员会副主任委员，中国超声医学工程学会肌骨专业委员会委员，江苏省医学会超声医学分会常务委员兼工作秘书及肌骨学组组长，江苏省中西医结合学会常务委员会副主任委员，江苏省医师协会超声医师分会委员，江苏省超声医学工程学会常务理事兼浅表专业委员会副主任委员，江苏省超声技术质量控制中心成员；担任《影像科学与光化学》杂志编委，《东南大学学报（医学版）》《现代医学》杂志通讯编委。

【专业特长】

从事超声专业20余年，主要方向为浅表及肌骨超声的诊断和治疗，擅长乳腺超声造影、乳腺前哨淋巴结超声造影及肌骨超声引导下的介入治疗等。

【工作经历】

2001年8月至今于江苏省中医院超声医学科工作，历任住院医师、主治医师、副主任医师、主任医师。

【学术成果】

发表论文30余篇；作为副主编出版专著2部；入选江苏省"六大人才高峰"高层次人才选拔培养名单，江苏省第5期、第6期"333高层次人才培养工程"第三层次培养对象名单。

主编简介

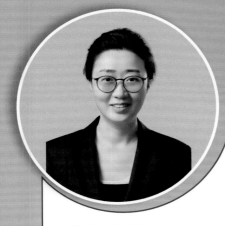

钱晓芹

教授，主任医师，镇江市第一人民医院超声医学科主任，江苏大学医学院医学影像系副主任，江苏大学和南京医科大学博士研究生导师。

【社会任职】

现任中国医师协会超声医师分会委员，中国女医师协会超声专业委员会委员，中国超声医学工程学会委员，江苏省医学会超声医学分会常务委员，江苏省医师协会超声医师分会委员，江苏省超声医学工程学会第五届理事会常务理事；担任《江苏大学学报（医学版）》杂志编委及多个SCI杂志审稿专家。

【专业特长】

擅长妇产科疾病、血管疾病、新生儿颅脑疾病、腹部疾病的超声诊断。

【工作经历】

从事医学专业工作27年，目前的主要方向为妇产科疾病、血管疾病、新生儿颅脑疾病、腹部疾病、浅表器官疾病、疑难杂症等的超声及超声造影诊断。

【学术成果】

主持国家自然科学基金面上项目2项、省市级课题多项；以第一完成人获江苏省医学科学技术奖1项；获市科学技术进步奖及江苏省卫生健康委员会医学新技术引进奖等多个奖项；获镇江市医学领军人才、镇江市学术带头人、镇江市突出贡献中青年专家等荣誉称号。

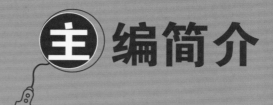

主编简介

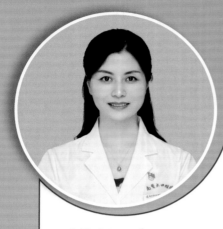

张丽娟

主任医师，南京医科大学第四附属医院超声医学科主任，南京医科大学第四附属医院党委书记。

【社会任职】

现任中国超声医学工程学会腹部超声专业组委员，江苏省医学会超声医学分会委员及心脏学组组长，江苏省医师协会超声医师分会委员及浅表学组组长，江苏省南京市医学会超声分会副主任委员，江苏省超声医学工程学会常务理事，江苏省超声技术质量控制中心委员，南京江北新区医学会超声医学专业委员会主任委员，南京市江北新区妇女联合会兼职副主席；担任《中国临床研究》杂志编委。

【专业特长】

擅长妇产科疾病、腹部疾病、心脏疾病、血管疾病、浅表器官疾病的超声诊断，临床经验丰富，尤其擅长胎儿系统筛查及浅表器官疾病的超声诊断和治疗。

【工作经历】

从事超声诊断工作20余年。

【学术成果】

发表论文10余篇，主编专著2部；主持市级课题1项；顺利完成市区级课题6项；曾多次在江苏省、市医学会超声学术会议做学术报告及交流发言。

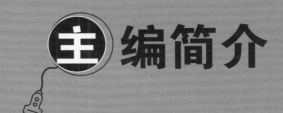

主编简介

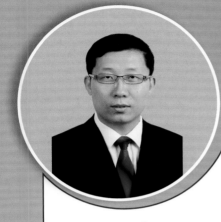

叶新华

副教授，主任医师，江苏省人民医院超声医学科主任、党支部书记，南京医科大学医学影像学院超声医学系主任。

【社会任职】

现任中华医学会超声医学分会介入超声学组委员，中国医师协会超声医师分会委员，中国医师协会介入医师分会肌骨介入超声专业委员会副主任委员，中国研究型医院学会甲状腺疾病专业委员会超声学组委员，中国超声医学工程学会常务理事、肌骨超声专业委员会及介入超声专业委员会常务委员，国家肿瘤微创治疗产业技术创新战略联盟介入超声医学专业委员会常务委员，江苏省医学会超声医学分会主任委员，江苏省医师协会超声医师分会副会长，江苏省超声医学工程学会理事长，南京医学会超声医学分会副主任委员；担任《中国超声医学杂志》《安徽医学》杂志编委，《中华医学影像学杂志》《中华医学超声杂志（电子版）》杂志通讯编委及《中国肿瘤外科杂志》《南京医科大学学报（自然科学版）》杂志审稿专家。

【专业特长】

擅长腹部疾病、甲状腺疾病、乳腺疾病及疑难复杂病例的超声诊断，尤其擅长各类胸腹腔置管引流、输液港植入、中心静脉置管、浅表或脏器肿块的粗针活检、各类囊肿的硬化治疗，以及甲状腺良性结节、甲状腺微小癌、乳腺良性结节、肝脏良恶性肿瘤的超声引导下的微创热消融治疗等。

【工作经历】

1991年8月至2001年9月于中国人民解放军第125医院内科工作，历任住院医师、主治医师；2001年10月至今于江苏省人民医院（南京医科大学第一附属医院）超声诊断科工作，历任主治医师、副主任医师、主任医师。

【学术成果】

发表学术论文40余篇，其中SCI收录论文5篇；作为副主编出版专著2部，参编专著5部；主持或参加科研课题5项，获江苏省卫生健康委员会医学新技术引进奖一等奖1项，二等奖2项。

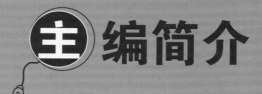

主编简介

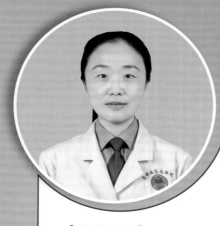

孙晖

医学博士，博士后，副主任医师，中国人民解放军东部战区总医院超声诊断科副主任。

【社会任职】

现任江苏省医学会超声医学分会常务委员，江苏省医学会超声医学分会分子影像学组副组长，江苏省中西医结合学会超声医学专业委员会委员，江苏省超声医学工程学会理事。

【专业特长】

擅长心血管疾病的超声诊断、心血管功能的评估及将超声新技术在临床工作中进行开拓性应用，并能够熟练掌握各种超声新技术的使用方法。

【工作经历】

2003年至今于中国人民解放军东部战区总医院超声诊断科工作，历任住院医师、主治医师、副主任医师。

【学术成果】

发表论著40余篇；主持中国博士后科学基金面上资助1项、江苏省博士后科研资助计划1项；参与国家自然科学基金面上项目2项、南京军区医药卫生科研基金项目1项；获得军队医疗成果三等奖1项。

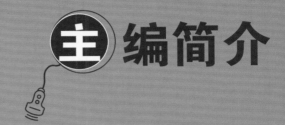

主编简介

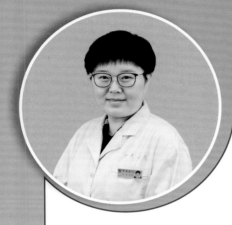

李嘉

医学博士，主任医师，东南大学附属中大医院超声医学科主任，东南大学医学院医学影像系副主任、超声诊断教研室主任，博士研究生导师。

【社会任职】

现任中国医师协会超声医师分会委员兼肌骨超声专业委员会常务委员，中国医院协会医学影像中心分会委员兼副秘书长，中国医师协会介入医师分会超声介入专业委员会副主任委员，中国女医师协会第一届超声专业委员会常务委员，江苏省医学会超声医学分会副主任委员兼肌骨学组名誉组长，江苏省医师协会超声医师分会委员兼盆底学组负责人；担任《中国肿瘤外科杂志》编委。

【专业特长】

目前可进行的超声诊疗范围涉及妇产、浅表、血管、肌骨、消化、泌尿、盆底、介入等亚专业，擅长妇产科疾病、甲乳疾病的超声诊断，尤其是在早、中孕期产前超声诊断，复杂双胎超声诊断和女性盆底超声诊断等方面具有较高的造诣。

【工作经历】

从事超声专业27年，1996年8月至今于东南大学附属中大医院超声医学科工作，历任住院医师、主治医师、副主任医师、主任医师；2013年至2014年作为访问学者在美国费城Thomas Jefferson大学超声中心参加培训学习一年。

【学术成果】

发表国内外学术论文20余篇；主持和参与省部级以上科研课题6项；获2013年江苏省卫生健康委员会医学新技术引进奖二等奖1项，2020年江苏省研究生教育改革成果一等奖1项，2021年首届东南大学教师教学创新大赛三等奖1项。

编 委 会

主 编

杨　斌　中国人民解放军东部战区总医院
吴意赟　江苏省中医院
钱晓芹　镇江市第一人民医院
张丽娟　南京医科大学第四附属医院
叶新华　江苏省人民医院
孙　晖　中国人民解放军东部战区总医院
李　嘉　东南大学附属中大医院

副主编

董凤林　苏州大学附属第一医院
姚　静　南京鼓楼医院
戚庭月　扬州大学附属医院
田付丽　中国人民解放军东部战区总医院
兰　英　中国人民解放军联勤保障部队庐山康复疗养中心
陈宝定　江苏大学附属医院

编 者（按姓氏拼音排序）

蔡　婷　江苏省中医院
陈延玮　江苏大学附属医院
邓　晶　江苏省人民医院
方爱娟　南京鼓楼医院
韩佳豪　东南大学附属中大医院
胡　彧　江苏省人民医院
胡梦裳　苏州大学附属第一医院
黄　莹　苏州大学附属第一医院
敬　雷　江苏省人民医院
孔文韬　南京鼓楼医院
李　奥　江苏省人民医院
李　娟　中国人民解放军东部战区总医院
李　娅　泰州市第四人民医院
李明霞　南京鼓楼医院
李斯奇　南京医科大学第四附属医院
林秀玉　中国人民解放军东部战区总医院
刘瑾瑾　苏州大学附属第一医院
马雯婷　江苏省人民医院
马云飞　江苏省中医院
毛书霞　江苏省中医院

戚　敏　东南大学附属中大医院
强　也　江苏省中医院
申洪远　东南大学附属中大医院
沈会明　东南大学附属中大医院
宋秋怡　中国人民解放军东部战区总医院
孙卉娟　江苏省中医院
王阿军　苏州大学附属第一医院
王丹丹　中国人民解放军东部战区总医院
王亚丽　江苏省人民医院
武晓凤　苏州大学附属第一医院
徐　楠　中国人民解放军东部战区总医院
袁　涛　江苏省人民医院
张　宁　南京鼓楼医院
张　晴　江苏大学附属人民医院
张丽红　苏州大学附属第一医院
张玫玫　江苏省中医院
赵　淳　江苏省中医院
郑　燕　苏州大学附属第一医院
朱德仓　南京医科大学第四附属医院

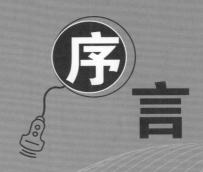

序言

　　回顾医学超声造影的发展历史，1968年美国研究人员将手振生理盐水经心导管注入心腔时，产生了"云雾状"的回声，标志着超声造影技术研究与应用的开端，但该微气泡大，不能通过肺循环，且不稳定，循环时间短，临床应用受限。1984年Feinstein用超声声振仪处理人血清白蛋白，制备出微泡直径小（<10μm）、体积较均一、留存时间长且能通过肺循环的微泡造影剂，开拓了超声造影剂的临床应用时代。近10年以来，随着超声造影剂的不断升级、造影成像技术的不断创新和完善，超声造影能够清楚显示微细血管和组织血流灌注，增加图像的对比分辨力，大大提高超声检出病变的敏感度和特异度。如今超声造影不仅进一步拓展了临床应用范围，提高了超声的诊断水平，在靶向治疗方面还具有良好的发展前景。随着造影剂研发的深入，越来越多的前沿研究聚焦在靶向微泡成像、药物负载与定向控释，同时可通过超声辐照促进药物吸收、基因转染、肿瘤细胞损伤等。

　　近年来，江苏省内超声医学界的专家在日常工作中积累了宝贵的超声造影病例，并多次交流超声造影的理论知识和宝贵临床经验，多次提出希望能把这些宝贵的病例整理汇总。2022年6月由杨斌教授牵头，组织江苏省内超声医学界的专家成立了该书编写委员会，并于2022年7月正式启动本书的编写工作。

　　本书中每一个病例均包括病史概要、常规超声声像图、超声造影声像图和动态过程、其他检查结果、超声造影诊断要点和鉴别诊断，将精练的文字、高清图片与造影的动态过程相结合，向读者全面展示超声造影的临床应用，指导超声医师规范性开展超声造影工作。

　　在编写和修订过程中，各位编者倾注心血，但限于编写时间和编者水平，不妥之处欢迎同道们批评指正，编者们将虚心学习并改正。

王威琪

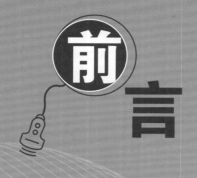

前言

　　超声造影是医学超声发展历程中新的里程碑，其进一步提升了医学超声在现代医学影像技术中的地位。随着超声造影剂的不断升级、造影成像技术的不断创新和完善，超声造影的优势逐渐凸显，其临床应用得以快速发展。稳定的微泡超声造影剂经静脉或经腔道注射，通过增强微细血流、管腔与周围组织的对比显影，达到诊断及鉴别诊断的目的，显著提高了超声诊断的敏感度和准确性，并具有较高的安全性。

　　为了更好地探讨超声造影在临床的应用价值，拓展其临床应用范围，提高超声造影的诊断准确性，来自江苏省内超声医学界从事腹部、浅表器官、心血管和妇产领域的专家于2022年6月成立了本书编写委员会，并于2022年7月正式启动本书的编写工作。

　　本书内容涵盖了消化、泌尿、浅表、妇科和心脏常见疾病的常规超声声像图及超声造影声像图表现，编者结合自身超声造影的理论知识和宝贵临床经验，对病例的超声造影诊断要点及鉴别诊断思路进行了分析和总结，让每一个超声造影病例都重现在读者的眼前，指导超声医师扩展诊断思路，提高鉴别诊断能力，为临床提供更加准确的诊断依据。本书适合各年资医师学习和阅读，是指导超声医师规范性开展超声造影工作的参考用书。

　　在编写和修订过程中，各位编者在繁忙的工作之余齐心协力、无私付出。在此，对编写委员会的各位专家表示衷心的感谢！

目　录

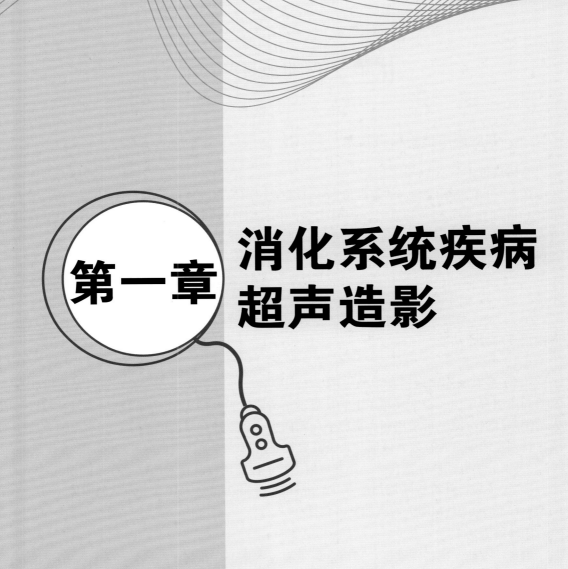

第一章 消化系统疾病超声造影

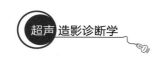

第一节　肝脏超声造影

一、肝脏超声造影检查技术

【适应证】

（1）肝脏局灶性病变的定性诊断：①常规超声检查或体检时偶然发现的病变；②慢性肝炎、肝硬化常规超声筛查时发现的病变；③有恶性肿瘤病史，定期超声随访中发现的病变；④肝内脉管（门静脉/肝静脉/下腔静脉/胆管）内的栓塞物，不能明确其性质；⑤复杂性囊肿或囊实性肿物。

（2）常规超声疑似存在病变，或其他影像学检查发现病变但常规超声未能显示或显示不清。

（3）对移植肝，超声可用来评估受体和供肝血管的解剖和通畅程度，以及随访过程中肝内出现的异常病变。

（4）肝外伤。

（5）肝脏肿瘤消融治疗中的应用：①明确肿瘤性质、大小、位置、数目及血供状况；②治疗中引导定位，在常规超声上病灶显示不清或边界模糊、肿瘤残留或局部复发难以与原先的消融灶区分时，可采用超声造影引导靶向穿刺，以达到精准的治疗；③治疗结束后即刻或次日判定消融是否有效，以确定是否需要补充治疗；④随访中判定肿瘤的局部治疗效果。

（6）肝癌肝动脉栓塞化疗、局部放射治疗、注药治疗及靶向治疗等疗效的评价。

（7）禁忌行计算机断层扫描术（computer tomography，CT）或磁共振成像（magnetic resonance imaging，MRI）检查的肝占位性病变。

【检查方法】

患者检查前无须特殊准备。超声造影主要观察是否存在病变及病灶的灌注、消退情况。0.9%生理盐水5 mL与59 mg声诺维（SonoVue，Bracco Suisse SA，Switzerland）配制成混悬液，经肘静脉进行弹丸式注射，检查用量依据机器不同用量有所不同，一般为1.5~2.4 mL，对于肥胖或者严重肝硬化、脂肪肝患者，可相应增加用量。经肘前方的外周静脉弹丸式注射造影剂，随即推注0.9%生理盐水5 mL冲管。探头切面置于感兴趣区，使目标病灶尽可能位于图像中间。注射造影剂结束开始计时，实时动态观察病变和周围组织造影剂的灌注情况，包括增强时间、增强水平、造影剂分布特征和增强模式等，连续存储4~6 min动态图像。

肝脏超声造影的时相分为肝动脉期、门静脉期和延迟期。

（1）肝动脉期：从注射造影剂开始至其后的30 s，此期肝组织的增强主要来源于肝动脉血流的微泡。

（2）门静脉期：注射后31~120 s，增强主要来源于门静脉血流的微泡。

（3）延迟期：注射后121 s~6 min，增强来源于残留在门静脉及肝窦内的微泡。

二、肝脏局灶性结节增生

病例 1

【基本信息】

患者男性，40岁，体检时，超声检查发现肝占位1天，体格检查肝区未见明显异常。

【超声检查】

（1）二维灰阶检查：有脂肪肝背景，肝右叶可见一低回声团，大小约3.0 cm×2.5 cm，边界清晰，内部回声欠均匀（图1-1-1A）。

（2）彩色多普勒血流成像（color Doppler flow imaging，CDFI）检查：该团块周边可见线状血流信号，脉冲波多普勒（pulsed wave Doppler，PW）可探及动脉频谱（图1-1-1B）。

（3）超声造影检查：动脉早期，约52 s时开始，自显影快速增强，病灶从中央向周边呈放射状灌注，动脉晚期病灶为均匀的高回声，门静脉期及延迟期为等-稍高回声（图1-1-2）。

（4）超声提示：肝内实性团块，结合超声造影考虑肝脏局灶性结节增生（focal nodular hyperplasia，FNH）可能。

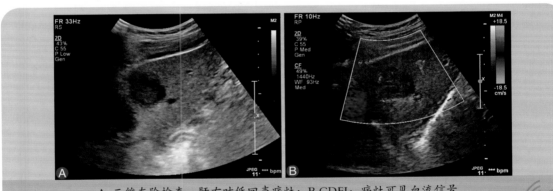

A.二维灰阶检查：肝右叶低回声病灶；B.CDFI：病灶可见血流信号。

图1-1-1 肝脏局灶性结节增生二维灰阶及CDFI表现一

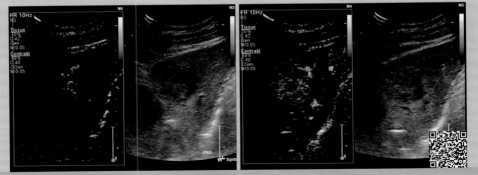

弹丸式注射造影剂后，该团块中央开始增强，呈"离心性增强"，动脉晚期病灶为均匀的高回声，门静脉期及延迟期为等-稍高回声。

图1-1-2 肝脏局灶性结节增生超声造影表现一（动态）

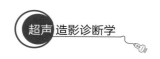

【增强CT诊断】

增强CT提示FNH。

📋 病例2

【基本信息】

患者女性，32岁，体检时，超声检查发现肝占位1天，体格检查肝区未见明显异常。

【超声检查】

（1）二维灰阶检查：肝右叶可见一稍高回声团，大小约2.5 cm×2.2 cm，边界尚清晰，内部回声欠均匀（图1-1-3A）。

（2）CDFI检查：该团块内部可见血流信号，PW可探及低阻动脉频谱（图1-1-3B）。

（3）超声造影检查：弹丸式注射造影剂后，该团块中央开始增强，病灶从中央向周边呈放射状灌注，动脉晚期病灶为均匀的高回声，门静脉期及延迟期为等回声（图1-1-4）。

（4）超声提示：肝内实性团块，结合超声造影考虑FNH可能。

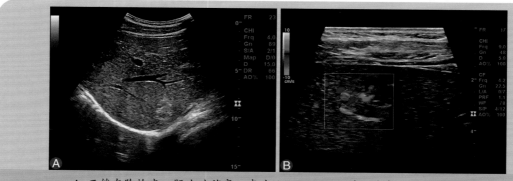

A.二维灰阶检查：肝右叶稍高回声病灶；B.CDFI：病灶内部可见血流信号。

图1-1-3　肝脏局灶性结节增生二维灰阶及CDFI表现二

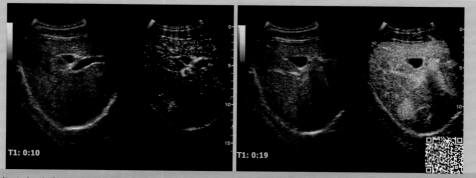

弹丸式注射造影剂后，病灶从中央向周边呈放射状灌注，动脉晚期病灶为均匀的高回声，门静脉期及延迟期为等回声。

图1-1-4　肝脏局灶性结节增生超声造影表现二（动态）

【增强CT诊断】

增强CT提示FNH。

【诊断依据及鉴别诊断】

诊断依据

二维灰阶检查：一般为单发，肝实质内可见实性团块，以高回声或等回声多见，低回声少见，边界清晰，内部回声欠均匀。CDFI：可见血流信号，特征性的表现是病灶中央可见"星状"动脉血流信号。超声造影：注射造影剂后，动脉期呈快速高增强，并从中央向周边呈"轮辐状"增强，门静脉期及延迟期为等增强或高增强。结合常规超声和造影特征，本病例考虑为肝脏FNH可能。

鉴别诊断

（1）原发性肝癌：小肝癌周边可见声晕，且患者有肝硬化背景或乙肝病毒感染史，肝内病灶常以不均匀低回声为主，CDFI探及高阻性动脉血流，超声造影呈典型的原发性肝癌"快进快出"的表现，延迟期呈低增强。

（2）肝血管瘤：典型者呈高回声，鉴别较容易，低回声型肝血管瘤与肝脏FNH在常规超声上鉴别有一定的困难，但CDFI显示病灶无彩色血流或少部分出现周围线状血流对鉴别有帮助。

三、肝血管瘤

病例 1

【基本信息】

患者男性，35岁，体检时，超声检查发现肝占位1天，体格检查肝区未见明显异常。

【超声检查】

（1）二维灰阶检查：肝右叶可见一高回声团，大小约2.3 cm×1.6 cm，边界清晰，内部回声欠均匀（图1-1-5A）。

（2）CDFI检查：该团块周边可见少量血流信号（图1-1-5B）。

（3）超声造影检查：弹丸式注射造影剂后，约13 s时，该团块开始增强，动脉期呈周边环状增强，并逐渐呈"结节样"向中央填充，在门静脉期病灶几乎被完全填充呈团块状高回声或等回声，至延迟期可呈高回声改变（图1-1-6）。

（4）超声提示：肝内实性团块，结合超声造影考虑肝血管瘤可能。

病例 2

【基本信息】

患者女性，42岁，体检时，超声检查发现肝占位1天，体格检查肝区未见明显异常。

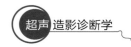

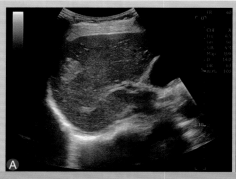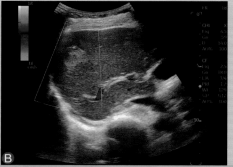

A.二维灰阶检查：肝右叶稍高回声病灶；B.CDFI：病灶周边可见少量血流信号。

图1-1-5　肝血管瘤二维灰阶及CDFI表现一

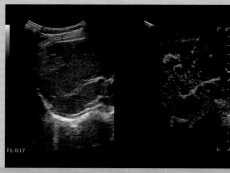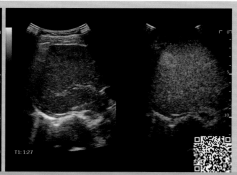

约13 s时，该团块开始增强，动脉期呈周边环状增强，并逐渐呈"结节样"向中央填充；在门静脉期病灶几乎被完全填充呈团块状高回声或等回声，至延迟期可呈高回声改变。

图1-1-6　肝血管瘤超声造影表现一（动态）

【超声检查】

（1）二维灰阶检查：肝右叶可见一低回声团，大小约3.6 cm×2.6 cm，边界欠清晰，内部回声欠均匀（图1-1-7A）。

（2）CDFI检查：该团块内部可见少量血流信号（图1-1-7B）。

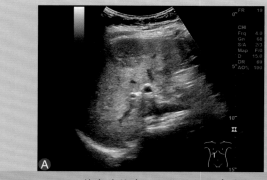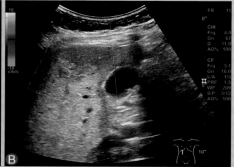

A.二维灰阶检查：肝右叶低回声病灶；B.CDFI：病灶周边可见少量血流信号。

图1-1-7　肝血管瘤二维灰阶及CDFI表现二

（3）超声造影检查：弹丸式注射造影剂后，约9 s时，该团块周边开始增强，并逐渐呈"结节样"向中央填充，在门静脉期病灶被部分填充呈团块状高回声或等回声，至延迟期可呈等回声改变（图1-1-8）。

（4）超声提示：肝内实性团块，结合超声造影考虑肝血管瘤可能。

【增强CT诊断】

增强CT提示肝血管瘤。

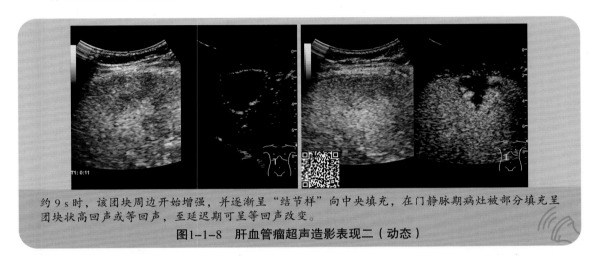

约9 s时，该团块周边开始增强，并逐渐呈"结节样"向中央填充，在门静脉期病灶被部分填充呈团块状高回声或等回声，至延迟期可呈等回声改变。

图1-1-8　肝血管瘤超声造影表现二（动态）

【诊断依据及鉴别诊断】

诊断依据

二维灰阶检查：肝实质内可见一实性团块，边界清晰或欠清晰，内部回声欠均匀、致密。CDFI：可见少量血流信号或未见明显血流信号。超声造影：注射造影剂后，动脉期呈周边环状增强，并逐渐呈"结节样"向中央填充，呈向心性增强，在门静脉期病灶被完全或部分填充，呈团块状高回声或等回声，造影剂消退较慢，至延迟期可呈等回声改变。结合常规超声、临床表现和造影特征，本病例考虑为肝血管瘤可能。

鉴别诊断

（1）肝癌：高回声型肝血管瘤的诊断较容易，但有时与高回声均质型肝癌较难鉴别。此型肝癌相对少见，内部回声比肝血管瘤更高，周边有浅淡晕环，可资鉴别。而低回声型肝血管瘤误为肝癌的比例较高，有报道其误诊率可达30%。肝癌内部多为不均质回声，呈结节镶嵌状，如有晕环则容易鉴别。另外，肝癌在CDFI上多能检测到高阻型动脉血流信号及超声造影呈"快进快出"的表现对鉴别有很大帮助。

（2）肝脏FNH：常与低回声型肝血管瘤相混淆。该病灶常无周围高回声带环绕，CDFI常在病灶中央出现分支状或轮辐状血流，对鉴别有很大帮助，典型超声造影表现为动脉期均匀高增强，通常伴有从中心向外的快速离心性增强，部分可见轮辐状的动脉血管，在门静脉期和延迟期，可能会保持高增强或等增强。

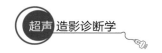
四、肝腺瘤

病例 1

【基本信息】

患者女性，40岁，体检时，超声检查发现肝占位1天，体格检查肝区未见明显异常。

【超声检查】

（1）二维灰阶检查：肝右叶可见一低回声团，大小约1.9 cm×1.4 cm，边界清晰，内部回声欠均匀（图1-1-9A）。

（2）CDFI检查：该团块周边可见条状血流信号，PW可探及低阻动脉频谱（图1-1-9B）。

（3）超声造影检查：动脉早期，约12 s时，该团块快速增强，早于正常肝实质，动脉晚期病灶为均匀的高回声，延迟期为等回声（图1-1-10）。

（4）超声提示：肝内实性团块，结合超声造影考虑肝腺瘤可能。

【病理诊断】

病理提示肝腺瘤。

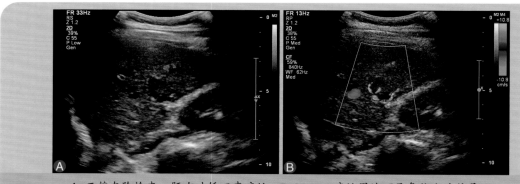

A.二维灰阶检查：肝右叶低回声病灶；B.CDFI：病灶周边可见条状血流信号。

图1-1-9　肝腺瘤二维灰阶及CDFI表现

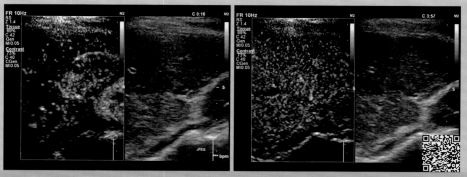

超声造影12 s时，病灶早于正常肝实质快速增强，延迟期呈等增强。

图1-1-10　肝腺瘤超声造影表现（动态）

【诊断依据及鉴别诊断】

诊断依据

二维灰阶检查：肝右叶内可见一低回声团，边界清晰，内部回声欠均匀。CDFI：周边可见条状血流信号。超声造影：注射造影剂后，动脉期呈快速均匀高增强，门静脉期为等回声，延迟期呈稍低回声。结合病史（女性多见，多与长期服用雌激素、孕激素有关）、常规超声及造影特征，本病例考虑为肝腺瘤可能。

鉴别诊断

（1）原发性肝癌：常有肝硬化背景，肝内病灶常以不均匀低回声为主，CDFI探及高阻性动脉血流，超声造影呈典型的原发性肝癌"快进快出"的表现。

（2）肝脏FNH：肝脏FNH典型CDFI常在病灶中央出现分支状或轮辐状血流，对鉴别有很大帮助，典型超声造影表现为动脉期均匀高增强，通常伴有从中心向外的快速离心性增强，部分可见轮辐状的动脉血管，在门静脉期和延迟期，可能会保持高增强或等增强。

五、肝局灶性脂肪变性

📋 病例 1

【基本信息】

患者女性，65岁，外院体检发现肝占位1天，无其他不适。

【超声检查】

（1）二维灰阶检查：肝右叶可见一高回声区，范围约2.2 cm×1.6 cm，边界尚清，内部回声均匀（图1-1-11A）。

（2）CDFI检查：病灶内部未见明显血流信号（图1-1-11B）。

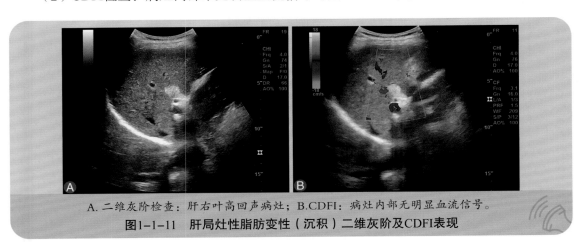

A. 二维灰阶检查：肝右叶高回声病灶；B.CDFI：病灶内部无明显血流信号。

图1-1-11　肝局灶性脂肪变性（沉积）二维灰阶及CDFI表现

（3）超声造影检查：动脉期，约13 s时，病灶与周围正常肝实质同步增强，呈等增强，增强均匀，增强后与周围正常肝实质无明显边界，延迟期与周围正常肝实质同时消退

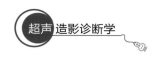
（图1-1-12）。

（4）超声提示：肝内高回声区，结合超声造影考虑肝局灶性脂肪变性（沉积）。

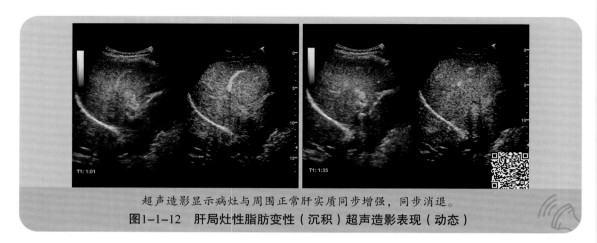

超声造影显示病灶与周围正常肝实质同步增强，同步消退。

图1-1-12　肝局灶性脂肪变性（沉积）超声造影表现（动态）

【临床诊断】

临床诊断为肝局灶性脂肪变性（沉积）。

病例2

【基本信息】

患者男性，55岁，上腹部不适1月余。

【超声检查】

（1）二维灰阶检查：肝右叶可见一低回声区，范围约3.8 cm×2.8 cm，边界欠清，内部回声尚均匀（图1-1-13A）。

（2）CDFI检查：病灶周边及内部未见明显血流信号（图1-1-13B）。

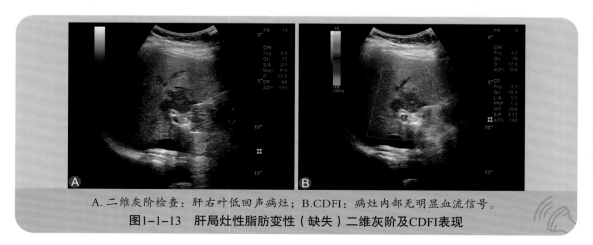

A.二维灰阶检查：肝右叶低回声病灶；B.CDFI：病灶内部无明显血流信号。

图1-1-13　肝局灶性脂肪变性（缺失）二维灰阶及CDFI表现

（3）超声造影检查：动脉期，约13 s时，病灶与周围正常肝实质同步增强，呈等增强，增强均匀，增强后与周围正常肝实质无明显边界，延迟期与周围正常肝实质同时消退（图1-1-14）。

（4）超声提示：肝内低回声区，结合超声造影考虑肝局灶性脂肪变性（缺失）。

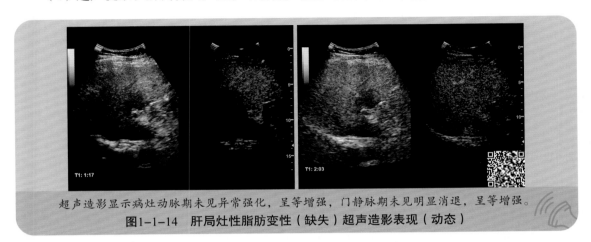

超声造影显示病灶动脉期未见异常强化，呈等增强，门静脉期未见明显消退，呈等增强。

图1-1-14　肝局灶性脂肪变性（缺失）超声造影表现（动态）

【临床诊断】

临床诊断为肝局灶性脂肪变性（缺失）。

【诊断依据及鉴别诊断】

诊断依据

二维灰阶检查：肝实质内可见异常回声区，边界欠清，内部回声欠均匀。CDFI：内部及周边未见血流信号。超声造影：注射造影剂后，动脉期，病灶与周围正常肝实质同步增强，呈等增强，消退期与周围正常肝实质同步消退。结合常规超声、临床表现和造影特征，本病例考虑为肝局灶性脂肪变性。

鉴别诊断

（1）肝血管瘤：肝局灶性脂肪沉积需与高回声肝血管瘤鉴别。肝血管瘤内呈筛孔状，部分可伴有"血管穿通征""周围裂隙征"。肝局灶性脂肪缺失需与低回声肝血管瘤鉴别，低回声肝血管瘤周边有高回声环绕，而肝局灶性脂肪缺失的低回声有脂肪肝背景，当临床及影像诊断不明确时，超声造影具有较高的鉴别诊断价值。

（2）其他肝脏占位性病变：肝局灶性脂肪变性被误认为肝占位性病灶，但肝局灶性脂肪变性的病灶不具有立体感，且周围及内部血管走行正常，对周围组织无挤压征象，超声造影有助于鉴别。

六、肝脓肿

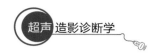病例 1

【基本信息】

患者男性，45岁，发热3天，超声检查发现肝占位1天，体格检查肝区疼痛。

【超声检查】

（1）二维灰阶检查：肝右叶可见一不均回声区，范围约6.5 cm×4.6 cm，边界欠清晰，内有不均匀稍低回声（图1-1-15A）。

（2）CDFI检查：病灶内部可见点状血流信号（图1-1-15B）。

（3）超声造影检查：动脉期，约10 s时，病灶实质部分快速增强，坏死部分不出现增强，病灶呈典型的"蜂窝样"改变，而在门静脉期和延迟期，原增强部分减退呈等回声改变（图1-1-16）。

（4）超声提示：肝内不均回声区，结合超声造影考虑肝脓肿可能。

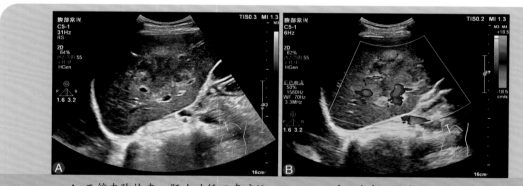

A.二维灰阶检查：肝右叶低回声病灶；B.CDFI：病灶内部可见点状血流信号。

图1-1-15　肝脓肿二维灰阶及CDFI表现

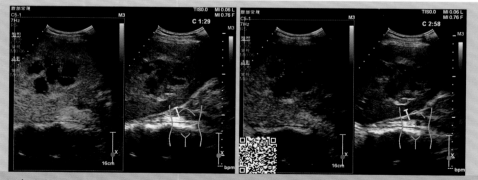

超声造影10 s时，病灶实质部分内快速增强，呈"蜂窝样"增强，门静脉期呈等增强。

图1-1-16　肝脓肿超声造影表现（动态）

【增强CT诊断】

增强CT提示肝脓肿。

【诊断依据及鉴别诊断】

诊断依据

二维灰阶检查：肝实质内可见一不均回声区，边界欠清，内部回声欠均匀。CDFI：内部可见点状血流信号。超声造影：注射造影剂后，动脉期，病灶实质部分快速增强，而坏死部分不出现增强，病灶呈典型的"蜂窝样"改变，而在门静脉期和延迟期原增强部分减退呈等回声改变。结合常规超声、临床表现和造影特征，本病例考虑为肝脓肿可能。

鉴别诊断

（1）肝囊肿：有完整、纤薄的囊壁，壁的厚度均匀一致，囊内呈无回声区，透声好，内无杂乱回声出现，超声造影呈无增强表现。

（2）肝血肿：肝实质内血肿常呈不规则形，内部回声不均匀，常有外伤史。

（3）肝脏恶性肿瘤：部分肝脏恶性肿瘤可因肿瘤内出血或坏死而出现无回声区，容易与肝脓肿相混淆，但这些病灶常有实质性回声并可测及高阻动脉血流信号，同时临床常无感染性症状，如发热、外周血白细胞增高等。

七、肝囊肿

病例 1

【基本信息】

患者男性，52岁，体检时，超声检查发现肝囊肿1天，无肝炎病史。

【超声检查】

（1）二维灰阶检查：肝内见一无回声区，大小约1.4 cm×1.0 cm，形态规则，边界清晰，内可见条状分隔（图1-1-17A）。

（2）CDFI检查：病灶内无回声区及分隔内未见明显血流信号（图1-1-17B）。

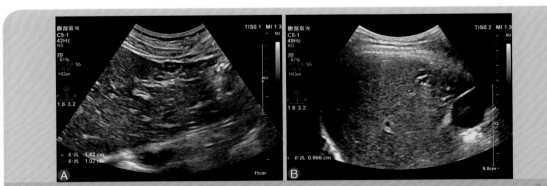

A.二维灰阶检查：肝内类圆形无回声病灶，内见多个条状分隔；B.CDFI：病灶内未见明显血流信号。

图1-1-17　肝囊肿二维灰阶及CDFI表现一

（3）超声造影检查：弹丸式注射造影剂后，病灶内分隔及无回声区内未见造影剂进入（图1-1-18）。

（4）超声提示：肝内无回声区，结合超声造影考虑肝囊肿。

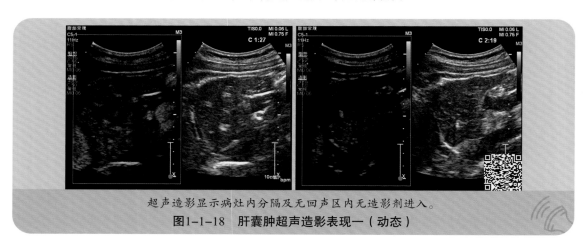

超声造影显示病灶内分隔及无回声区内无造影剂进入。

图1-1-18　肝囊肿超声造影表现一（动态）

【增强CT诊断】

增强CT提示肝囊肿。

病例 2

【基本信息】

患者男性，56岁，体检时，超声检查发现肝占位1天，无肝炎病史。

【超声检查】

（1）二维灰阶检查：肝内见一类圆形低回声团，大小约5.5 cm×4.4 cm，边界清晰，内部回声尚均匀（图1-1-19A）。

（2）CDFI检查：病灶内部可见"花彩"血流信号（图1-1-19B）。

（3）超声造影检查：弹丸式注射造影剂后，病灶始终未见造影剂进入（图1-1-20）。

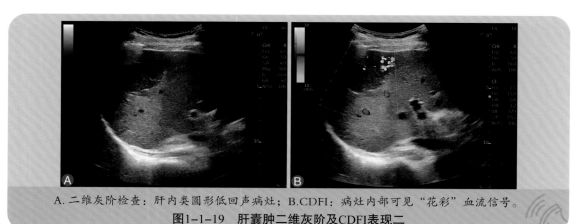

A.二维灰阶检查：肝内类圆形低回声病灶；B.CDFI：病灶内部可见"花彩"血流信号。

图1-1-19　肝囊肿二维灰阶及CDFI表现二

（4）超声提示：肝内低回声团，结合超声造影考虑肝囊肿伴出血。

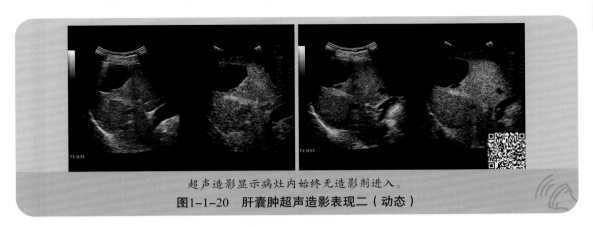

超声造影显示病灶内始终无造影剂进入。

图1-1-20　肝囊肿超声造影表现二（动态）

【增强CT诊断】

增强CT提示肝囊肿。

【诊断依据及鉴别诊断】

诊断依据

二维灰阶检查：肝囊肿呈单个或多个圆形或椭圆形无回声区，壁薄且光滑，后壁回声增强，部分囊肿内可见线状分隔。超声造影：注入造影剂后肿块内自始至终无造影剂进入。该两例病例结合二维声像图表现及其造影特征，肝囊肿诊断较为明确。

鉴别诊断

（1）肝内管道结构横切面：肝内管道结构横切面有时易被误认为小的囊肿，两者的鉴别诊断要点是转到探头方向时，肝内管道结构纵切面即显示为管道状结构，且CDFI检查时，肝内血管横切面可见彩色血流信号。

（2）肝脓肿：完全液化的肝脓肿可表现为无回声区，但壁厚，内壁不光滑，如虫蚀状，边缘不规则，外周可见低回声的炎性反应带；囊内透声差，充填细小光点或脓屑形成的片状高回声，并有畏寒、发热等全身感染的临床症状。

（3）肝脏肿瘤囊性变：肿瘤囊性变表现为形态不规则，常为多房性，囊壁不规则增厚，或伴有乳头状突起，囊内回声混杂；CDFI可在囊壁或突起的结节处探及动脉血流信号；超声引导下穿刺，可抽出血性液体。

八、肝癌

病例 1

【基本信息】

患者男性，67岁，超声检查发现肝占位1天，有肝炎病史10年，甲胎蛋白（+）。

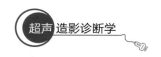
【超声检查】

（1）二维灰阶检查：肝右叶可见一低回声团，大小约1.6 cm×1.4 cm，边界尚清晰，内部回声欠均匀（图1-1-21A）。

（2）CDFI检查：该病灶内未见明显血流信号（图1-1-21B）。

（3）超声造影检查：动脉期，约10 s时，病灶快速增强，呈均匀高增强，门静脉期后期和延迟期该病灶呈低增强（图1-1-22）。

（4）超声提示：肝内低回声团，结合超声造影考虑肝细胞肝癌可能。

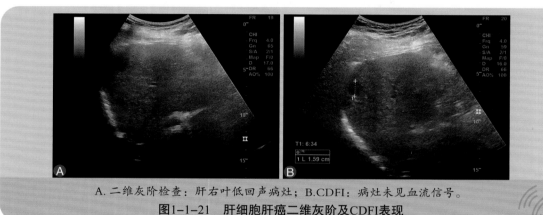

A.二维灰阶检查：肝右叶低回声病灶；B.CDFI：病灶未见血流信号。

图1-1-21　肝细胞肝癌二维灰阶及CDFI表现

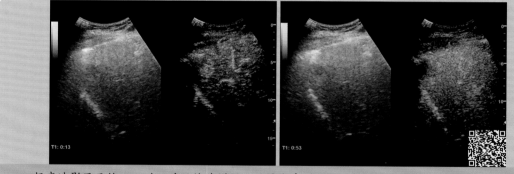

超声造影显示约10 s时，病灶快速增强，呈均匀高增强，门静脉晚期开始减退，呈低增强。

图1-1-22　肝细胞肝癌超声造影表现（动态）

【病理诊断】

病理提示肝细胞肝癌。

📋 **病例 2**

【基本信息】

患者女性，65岁，超声检查发现肝占位1天，既往有胆总管结石手术史。

【超声检查】

（1）二维灰阶检查：肝右叶可见一不均回声区，大小约4.6 cm×2.5 cm，边界不清，内部回声欠均匀（图1-1-23A）。

（2）CDFI检查：病灶内部可见点状血流信号（图1-1-23B）。

（3）超声造影检查：动脉期，18 s时病灶开始增强，周边呈厚环状增强，其内可见少量造影剂增强，门静脉期后期和延迟期该病灶呈低增强（图1-1-24）。

（4）超声提示：肝内不均回声区，结合超声造影考虑胆管细胞癌可能。

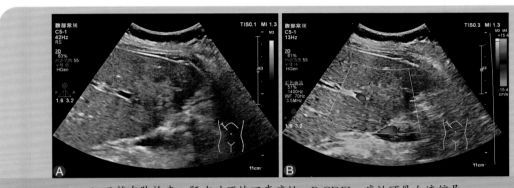

A.二维灰阶检查：肝右叶不均回声病灶；B.CDFI：病灶可见血流信号。

图1-1-23 胆管细胞癌二维灰阶及CDFI表现

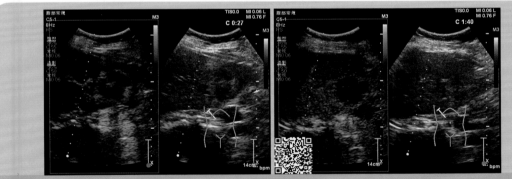

超声造影18 s时病灶周边开始增强，周边呈厚环状增强，其内可见少量造影剂增强，门静脉晚期及延迟期病灶开始减退，呈低增强。

图1-1-24 胆管细胞癌超声造影表现（动态）

【病理诊断】

病理提示肝内胆管细胞癌。

【诊断依据及鉴别诊断】

诊断依据

肝细胞肝癌二维灰阶检查：肝实质内可见一低回声团，边界尚清，内部回声欠均匀。CDFI：未见明显血流信号。超声造影：注射造影剂后，动脉期，病灶快速增强，呈均匀高

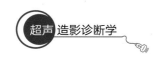

增强，门静脉期后期和延迟期该病灶呈低增强。有肝炎、甲胎蛋白增高等病史，再结合常规超声和造影特征，本病例考虑为肝细胞肝癌可能。

肝内胆管细胞癌二维灰阶检查：肝实质内可见一不均回声区，边界欠清，内部回声欠均匀。CDFI：其内可见点状血流信号。超声造影：注射造影剂后，动脉期，病灶周边开始增强，周边呈厚环状增强，其内可见少量造影剂增强，门静脉期后期和延迟期该病灶呈低增强。患者有胆总管结石病史，再结合常规超声和造影特征，本病例考虑为胆管细胞癌可能。

鉴别诊断

肝转移癌：一般有原发病史，多发病灶，最典型的特征为"牛眼征"或"靶环征"，造影特征可分为少血管型和多血管型肝转移癌，少血管型肝转移癌表现为动脉期周边增强或肿瘤完全增强，门静脉期及延迟期呈低增强，多血管型肝转移癌表现为动脉期肿瘤整体高增强，门静脉期及延迟期呈低增强。

九、肝转移癌

病例 1

【基本信息】

患者男性，68岁，超声检查发现肝占位1天，既往有胰腺癌病史。

【超声检查】

（1）二维灰阶检查：肝内可见一不均回声区，边界不清晰，内部回声欠均匀（图1-1-25A）。

（2）CDFI检查：病灶周边可见血流信号（图1-1-25B）。

（3）超声造影检查：动脉期，约15 s时，病灶周围开始增强，呈环状高增强，其内可见大量无增强区，门静脉期及延迟期，早于正常肝实质消退（图1-1-26）。

（4）超声提示：肝内不均回声区，结合超声造影考虑肝转移癌可能。

【病理诊断】

病理提示肝转移癌。

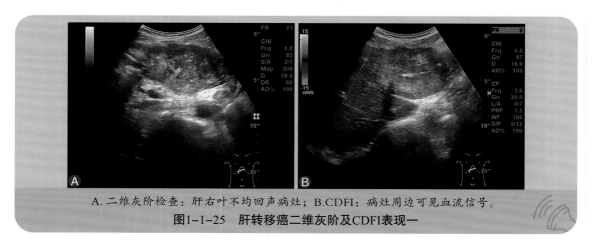

A.二维灰阶检查：肝右叶不均回声病灶；B.CDFI：病灶周边可见血流信号。

图1-1-25　肝转移癌二维灰阶及CDFI表现一

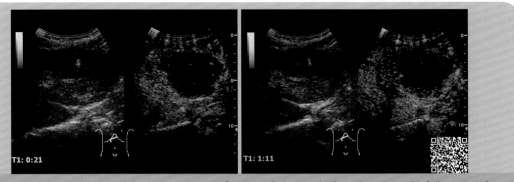

动脉期，约15 s时，病灶周围开始增强，呈环状高增强，其内可见大量无增强区，门静脉期及延迟期，早于正常肝实质消退。

图1-1-26 肝转移癌超声造影表现一（动态）

📋 **病例 2**

【基本信息】

患者男性，70岁，超声检查发现肝占位1天，既往有胃癌病史。

【超声检查】

（1）二维灰阶检查：肝内可见一高回声区，边界欠清晰，内部回声欠均匀（图1-1-27A）。

（2）CDFI检查：病灶未见明显血流信号（图1-1-27B）。

（3）超声造影检查：动脉期，约9 s时，该病灶开始增强，呈整体均匀高增强，门静脉期及延迟期，早于正常肝实质消退（图1-1-28）。

（4）超声提示：肝内高回声区，结合超声造影考虑肝转移癌可能。

【病理诊断】

病理提示肝转移癌。

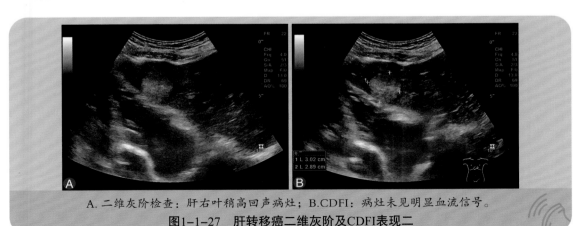

A. 二维灰阶检查：肝右叶稍高回声病灶；B.CDFI：病灶未见明显血流信号。

图1-1-27 肝转移癌二维灰阶及CDFI表现二

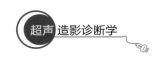

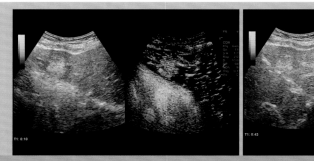
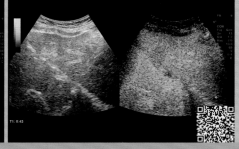

动脉期，约9 s时，病灶开始增强，呈整体均匀高增强，门静脉期及延迟期，早于正常肝实质消退。

图1-1-28　肝转移癌超声造影表现二（动态）

【诊断依据及鉴别诊断】

诊断依据

二维灰阶检查：肝内可见一病灶，边界欠清或不清，内部回声欠均匀。超声造影：注射造影剂后，动脉期，病灶呈整体均匀性高增强，周边环状高增强，早于正常肝实质增强，呈高强化，消退期，早于正常肝实质消退。既往有原发灶病史，再结合常规超声和造影特征考虑为肝转移癌可能。

鉴别诊断

（1）肝细胞肝癌：非肝硬化患者的肝细胞肝癌主要发生在慢性肝炎患者，动脉期肿瘤早于肝实质开始增强，较大的肿瘤动脉相早期可见杂乱扭曲的血管网增强。较大的肿瘤通常呈整体增强，而大的肿瘤通常伴有坏死出血，表现为不均匀增强。绝大多数肿瘤动脉期表现为高增强，在门静脉期和延迟期，通常显示为轻度或中度的低增强，是肝细胞肝癌的典型表现，但也有少数病例门静脉期及延迟期始终呈等回声改变。有相关文献研究，其可能与肝细胞肝癌的分化程度有关。

（2）胆管细胞癌：往往伴有肝内胆管结石及周围胆管扩张。超声造影典型表现为动脉期呈周边厚环状、内部稀疏羽毛状高增强，门静脉期呈快速消退，呈低增强或无增强。

● **参考文献** ●

[1] 钟青玉，兰琦玉，樊丽丽，等.超声造影在鉴别诊断局灶性结节样增生及肝细胞癌的临床价值分析.中国医学装备，2021，18（7）：107-110.

[2] 易凤连，陈建春，聂茹，等.肝腺瘤超声造影和增强CT的对比分析.现代医用影像学，2019，28（7）：1503-1505.

[3] 江嘉鹏，辛雷，周航，等.肝超声造影临床应用指南（2020版）更新解读.中华医学超声杂志（电子版），2022，19（1）：4-7.http：//dx.chinadoi.cn/10.3877/cma.

j.issn.1672-6448.2022.01.002.

[4] 王琴，王金萍，王佳佳，等．回顾性分析不同病理类型肝脏恶性肿瘤超声造影表现．影像科学与光化学，2020，38（4）：708-712.

[5] 赵洪震．彩色多普勒超声血流动力学特征对原发性及转移性肝癌的鉴别诊断价值分析．现代医用影像学，2022，31（5）：953-955.

[6] 陆艳萍，陈建成，罗衍波，等．肝细胞癌与胆管细胞癌的超声特征及临床诊断价值．中国现代普通外科进展，2021，24（8）：640-642.

[7] 王晶，张洁，赵静．超声造影联合声触诊组织量化技术鉴别肝血管瘤与肝细胞癌价值研究．实用肝脏病杂志，2022，25（4）：575-578.

第二节 胆囊超声造影

一、胆囊超声造影检查技术

【适应证】

（1）胆囊非实质性占位性病变（如胆泥、不移动的疏松结石等）与实质性占位性病变（如息肉、腺瘤、胆囊癌等）的鉴别。

（2）胆囊息肉样病变的良恶性鉴别（胆固醇性息肉、腺瘤与结节型胆囊癌）。

（3）胆囊壁增厚性病变的良恶性鉴别（胆囊炎、胆囊腺肌症与厚壁型胆囊癌）。

（4）胆囊癌的累及范围，是否直接侵犯肝脏及肝内有无其他转移灶。

（5）急性胆囊炎等情况下，胆囊窝局部结构紊乱，二维灰阶图像无法准确辨认胆囊结构，其可帮助识别胆囊结构，如胆囊穿孔时，帮助识别不连续的胆囊壁结构。

【检查方法】

（1）检查前准备

患者需禁食8 h以上，检查通常安排在上午空腹进行，旨在保证胆囊充盈，减少肠气干扰，同时患者需避免使用导致胆囊收缩的药物。

（2）检查时体位

同胆囊常规超声检查，患者一般采取平卧位或左侧卧位，必要时可辅以右侧卧位、半卧位、坐位和膝胸卧位，目的是清晰显示病变部位，减少肋骨、肠气等的干扰，还可观察病灶随体位改变时的变化情况。

（3）探头位置及扫查方法

同胆囊常规超声检查，根据胆囊体表投影，探头置于右侧第六或第七肋间或相对应的肋

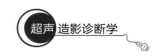

下位置，作肋间斜切面扫查或肋下斜切面扫查，以显示胆囊长轴，并根据实际情况旋转探头，多切面多角度显示病灶最大切面，可嘱患者配合呼吸（深吸气屏气或深呼气屏气），目的是找到造影时最佳观察角度。对于胆囊壁息肉样病变或肿块型病变还需注意显示病变基底部。

（4）基本操作及仪器设置

1）常规超声检查：

先行胆囊常规超声检查，观察、文字记录、留图（必要时留取动态图像）：胆囊大小、胆囊壁厚度及其完整性。

胆囊内病变的数目、位置、大小、形态、回声、边缘、与囊壁的关系：基底部宽度，基底部胆囊壁有无增厚，CDFI显示病变内血流等。

怀疑恶性病变时还应扫查周围相邻组织：肝脏、肠道、胆管、肝门或腹膜后淋巴结等，了解有无直接侵犯及转移灶。

2）造影条件及调节：

开启仪器的造影条件[低机械指数（MI<0.2）实时超声造影成像条件]。

建议开启双幅成像模式（一幅画面显示二维灰阶图像，另一幅画面显示造影图像），这样可在造影的过程中同时通过二维灰阶图像观察病变的位置，避免病变因为呼吸或身体移动离开观察区域。

建议开启局部放大功能，有助于观察病变内部的增强形态及病变内血管形态，还可更清晰地显示病变基底部的宽度、有无增厚等细微特征。

在造影过程中还要注意焦点置于远场（不可置于病变水平），调节合适的灰阶图像增益及造影图像增益，嘱患者呼吸的配合，目的是获取最佳的造影图像。

3）造影剂给药途径、给药方式及剂量：

目前国内常用的超声造影剂为SonoVue，给药途径和剂量基本同肝脏超声造影检查。

给药途径：通常使用20 G留置针穿刺肘部浅静脉给药，前臂或手背浅静脉也可备用，但因为静脉内径偏细，可能影响造影剂注入速度，从而影响增强开始时间及增强强度。

给药方式：通常采用弹丸式注射的给药方式。

给药剂量：一般推荐用量在1 mL或以上。不同品牌的超声仪器对造影剂敏感度不同，使用的剂量可有所调整。但对于相同仪器或同品牌仪器，造影剂剂量应尽量固定。

4）计时及图像储存：

弹丸式注射造影剂的同时点击开启计时器，计时器会在屏幕上实时显示，同时开启动态图像存储，记录胆囊病变造影过程中的增强情况。对胆囊连续观察不少于2 min，之后行全肝扫查，了解有无相邻肝脏侵犯或肝内转移灶。整个造影过程连续观察至少3 min，结束后将所有图像储存于超声仪器的硬盘中并及时备份，有条件可通过Dicom格式传输至服务器存储。

二、胆囊息肉样病变

病例 1

【基本信息】

患者男性，57岁，8年前体检时发现胆囊息肉，约3 mm，未予重视，定期复查，无腹部不适症状，近日于我院复查超声显示：胆囊息肉样病变，大小约14 mm×9 mm。

【超声检查】

（1）二维灰阶检查：胆囊底部壁上见一个稍高回声，大小约14 mm×9 mm（图1-2-1A）。

（2）CDFI检查：稍高回声内未见明显血流信号（图1-2-1B）。

（3）超声造影检查：动脉期，约19 s时，病灶开始增强，可见稀疏点状血流灌注，35 s时增强达高峰，呈与胆囊壁同步的低增强，分布均匀，边界清晰，其附着处胆囊壁光整，40 s后病灶内造影剂消退与周围胆囊壁同步（图1-2-2）。

（4）超声提示：胆囊壁稍高回声，结合超声造影考虑胆固醇性息肉可能。

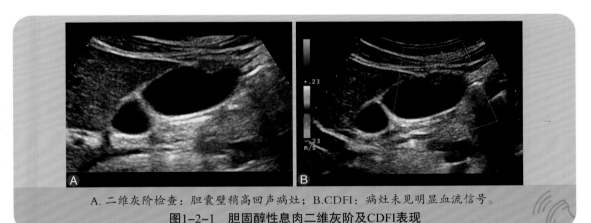

A.二维灰阶检查：胆囊壁稍高回声病灶；B.CDFI：病灶未见明显血流信号。

图1-2-1 胆固醇性息肉二维灰阶及CDFI表现

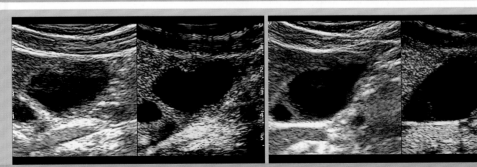

超声造影35 s时病灶增强达峰，呈低增强，附着处胆囊壁光整。

图1-2-2 胆固醇性息肉超声造影表现（动态）

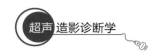

【病理诊断】

病理提示胆固醇性息肉。

【诊断依据及鉴别诊断】

胆固醇性息肉通常表现为与胆囊壁增强程度相似的等增强，较大的胆固醇性息肉也可表现为高增强；造影动脉期以点状血管形态多见，较大的息肉也可表现为单支型血管形态；息肉附着处胆囊壁结构完整，其增强程度与周围胆囊壁一致。结合二维灰阶检查稍高回声特征、临床表现和造影特征，本病例考虑为胆固醇性息肉可能。胆固醇性息肉主要和胆囊腺瘤相鉴别，多数胆囊腺瘤造影后呈均匀高增强，少数表现为等增强；动脉期病变内分支型血管是诊断胆囊腺瘤的重要图像特征，其基底部通常较胆固醇性息肉宽。

 病例2

【基本信息】

患者女性，56岁，1个月前饮酒后出现上腹部隐痛不适，超声检查显示：胆囊壁多发稍高回声，较大者约40 mm×35 mm。

【超声检查】

（1）二维灰阶检查：胆囊壁见数个稍高回声，较大者约40 mm×35 mm，基底宽，形态不规则呈分叶状，黏膜面尚光整（图1-2-3A）。

（2）CDFI检查：较大稍高回声团内见点状血流信号（图1-2-3B）。

（3）超声造影检查：动脉期，约14 s时病灶开始增强，其内可见分支型血管自基底部向内延伸，22 s时增强达高峰，呈均匀高增强，边界清晰，其附着处胆囊壁光整、无增厚，周围肝脏组织未见异常灌注灶，29 s后病灶内造影剂消退与周围胆囊壁同步（图1-2-4）。

（4）超声提示：胆囊壁稍高回声，结合超声造影考虑胆囊腺瘤可能。

【病理诊断】

病理提示胆囊绒毛管状腺瘤伴腺上皮不典型增生。

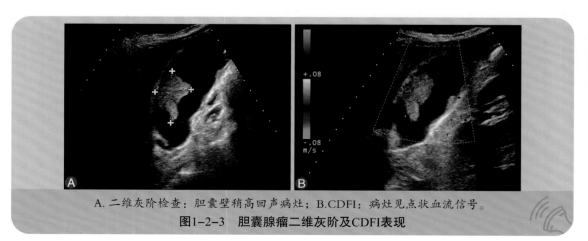

A. 二维灰阶检查：胆囊壁稍高回声病灶；B.CDFI：病灶见点状血流信号。

图1-2-3　胆囊腺瘤二维灰阶及CDFI表现

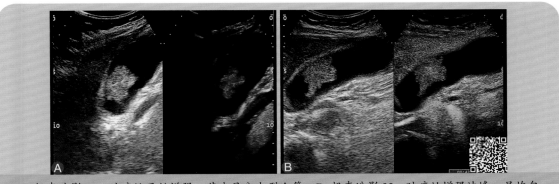

A.超声造影14 s时病灶开始增强，其内见分支型血管；B.超声造影22 s时病灶增强达峰，呈均匀高增强，附着处胆囊壁光整、无增厚。

图1-2-4　胆囊腺瘤超声造影表现（动态）

【诊断依据及鉴别诊断】

胆囊腺瘤造影后多呈均匀高增强，于动脉期可见分支型血管形态，附着处胆囊壁完整无增厚，黏膜面无中断，多与胆囊壁同步强化。结合二维灰阶检查高回声特征、临床表现和造影特征，本病例考虑为胆囊腺瘤可能。胆囊腺瘤主要和胆囊癌相鉴别，胆囊癌动脉期可呈快速高增强，可见不规则或"树枝样"血管形态，附着处胆囊壁结构不完整、增厚或伴异常高增强，黏膜面常有中断破坏，并可累及周围肝脏，静脉期时消退较周围胆囊壁快，呈低增强。

三、胆囊腺肌症

病例 1

【基本信息】

患者女性，38岁，体检发现胆囊息肉样病变20天。

【超声检查】

（1）二维灰阶检查：胆囊底部见一低回声区，周边胆囊壁回声增强，连续性好，大小约13 mm×10 mm，其内见数个无回声囊腔，呈"小蜂窝样"改变，其邻近的胆囊壁上见数个息肉样凸起，其中一个大小约4 mm×2 mm（图1-2-5A）。

（2）CDFI检查：低回声区内未见明显血流信号（图1-2-5B）。

（3）超声造影检查：13 s时胆囊动脉开始显影，胆囊底部及其邻近病灶与胆囊壁同步增强，总体增强范围约15 mm×12 mm，其内可见"小泡征"，70 s时病变区开始消退（图1-2-6）。

（4）超声提示：胆囊底部稍低回声伴其旁多发息肉样凸起，结合超声造影考虑胆囊腺肌症伴息肉样病变。

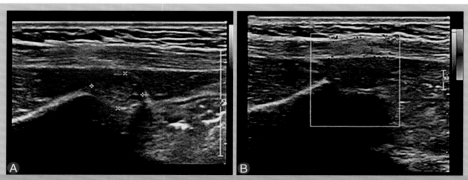

A. 二维灰阶检查：胆囊底部低回声病灶；B.CDFI：病灶未见明显血流信号。

图1-2-5　胆囊腺肌症二维灰阶及CDFI表现一

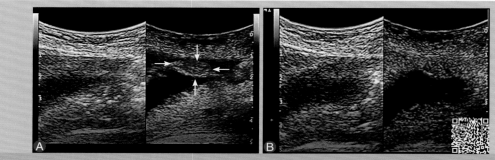

A. 超声造影14 s时病灶呈均匀等增强；B. 超声造影70 s时病灶开始消退。

图1-2-6　胆囊腺肌症超声造影表现一（动态）

【病理诊断】

病理提示胆囊腺肌症，伴黏膜腺体息肉样增生。

病例 2

【基本信息】

患者男性，33岁，体检发现胆囊底部局限性增厚。

【超声检查】

（1）二维灰阶检查：胆囊底部壁增厚，连续性好，呈环状高回声，胆囊底部内局部透声差，范围约30 mm×16 mm，其内见点状伴彗尾的强回声（图1-2-7A）。

（2）CDFI检查：胆囊底部低回声区内未见明显血流信号（图1-2-7B）。

（3）超声造影检查：13 s时见胆囊动脉开始显影，胆囊底部病变与胆囊动脉同步开始显影，18 s时呈整体高增强，31 s时病变区开始消退，60 s后病灶内可见小囊样低回声（图1-2-8）。

（4）超声提示：胆囊底部低回声，结合超声造影考虑胆囊腺肌症可能。

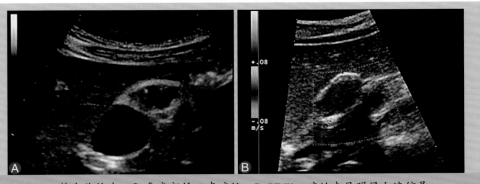

A.二维灰阶检查：胆囊底部低回声病灶；B.CDFI：病灶未见明显血流信号。

图1-2-7　胆囊腺肌症二维灰阶及CDFI表现二

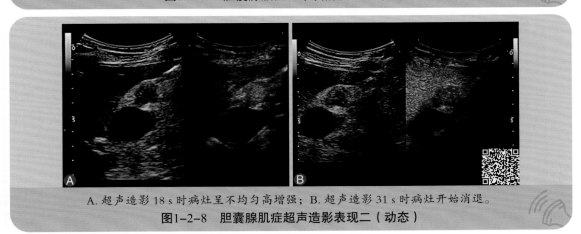

A.超声造影18 s时病灶呈不均匀高增强；B.超声造影31 s时病灶开始消退。

图1-2-8　胆囊腺肌症超声造影表现二（动态）

【病理诊断】

病理提示慢性胆囊炎，胆囊腺肌症。

【诊断依据及鉴别诊断】

胆囊腺肌症是一种原因不明的良性增生性疾病，根据发生病变的范围不同，可分为节段型、局灶型、弥漫型。胆囊腺肌症超声造影的典型征象为：病变处周边浆膜面及黏膜面首先增强，后向中心灌注；动脉期常表现为等或稍低增强，静脉期明显消退；病变内部动脉期可见斑片状无增强区，提示罗-阿（Rokitansky-Aschoff）窦，此为胆囊腺肌症的典型超声造影征象。结合二维灰阶检查胆囊壁增厚回声特征、临床表现和造影特征，以上病例考虑为胆囊腺肌症可能。

胆囊腺肌症主要和慢性胆囊炎、胆囊息肉样病变、胆囊癌、胆囊壁内结石和附壁结石等鉴别。若超声仅表现为胆囊壁增厚，未出现壁内的囊腔和点状伴彗尾的强回声，或病灶内探及彩色血流信号时，都应进行超声造影检查进一步除外胆囊恶性病变。结节型胆囊癌超声造影动脉期表现为病灶基底部增宽，附着处胆囊壁连续性受到不同程度的破坏，该处胆囊壁增厚或伴有异常高增强，静脉期呈低增强；肿块型胆囊癌动脉期多呈快速高增强，病灶体积较大时内部常出现无增强区，血管形态为不规则型或树枝型，无正常胆囊壁结构；厚壁型胆囊

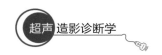

癌囊壁无正常结构，黏膜面不规则，早期多数表现为高增强，晚期为低增强。

四、胆囊癌

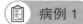 病例 1

【基本信息】

患者女性，76岁，反复发作性右上腹痛2年。

【超声检查】

（1）二维灰阶检查：胆囊壁上见大小约32 mm×25 mm高回声区，内部回声不均匀，形态不规则，基底部宽，附着处胆囊壁连续性欠佳（图1-2-9A）。

（2）CDFI检查：高回声区内见短条状血流信号（图1-2-9B）。

（3）超声造影检查：19 s时病灶内可见造影剂灌注显影，24 s时增强达高峰，呈高增强，附着处胆囊壁连续性欠佳，35 s后病灶内造影剂消退，呈低增强（图1-2-10）。

（4）超声提示：胆囊壁上高回声团，结合超声造影考虑胆囊癌可能。

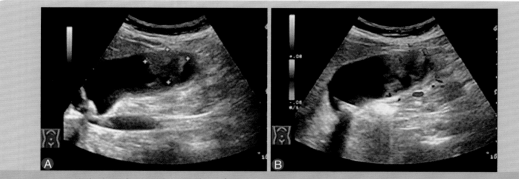

A. 二维灰阶检查：胆囊壁上高回声病灶；B.CDFI：高回声团内见短条状血流信号。

图1-2-9　胆囊癌二维灰阶及CDFI表现一

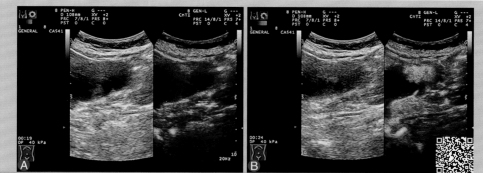

A. 超声造影19 s时高回声内可见造影剂灌注显影；B. 超声造影24 s时高回声增强达峰，呈高增强。

图1-2-10　胆囊癌超声造影表现一（动态）

【病理诊断】

病理提示腺癌，Ⅱ级。

病例2

【基本信息】

患者女性，71岁，上腹疼痛1周余。

【超声检查】

（1）二维灰阶检查：胆囊壁上见大小约64 mm×35 mm高回声区，内部回声不均匀，形态不规则，基底部宽，附着处胆囊壁连续性差（图1-2-11A）。

（2）CDFI检查：高回声区内见点状血流信号（图1-2-11B）。

（3）超声造影检查：22 s时病灶内可见造影剂灌注显影，34 s时增强达高峰，呈高增强，附着处胆囊壁连续性差，40 s后病灶内造影剂消退，呈低增强（图1-2-12）。

（4）超声提示：胆囊壁上高回声区，结合超声造影考虑胆囊癌可能。

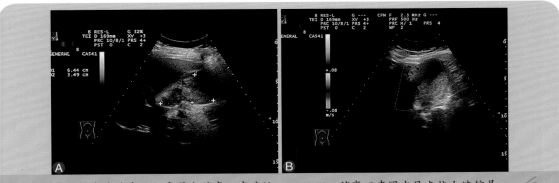

A. 二维灰阶检查：胆囊壁上稍高回声病灶；B.CDFI：稍高回声团内见点状血流信号。

图1-2-11　胆囊癌二维灰阶及CDFI表现二

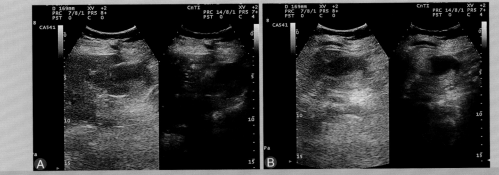

A.超声造影22 s时稍高回声内可见造影剂灌注显影；B.超声造影34 s时稍高回声增强达峰，呈高增强。

图1-2-12　胆囊癌超声造影表现二

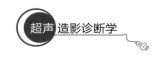

【病理诊断】

病理提示腺癌，Ⅱ～Ⅲ级。

【诊断依据及鉴别诊断】

诊断依据

上述病例病灶形态不规则，基底部增宽，附着处胆囊壁连续性欠佳，早期病灶呈不均匀高增强，静脉期呈低增强，呈"快进快退"特征。结合常规超声、临床表现和造影特征，本病例考虑为胆囊癌。

鉴别诊断

（1）胆囊腺瘤：胆囊腺瘤基底部相对较窄，附着处胆囊壁连续完整，无明显增厚，中等或较丰富血流，造影后早期多呈均匀高增强，晚期为等增强。

（2）胆泥：胆泥表现呈多样性，无血流信号，部分可随体位改变而移动，紧密黏附于胆囊壁的病变有时很难与肿瘤进行鉴别诊断，胆泥造影后始终呈无增强，胆囊壁连续性好。

参考文献

[1] 费翔，罗渝昆．胆囊超声造影指南解读与图像分析．中华医学超声杂志（电子版），2018，15（1）：5-9.http：//dx.chinadoi.cn/10.3877/cma.j.issn.1672-6448.2018.01.002.

[2] ZHU L，HAN P，LEE R，et al.Contrast-enhanced ultrasound to assess gallbladder polyps.Clin Imaging，2021，78：8-13.

[3] ZHUANG B，LI W，WANG W，et al.Contrast-enhanced ultrasonography improves the diagnostic specificity for gallbladder-confined focal tumors.Abdom Radiol（NY），2018，43（5）：1134-1142.

[4] TANG S，HUANG L，WANG Y，et al.Contrast-enhanced ultrasonography diagnosis of fundal localized type of gallbladder adenomyomatosis.BMC Gastroenterol，2015，15：99.

[5] SHI X C，TANG S S，ZHAO W.Contrast-enhanced ultrasound imaging characteristics of malignant transformation of a localized type gallbladder adenomyomatosis：a case report and literature review.J Cancer Res Ther，2018，14：s263-s266.https：//doi.org/10.4103/0973-1482.183208.

[6] KONG W T，SHEN H Y，QIU Y D，et al.Application of contrast enhanced ultrasound in gallbladder lesion：is it helpful to improve the diagnostic capabilities?Med Ultrason，2018，20（4）：420-426.

[7] CHENG Y，WANG M，MA B，et al.Potential role of contrast-enhanced ultrasound for the differentiation of malignant and benign gallbladder lesions in East Asia：a meta-analysis and systematic review.Medicine（Baltimore），2018，97（33）：e11808.https：//doi.org/10.1097/md.0000000000011808.

[8] 吴少虹，程美清，谢晓燕，等．胆囊癌超声造影特征分析．临床超声医学杂志，2018，20（12）：842-845.

[9] 何晖，任叶青，黎昕．不同胆囊良恶性病变超声造影征象及鉴别诊断分析．中国超声医学杂志，2020，36（5）：440-444.

[10] ZHANG H P，BAI M，GU J Y，et al.Value of contrast-enhanced ultrasound in the differential diagnosis of gallbladder lesion.World J Gastroenterol，2018，24（6）：744-751.

第三节　胰腺超声造影

一、胰腺超声造影检查技术

【适应证】

（1）胰腺炎症性病变：①急性胰腺炎；②肿块型胰腺炎；③自身免疫性胰腺炎。

（2）胰腺实性占位性病变：①胰腺导管腺癌；②胰腺内分泌源性肿瘤；③胰腺转移性肿瘤。

（3）胰腺囊性占位性病变：①胰腺假性囊肿；②胰腺浆液性囊腺瘤（serous cystadenoma，SCA）；③胰腺黏液性囊腺瘤；④胰腺导管内乳头状黏液性肿瘤（intraductal papillary mucinous neoplasm of the pancreas，IPMNs）；⑤胰腺实性假乳头状瘤。

（4）超声造影在胰腺移植术中的应用等。

【检查方法】

采用经静脉超声造影，经腹部检查需要嘱患者禁食8 h以上，由于胰腺位置较深，即使充分禁食也难以清晰显示胰腺全景，必要时可饮水500～800 mL，或使用胃内造影剂进行双重造影。患者体位以平卧为主，必要时配合侧卧或立位检查。最常用的扫查切面是剑突下横切面，可显示胰头及胰体的大部，胰尾病变从左季肋部经脾门扫查更易显示。首先使用二维灰阶检查显示胰腺病灶，超声造影进一步明确有无病灶，以及病灶的数量、大小、回声、边界、形态和血流等情况。0.9%生理盐水5 mL与59 mg SonoVue配制成混悬液，经肘静脉进行弹丸式注射2.4 mL混悬液，随即推注0.9%生理盐水5 mL冲管。探头切面固定于目标区域，嘱患者屏气或缓慢呼吸予以配合，注射造影剂结束开始计时，实时动态观察病变内造影剂的灌注情况，包括增强时间、增强水平、增强形态等，连续存储2～3 min动态图像。之后需扫查肝脏，以确定肝内有无转移灶。造影时相分期：早期——从注射造影剂至开始30 s时为动脉期，晚期——注射造影剂后31～120 s为静脉期。

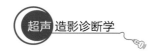
二、胰腺炎

病例 1

【基本信息】

患者男性，72岁，既往胰腺炎病史6年，上腹部间断不适5天。体格检查上腹部轻压痛。

【超声检查】

（1）二维灰阶检查：胰腺形态尚正常，内部回声均匀，胰腺导管无扩张，胰腺体尾部探及一无回声区，局部与周边组织分界欠清晰，囊壁较厚，囊内可见细密点状回声（图1-3-1A）。

（2）CDFI检查：无回声区内血流信号不明显，周边探及少许点状血流信号（图1-3-1B）。

（3）超声造影检查：14 s时胰腺实质开始增强，胰腺尾部囊性包块囊壁14 s时开始同步增强，囊壁较厚毛糙，约60 s时囊壁造影剂开始消退，囊性包块内部始终未见造影剂灌注（图1-3-2）。

（4）超声提示：胰腺尾部无回声区，结合超声造影考虑胰腺假性囊肿可能。

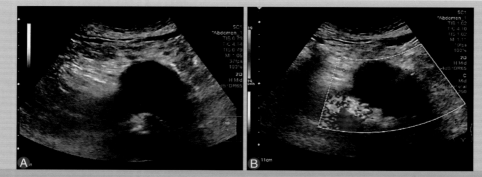

A.二维灰阶检查：胰腺体尾部无回声病灶，囊壁厚，局部与周围组织分界欠清；B.CDFI：病灶内血流信号不明显，周边少许点状血流信号。

图1-3-1　胰腺假性囊肿二维灰阶及CDFI表现

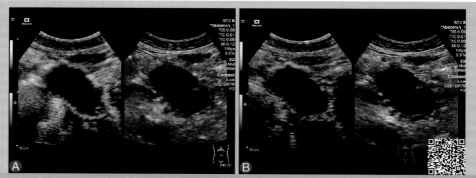

A.超声造影20 s时囊性包块囊壁呈高增强，内部无造影剂灌注；B.超声造影67 s时囊壁增强减低，内部仍无造影剂灌注。

图1-3-2　胰腺假性囊肿超声造影表现（动态）

【临床诊断】

临床诊断为胰腺假性囊肿。

【诊断依据及鉴别诊断】

胰腺假性囊肿多继发于急性胰腺炎或各种原因所致的胰腺损伤。胰腺假性囊肿内容物为血液、胰液外渗及胰腺自身消化导致的局部组织坏死崩解物等的聚积，囊壁由炎性纤维结缔组织构成，无胰腺上皮层衬垫。胰腺假性囊肿超声造影表现为病灶内部增强早期和增强晚期均未见造影剂灌注。结合患者既往有胰腺炎病史、二维灰阶检查、CDFI及超声造影特点，本例考虑为胰腺假性囊肿。

胰腺假性囊肿主要需要与胰腺的囊性肿瘤相鉴别。胰腺的囊性肿瘤主要包括胰腺囊腺瘤和胰腺囊腺癌，二维灰阶检查往往可探及病灶内部有分隔或实性成分，超声造影分隔及实性成分可见增强。胰腺囊腺瘤超声造影表现为增强水平与胰腺实质接近，囊壁薄，多无乳头状隆起。胰腺囊腺癌超声造影表现为与周围胰腺组织同时增强，实质早期增强程度等或高于胰腺实质，增强消退较快，实质晚期增强程度低于胰腺实质，且病变边界欠规则，壁上可见乳头状增强灶。

病例 2

【基本信息】

患者男性，39岁，偶感上腹部不适，体格检查上腹部轻压痛。

【超声检查】

（1）二维灰阶检查：胰头部形态饱满，轮廓尚清晰，回声增粗减低，胰腺导管不扩张，胰周未见明显无回声区（图1-3-3A）。

（2）CDFI检查：胰腺内未见明显异常血流信号（图1-3-3B）。

（3）超声造影检查：14 s时胰腺实质开始增强，呈均匀高增强，约40 s时造影剂开始消退，未见明显异常灌注区（图1-3-4）。

（4）超声提示：胰头部形态饱满，回声增粗减低，结合超声造影考虑慢性胰腺炎可能。

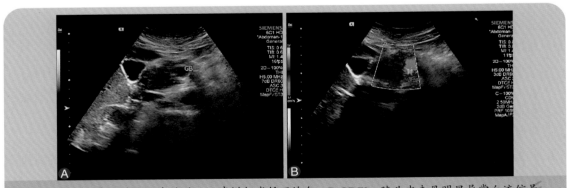

A.二维灰阶检查：胰头形态饱满，回声增粗减低不均匀；B.CDFI：胰头内未见明显异常血流信号。

图1-3-3 慢性胰腺炎二维灰阶及CDFI表现

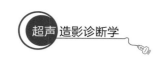

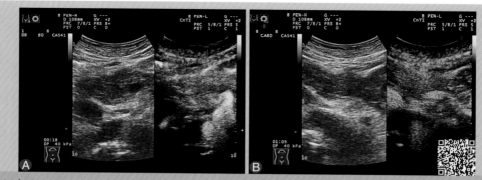

A.超声造影18 s时胰头部同胰腺实质呈均匀高增强；B.超声造影69 s时胰头部同胰腺实质呈均匀低增强，未见明显异常灌注区。

图1-3-4　慢性胰腺炎超声造影表现（动态）

【临床诊断】

临床诊断为慢性胰腺炎。

【诊断依据及鉴别诊断】

慢性胰腺炎可伴有坏死灶、节段性或弥漫性纤维化、伴或不伴有钙化。超声表现与胰腺炎性病程长短相关，表现各异。胰腺体积可正常、缩小，亦或局部肿大。本例患者其超声造影表现为病灶与周围实质同步增强、消退。结合患者二维灰阶检查、CDFI及超声造影表现考虑为慢性局限性胰腺炎。

本病主要需与胰腺癌相鉴别，超声造影对于二者鉴别诊断有较大的诊断价值。慢性局限性胰腺炎超声造影主要表现为与胰腺实质呈同步强化。胰腺癌多为乏血供或缺血供恶性肿瘤，胰腺癌超声造影多表现为病灶与周围胰腺组织相比呈低增强，向心性强化。

三、胰腺囊性肿瘤

📋 **病例 1**

【基本信息】

患者男性，66岁，4个月前体检发现胰腺体尾部占位，体格检查：无腹痛、腹胀，无恶心、呕吐等不适，无其他胰腺疾病史。

【超声检查】

（1）二维灰阶检查：胰尾部近脾门处见一无回声区，大小28 mm×25 mm，边界清晰，形态规则（图1-3-5）。

（2）CDFI检查：无回声区内未见明显血流信号。

（3）超声造影检查：动脉期18 s时病灶周围胰腺组织开始显影，病灶动脉期、静脉期和延迟期均未见明显血管灌注显影（图1-3-6）。

（4）超声提示：胰腺尾部近脾门处无回声区，结合超声造影考虑胰尾部囊肿。

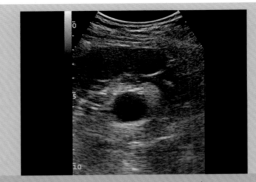

二维灰阶检查：胰腺尾部无回声区。

图1-3-5 胰尾部囊肿二维灰阶表现

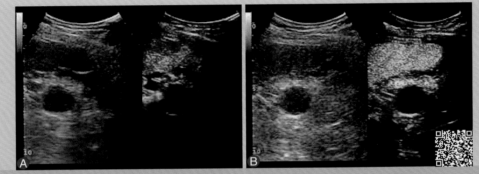

A. 动脉期病灶内无明显血流灌注；B. 静脉期病灶内无明显血流灌注。

图1-3-6 胰腺尾部无回声区超声造影表现（动态）

【病理诊断】

病理提示SCA。

【诊断依据及鉴别诊断】

SCA约占胰腺囊性肿瘤的32%～39%，常见于50～60岁的女性。病灶通常单发，但在Von Hippel-Lindau（VHL）综合征（希佩尔-林道病）患者中也可有多发灶，主要位于胰腺的体部和尾部。SCA生长缓慢，一般无明显临床症状，恶变率极低。世界卫生组织（World Health Organization，WHO）胰腺肿瘤分类中将SCA病理类型分为微囊型SCA、巨囊型（或少囊型）SCA、实体型SCA、VHL综合征相关的SCA及混合性浆液性-神经内分泌肿瘤。微囊型SCA最常见，典型的SCA特征是多房蜂窝状病变，单个小房（直径<20 mm），且不与胰管沟通。巨囊型（或少囊型）SCA，其直径可超过20 mm。而微囊型SCA病灶中央常伴有星状瘢痕，周围为多发小囊性结构环绕该瘢痕生长，钙化通常发生在中央区的星状瘢痕处；巨囊型SCA中央区无星状瘢痕。本例病灶的直径>20 mm，边界清晰，病灶内未见明显分隔，超声造影病灶3期均未见明显血流灌注，且患者无明显临床症状，既往无胰腺炎病史。结合二维灰阶检查无回声特征、临床表现和造影特征，本病例应考虑巨囊型（或少囊型）SCA。

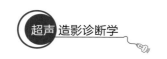

单房SCA需与胰腺假性囊肿和IPMNs鉴别。胰腺假性囊肿患者大部分具有急性胰腺炎、外伤病史或腹痛等症状，如假性囊肿腔内见絮状回声或碎屑沉积，则普通超声鉴别诊断困难，而超声造影显示囊壁及内部絮状沉积皆无增强，可有助于鉴别。IPMNs多见于老年男性患者，好发于胰头部，分为主胰管型、分支胰管型及混合型，病灶与扩张的主胰管相通，伴有附壁结节，血供不丰富。超声造影有助于区分灌注（附壁结节）和未灌注区域，从而帮助鉴别良恶性病变。

病例2

【基本信息】

患者女性，55岁，体检发现胰腺体尾部占位11天，体格检查：无腹痛、腹胀，无恶心、呕吐等不适，无其他胰腺疾病史。

【超声检查】

（1）二维灰阶检查：胰尾部见一囊实性混合回声，大小70 mm×61 mm×57 mm，内见不规则片状液性暗区，形态欠规则，边界尚清，内可见分隔，可见散在粗大强回声，壁较厚（图1-3-7A）。

（2）CDFI检查：实性部分可见少许点状血流信号（图1-3-7B）。

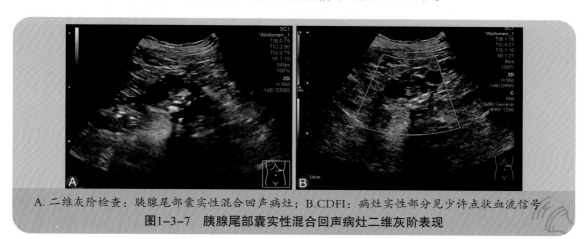

A.二维灰阶检查：胰腺尾部囊实性混合回声病灶；B.CDFI：病灶实性部分见少许点状血流信号。

图1-3-7　胰腺尾部囊实性混合回声病灶二维灰阶表现

（3）超声造影检查：动脉期21 s时病灶周边及实性部分与周围胰腺组织同步开始增强，呈高增强，静脉期肿块周边呈环形厚壁不规则等增强，内部分隔及实性部分呈等增强，无回声部分无增强（图1-3-8）。

（4）超声提示：胰腺尾部囊实性混合回声，结合超声造影。

【病理诊断】

病理提示胰腺实性-假乳突状瘤（solid pseudopaillary tumor of the pancreas，SPTP）。

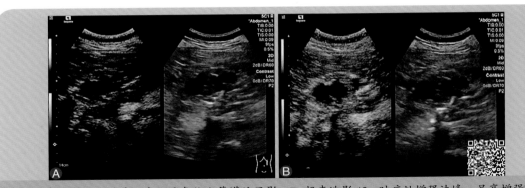

A. 超声造影21 s时病灶内可见条状血管灌注显影；B. 超声造影42 s时病灶增强达峰，呈高增强。

图1-3-8　胰腺尾部囊实性混合回声病灶超声造影表现（动态）

【诊断依据及鉴别诊断】

SPTP是一种发生于胰腺的少见低度恶性肿瘤，该病多见于20～40岁的年轻女性，少数可发生于老年女性和男性。发病隐匿，多数无明显的临床症状，可体检时偶然发现，肿块直径通常较大，少数患者可出现上腹部不适、疼痛或包块。病变可发生在胰腺任何部位，即使病变位于胰头，也很少引起胆管或胰管阻塞。SPTP根据肿瘤含有的主要成分不同，通常表现为不同比例的囊实性成分，肿瘤可见钙化，常位于包膜。该病的二维声像图特征：病灶呈圆形或椭圆形，边界清晰，内部回声多为囊实性，少数为完全囊性或完全实性，部分可见钙化，以肿块周边常见。CDFI：无明显血流。超声造影表现为动脉期肿块实性部分和包膜轻度增强，静脉期明显增强，囊变、出血、坏死部分不增强。结合二维灰阶检查肿块囊实性特征、造影特征，本病例应考虑SPTP可能。

SPTP需与胰腺假性囊肿、SCA、黏液性囊性腺瘤和胰腺无功能神经内分泌肿瘤鉴别。胰腺假性囊肿通常发生于有胰腺炎病史的患者，增厚的壁和分隔均无增强。SCA常见于老年妇女，在超声造影上呈典型的"蜂窝样"声像图，且囊壁较薄、厚度相对均匀。黏液性囊性腺瘤具有分隔和多房的特点且囊壁增厚，厚薄不均，也可表现为单房囊肿或大囊性病变。胰腺无功能神经内分泌肿瘤以囊实性回声多见，呈外生性生长，肿块较小时位于胰腺内，肿块较大者突出胰腺，常压迫侵犯周边结构，可见钙化，超声造影动脉期呈明显高增强，肿块周边可见较明显的延迟增强的环状包膜。

四、胰腺癌

病例 1

【基本信息】

患者男性，54岁，因"腹痛2月余"入院，患者2个月前无明显诱因出现腹胀不适，偶伴腹痛。

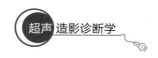
【超声检查】

（1）二维灰阶检查：胰腺头颈部形态正常，内部回声均匀，体尾部见大小约45 mm×40 mm低回声，界尚清（图1-3-9A）。

（2）CDFI检查：病灶内未见明显血流信号（图1-3-9B）。

（3）超声造影检查：胰腺体尾部病灶，约19 s时开始增强，呈不均匀低增强，29 s时呈持续性低增强（图1-3-10）。

（4）超声提示：胰腺体尾部低回声占位，结合超声造影考虑胰腺癌可能。

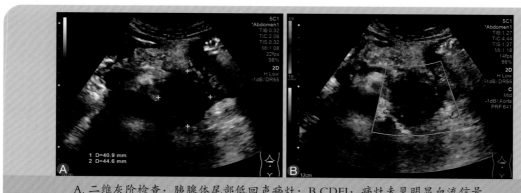

A. 二维灰阶检查：胰腺体尾部低回声病灶；B.CDFI：病灶未见明显血流信号。

图1-3-9　胰腺体尾部癌二维灰阶及CDFI表现

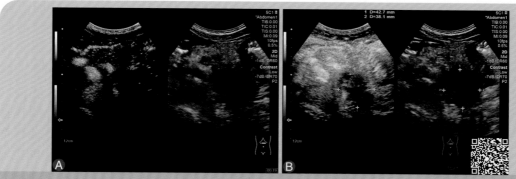

A. 超声造影19 s时病灶内呈不均匀性低增强；B. 超声造影29 s时病灶呈持续性低增强。

图1-3-10　胰腺体尾部癌超声造影表现（动态）

【病理诊断】

病理提示胰腺腺癌。

📋 **病例2**

【基本信息】

患者男性，30岁，上腹部疼痛半个月。

【超声检查】

（1）二维灰阶检查：胰头部见不均质低回声，范围约26 mm×24 mm，25 mm×27 mm，似融合，胰管扩张（图1-3-11A）。

（2）CDFI检查：病灶内未见明显血流信号（图1-3-11B）。

（3）超声造影检查：胰头部病灶，动脉期呈不均匀高增强，门静脉期及延迟期呈稍低增强（图1-3-12）。

（4）超声提示：胰头部占位，结合超声造影考虑胰腺神经内分泌肿瘤不除外。

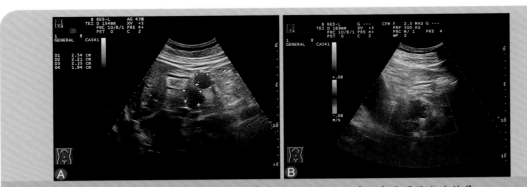

A.二维灰阶检查：胰腺头部低回声病灶；B.CDFI：病灶未见明显血流信号。

图1-3-11　胰腺头部神经内分泌肿瘤二维灰阶及CDFI表现

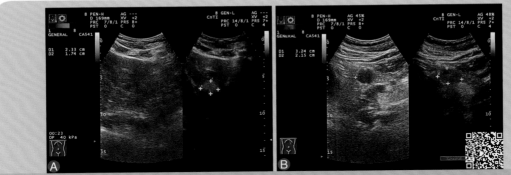

A.超声造影23 s时病灶内呈不均匀性高增强；B.超声造影131 s时病灶呈稍低增强。

图1-3-12　胰腺头部神经内分泌肿瘤超声造影表现（动态）

【病理诊断】

病理提示胰腺神经内分泌肿瘤。

【诊断依据及鉴别诊断】

SCA通常是孤立的、是良性病变，具有典型的缓慢增长和极少发展为恶性肿瘤的特点，然而，由于恶性变化是可能的，需要进行超声或MRI随访。SCA是一种多房蜂窝状病变，由于存在多个小囊肿（<20 mm）薄层分隔，极少与主胰管相通，约15%的病例存在中央瘢痕，有时可伴有钙化。肿块型慢性胰腺炎多发生于慢性胰腺炎的病史，其和胰腺癌大多是

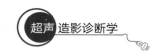

低回声的，在超声造影模式中，其增强模式总是与周围的胰腺实质相当的，但是病史较长的患者，可能观察到慢性炎性过程中大量纤维化导致病变的不均匀血供，加大了鉴别诊断难度。

参考文献

[1] 徐明，谢晓燕，徐辉雄，等.超声造影对胰腺假性囊肿、囊腺瘤及囊腺癌鉴别诊断的价值.中华医学超声杂志（电子版），2011，8（3）：564–570.

[2] ARDELEAN M，ŞIRLI R，SPOREA I，et al.Contrast enhanced ultrasound in the pathology of the pancreas-a monocentric experience.Med Ultrason，2014，16（4）：325–331.

[3] 李煜，许芸，宋一凡.超声造影增强模式鉴别局灶性胰腺炎与胰腺癌的临床价值：与常规超声的对照研究.中国临床医学影像杂志，2021，32（10）：729–732.

[4] 张玉华，孙宁，薛晓艳，等.12例慢性局限性胰腺炎的超声表现分析.中华医学超声杂志（电子版），2008，5（5）：815–818.http://dx.chinadoi.cn/10.3969/j.issn.1672-6448.2008.05.019.

[5] NAGTEGAAL I D，ODZE R D，KLIMSTRA D，et al.The 2019 WHO classification of tumours of the digestive system.Histopathology，2020，76（2）：182–188.

[6] 刘阳，朱丽，陈伟男，等.常规超声联合超声造影对胰腺浆液性囊腺瘤与黏液性囊性肿瘤的鉴别诊断.中华医学超声杂志（电子版），2021，18（8）：788–794.http://dx.chinadoi.cn/10.3877/cma.j.issn.1672-6448.2021.08.014.

[7] Xu M，Li X J，Zhang X E，et al.Application of contrast-enhanced ultrasound in the diagnosis of solid pseudopapillary tumors of the pancreas：imaging findings compared with contrast-enhanced computed tomography.J Ultrasound Med，2019，38（12）：3247–3255.

[8] JIANG L，CUI L，WANG J，et al.Solid pseudopapillary tumors of the pancreas：findings from routine screening sonographic examination and the value of contrast-enhanced ultrasound.J Clin Ultrasound，2015，43（5）：277–282.

[9] D'ONOFRIO M，GALLOTTI A，PRINCIPE F，et al.Contrast-enhanced ultrasound of the pancreas.World J Radiol，2010，2（3）：97–102.

[10] BADEA R，SEICEAN A，DIACONU B，et al.Contrast-enhanced ultrasound of the pancreas--a method beyond its potential or a new diagnostic standard?J Gastrointestin Liver Dis，2009，18（2）：237–242.

[11] BARTOLOTTA T V，RANDAZZO A，BRUNO E，et al.Focal pancreatic lesions：role of contrast-enhanced ultrasonography.Diagnostics（Basel），2021，11（6）：957.

[12] DE ROBERTIS R，D'ONOFRIO M，CROSARA S，et al.Contrast-enhanced ultrasound of pancreatic tumours. Australas J Ultrasound Med，2014，17（3）：96-109.

[13] FAN Z，LI Y，YAN K，et al.Application of contrast-enhanced ultrasound in the diagnosis of solid pancreatic lesions——a comparison of conventional ultrasound and contrast-enhanced CT.Eur J Radiol，2013，82（9）：1385-1390.

第四节 脾脏超声造影

一、脾脏超声造影检查技术

【适应证】

（1）常规超声上脾实质的回声不均匀或可疑病灶的诊断。

（2）可疑脾梗死的诊断。

（3）副脾或异位脾种植的诊断。

（4）存在CT和（或）MRI、正电子发射体层摄影（positron emission tomography，PET）检查禁忌证或无法确诊的肿瘤患者脾脏恶性病灶。

（5）腹部外伤患者的脾脏评估。

【检查方法】

脾脏是位于左上腹的腹膜内位器官，其最长尺寸通常为9~12 cm，随年龄而变化。脾脏一般通过超声肋间入路进行评估，将患者置于侧卧位（右侧向下）可改善显示效果。正常脾实质的回声比肝脏和肾脏都强。

第二代超声造影剂SonoVue（Bracco Imaging，Milan，Italy）是目前应用最广泛的超声造影剂，其最大优势是没有肾毒性，因此可在肾功能衰竭患者中使用。通常选择肘前方的外周静脉穿刺，将造影剂微泡2 mL和0.9%10 mL生理盐水配制成混悬液快速弹丸式注射。给予造影剂后，脾动脉期的增强通常在12~18 s后开始，在此阶段应持续扫描脾脏。此时脾脏呈独特的表现，被称为"斑马"效应。造成这种情况的原因被认为是由于血液在脾脏内的两个回路中的不同运动，即红髓和白髓。这种不均匀性通常持续长达1 min，薄壁组织强烈且均匀地增强，并且具有持久的晚期增强，增强通常持续5~7 min。在增强晚期阶段，扫描应该是间歇性的，而不是连续的，以避免在低声压下也会发生的微泡破坏，特别是当感兴趣区域位于超声波束的焦点时，可能会导致增强晚期出现人为表现。

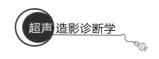

二、脾破裂

病例 1

【基本信息】

患者女性，28岁，4 h前撞伤头部及腹部，当即感隐痛。体温：36.7 ℃，脉搏：80次/分，呼吸：20次/分，血压：114/56 mmHg。患者神志清、精神可，左下腹深压痛，无胸闷、心悸，无恶心、呕吐、尿痛、血尿等，腹部移动性浊音阳性。

【超声检查】

（1）二维灰阶检查：脾脏实质回声不均匀，脾脏上部和中部见回声减弱区，与周边组织界限不清，下腹部及盆腔探及最大深度约23 mm积液（图1-4-1）。

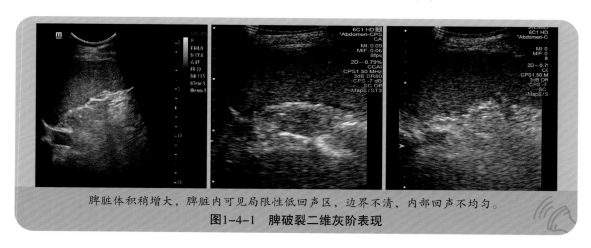

脾脏体积稍增大，脾脏内可见局限性低回声区，边界不清，内部回声不均匀。

图1-4-1 脾破裂二维灰阶表现

（2）超声造影检查：外周静脉弹丸式注射SonoVue造影剂2.4 mL，见脾脏实质内出现片状持续不增强区域，范围约52 mm×41 mm，形态不规则，与周围正常组织分界清楚，延伸至包膜处，该处包膜连续性中断，脾周见液性暗区，并见一小血管向上述不增强区域内持续溢出少量造影剂（图1-4-2）。

（3）超声提示：脾破裂伴活动性出血。

【临床诊断】

临床诊断为真性脾破裂。

【诊断依据及鉴别诊断】

在超声造影下，脾破裂后创伤灶表现为无或低增强的灌注缺损区，与周围正常组织分界清楚，以实质期和延迟期明显，累及包膜时见包膜连续性中断，脾脏损伤后活动性出血引起造影剂外溢和浓聚，造影呈现异常增强区至高增强或等增强，累及包膜的活动性出血，在脾周积液的衬托下表现为"喷泉""涌泉"状。在无脾周积液时，表现为浓聚的造影剂流向包膜外，并在脾周形成异常增强的带状结构。外伤病灶内的活动性出血表现为异常增强区，以条状、梅花状多见，其结构形态与残存脾组织显著不同。脾破裂需与脾脓肿和脾肿瘤相鉴别。脾脓肿患者表现为脾内低回声区，脓肿壁较厚；脾肿瘤则表现为脾内圆形或椭圆形病灶，其边界一般较为清晰。本例病例中，超声造影能清楚显示脾包膜的连续性、脾实质的受损位置和受损范围及脾内的活动性出血部位，为临床医师的治疗方式提供了丰富有价值的影像学资料，以其独特的优势对诊断有重要的应用价值。

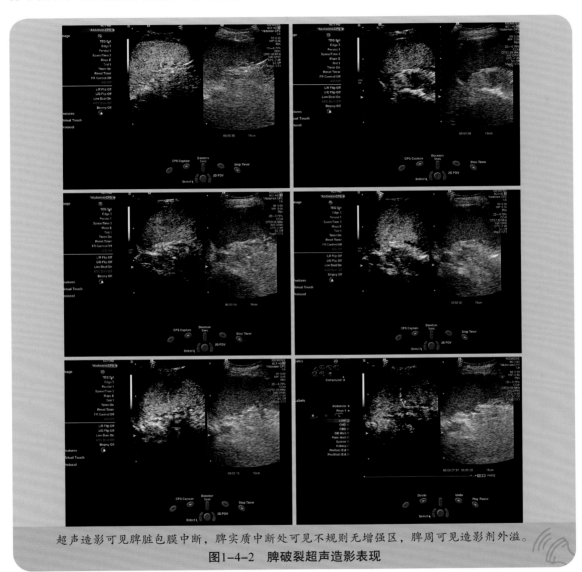

超声造影可见脾脏包膜中断，脾实质中断处可见不规则无增强区，脾周可见造影剂外溢。

图1-4-2 脾破裂超声造影表现

三、副脾

病例 1

【基本信息】

患者男性，43岁，健康查体，无明显特殊不适。

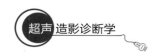
【超声检查】

（1）二维灰阶检查：脾脏大小在正常范围，形态未见明显异常，回声均匀。脾门处可见一个大小约18 mm×12 mm类圆形等回声，边界清楚，回声与脾脏相似，分界清晰（图1-4-3）。

（2）CDFI检查：等回声区内可见血流信号。

（3）超声造影检查：注射入造影剂后，肿块与脾脏增强始终同步并且增强程度始终一致（图1-4-4）。

（4）超声提示：脾门处等回声团块，考虑副脾。

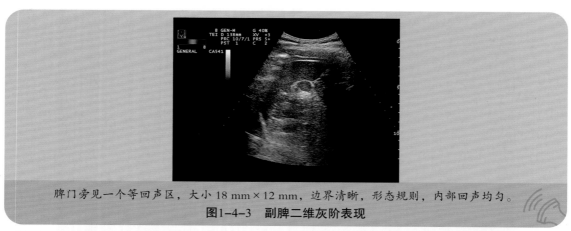

脾门旁见一个等回声区，大小 18 mm×12 mm，边界清晰，形态规则，内部回声均匀。

图1-4-3　副脾二维灰阶表现

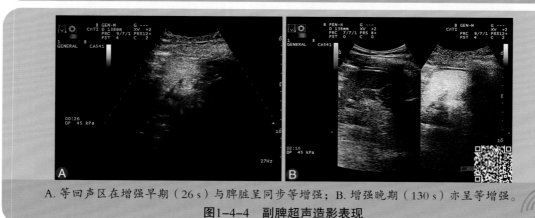

A.等回声区在增强早期（26 s）与脾脏呈同步等增强；B.增强晚期（130 s）亦呈等增强。

图1-4-4　副脾超声造影表现

【临床诊断】

临床诊断为副脾。

【诊断依据及鉴别诊断】

副脾通常位于正常脾脏旁，通常<3 cm，呈圆形或椭圆形，与邻近的脾实质回声相似，CDFI可显示脾动脉的蒂血流。在大多数情况下，诊断很简单，不需要超声造影，然而，大的或不典型的副脾可能会导致诊断困难，很容易被误诊为病理性肿块。超声造影可通过显示正常脾脏的典型增强模式来确认肿块代表脾脏和脾脏的异位脾组织，在实质期可能会出现

"斑马纹"，但最重要的是，该组织显示出持续的晚期强化，将肿块与其他病变区分开来（如胰尾肿瘤、脾门淋巴结、肾上腺病变、卵巢肿块等），这些疾病不具有隔离造影剂微泡的特征，并且会显示增强晚期的消退。

四、脾囊肿

病例 1

【基本信息】

患者男性，69岁，上腹部不适1个月。

【超声检查】

（1）二维灰阶检查：脾脏大小在正常范围，形态未见明显异常，回声均匀。脾脏上极处可见一个大小约16 mm×14 mm类圆形无回声，内见分隔，边界清楚，后方回声增强（图1-4-5）。

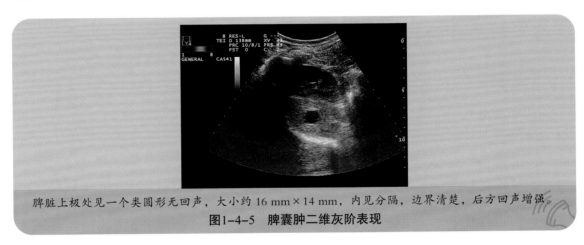

脾脏上极处见一个类圆形无回声，大小约 16 mm×14 mm，内见分隔，边界清楚，后方回声增强。

图1-4-5 脾囊肿二维灰阶表现

（2）CDFI检查：无回声区内及周边未见血流信号。

（3）超声造影检查：注射入造影剂后，无回声区全程呈无增强（图1-4-6）。

（4）超声提示：脾脏上极无回声团块，考虑脾囊肿。

【临床诊断】

临床诊断为脾囊肿。

【诊断依据及鉴别诊断】

脾囊肿临床上较为少见，可分为寄生虫性囊肿和非寄生虫性囊肿。非寄生虫性囊肿又可分为真性囊肿及假性囊肿，后者较为常见，约占75%。真性囊肿一般单发，多位于包膜下，壁薄，偶可发生囊内出血；而假性囊肿可继发于外伤性血肿、脾梗死吸收后，囊壁为致密结缔组织，囊内容物为浆液性或血性液，囊腔在造影全程呈无增强表现，囊壁在增强早期可呈稍高增强，晚期时呈等增强。脾囊肿需要与脾脓肿和胰腺假性囊肿等鉴别。脾脓肿患者临床

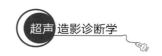

上常表现为高热、寒战，且伴有左上腹疼痛，二维灰阶检查示脓肿壁厚，内壁不光整，超声造影可见内部轻度增强。胰尾部假性囊肿与脾脏毗邻，常需与脾囊肿鉴别，但胰尾多受压、缩短甚至消失，并与胰体相连。

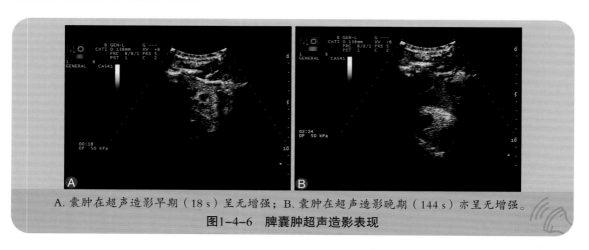

A. 囊肿在超声造影早期（18 s）呈无增强；B. 囊肿在超声造影晚期（144 s）亦呈无增强。

图1-4-6　脾囊肿超声造影表现

五、脾血管瘤

病例 1

【基本信息】

患者女性，51岁，健康查体，无明显特殊不适。

【超声检查】

（1）二维灰阶检查：脾脏大小在正常范围，形态未见明显异常，回声均匀。脾脏内可见高回声团，大小约24 mm×20 mm，边缘清晰（图1-4-7A）。

（2）CDFI检查：高回声团周边可见短条状血流信号（图1-4-7B）。

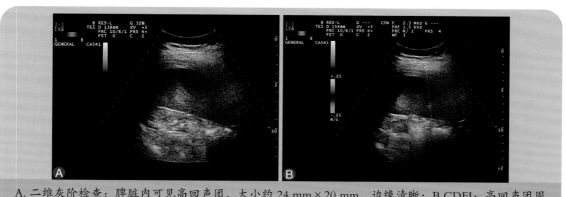

A. 二维灰阶检查：脾脏内可见高回声团，大小约 24 mm×20 mm，边缘清晰；B.CDFI：高回声团周边可见短条状血流信号。

图1-4-7　脾血管瘤二维灰阶及CDFI表现

（3）超声造影检查：注射入造影剂后，增强早期表现为向心性不均匀低增强，晚期为均匀等增强，增强开始时间早，持续时间长，廓清慢，呈"快进慢退"表现（图1-4-8）。

（4）超声提示：脾内实性占位性病变，拟脾血管瘤。

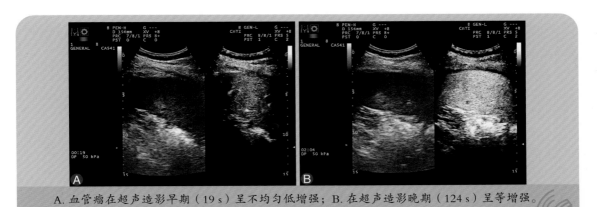

A. 血管瘤在超声造影早期（19 s）呈不均匀低增强；B. 在超声造影晚期（124 s）呈等增强。

图1-4-8 脾血管瘤超声造影表现

【临床诊断】

临床诊断为脾血管瘤。

【诊断依据及鉴别诊断】

脾血管瘤多为海绵状血管瘤，是脾脏最常见的良性肿瘤，分为结节型和弥漫型两种。二维灰阶检查表现为单个或多个结节，呈边界清晰，边缘不规则的增强回声区，可见周围血管进入病灶的边缘裂隙现象。CDFI常未能显示瘤体内的彩色血流，可在瘤体周边测及点状或短线状血流。超声造影可显示较大的脾血管瘤，表现为造影早期快速、向心性或弥散性增强，持续时间长，消退缓慢，呈"快进慢退"表现。脾血管瘤需与脾血管肉瘤和脾恶性淋巴瘤相鉴别，脾血管肉瘤表现为边界不清晰的高低不等混合回声，常伴脾肿大；脾恶性淋巴瘤超声造影呈"快进快出"表现，可与脾血管瘤相鉴别。

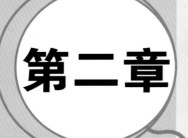

第二章

泌尿系统疾病超声造影

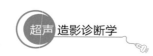

第一节　肾脏超声造影

一、肾脏超声造影检查技术

【适应证】

（1）肾脏局灶性病变的定性诊断：如先天性肾结构异常；肾实质性囊实性占位性病变的鉴别诊断；肾集合系统内占位性病变的检出与鉴别诊断；鉴别肿瘤的来源，观察肿瘤与肾脏的关系。

（2）肾血管性病变的评估：包括肾动脉狭窄、动脉瘤、动静脉瘘、肾梗死、血管内栓子的鉴别及慢性弥漫性肾病的血流灌注定量分析。

（3）肾外伤。

（4）肾移植术后的随访：主要是肾移植术后并发症的发现并评估移植肾血流灌注。

（5）肾肿瘤介入诊疗中的应用：如术前了解肿瘤的血流灌注特点，引导穿刺活检，术后评估介入治疗疗效及远期的随访。

（6）禁忌行CT或MRI检查的肾占位性病变。

【检查方法】

经静脉超声造影，常规超声观察肾脏情况，明确有无病变，进一步观察病变的数量、大小、回声、边界、形态、血流等。探头切面置于感兴趣区，以便能清晰显示肾脏及病灶最大切面。经肘前方的外周静脉弹丸式注射超声造影剂，肾脏超声造影按常规推荐剂量使用，可根据患者体重、体型及所用仪器增减剂量，随即推注0.9%生理盐水冲管。注射造影剂结束开始计时，造影过程中探头切面固定于目标区域，实时动态观察病变内造影剂的灌注情况，包括增强时间、增强水平、增强形态等，连续存储2～3 min动态图像。

二、肾血管平滑肌脂肪瘤

病例1

【基本信息】

患者女性，54岁，体检CT发现右肾占位1月余，不伴发热、腰痛、肉眼血尿、尿频、尿急、尿痛等症状。

【超声检查】

（1）二维灰阶检查：右肾上极见一高回声团块，大小约33 mm×25 mm，形态规则，边界清晰，内部回声欠均匀（图2-1-1A）。

（2）CDFI检查：肿块内见点条状彩色血流信号（图2-1-1B）。

（3）超声造影检查：弹丸式注射造影剂后，11 s时造影剂开始从病灶周边进入，与肾皮质同步强化，呈低增强，边界清晰，与周围组织分界明显，41 s后病灶内造影剂与肾皮质同步消退。整个造影过程呈"同进同退低强化"（图2-1-2）。

（4）超声提示：右肾上极高回声团块，结合超声造影考虑肾血管平滑肌脂肪瘤可能。

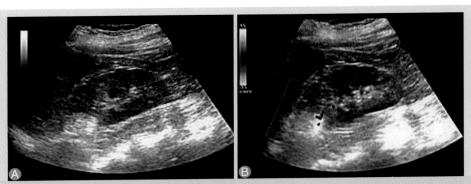

A.二维灰阶检查：右肾上极肾实质内高回声病灶；B.CDFI：病灶内见点条状血流信号。

图2-1-1 肾血管平滑肌脂肪瘤二维灰阶及CDFI表现

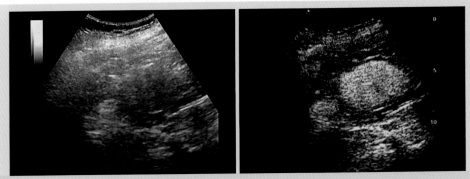

超声造影显示病灶增强达峰时呈低增强。

图2-1-2 肾血管平滑肌脂肪瘤超声造影表现一

【病理诊断】

病理提示肾血管平滑肌脂肪瘤。

病例2

【基本信息】

患者女性，50岁，体检超声发现左肾占位1周，病程中不伴发热、腰痛、肉眼血尿、尿频、尿急、尿痛等症状。进一步复查腹部增强CT及肾脏增强MRI，均考虑左肾肿块（透明细胞癌可能性大）。

【超声检查】

（1）二维灰阶检查：左肾上极见大小约43 mm×30 mm的等低混合回声团块，界清，形态规则。

（2）CDFI检查：肿块内可见少许彩色血流信号。

（3）超声造影检查：弹丸式注射造影剂后，病灶同步于肾皮质开始快速显影，呈高强化，内可见点片状充盈缺损区，可见环形强化包膜，消退期病灶内造影剂早于肾皮质消退，整个造影过程呈"同进快退高强化"（图2-1-3）。

（4）超声提示：左肾实性占位，结合超声造影考虑肾癌。

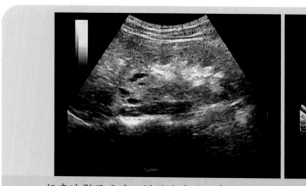
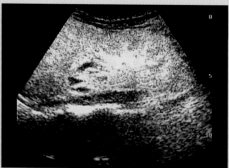

超声造影显示病灶增强达峰时呈高增强，内见点片状充盈缺损区，周边见环形强化包膜。

图2-1-3　肾血管平滑肌脂肪瘤超声造影表现二

【病理诊断】

病理提示上皮样血管平滑肌脂肪瘤伴大片出血。

【诊断依据及鉴别诊断】

肾血管平滑肌脂肪瘤二维声像图上大多表现为高回声，部分乏脂肪型肿块可表现为等或低回声，增强早期肿块呈现向心性增强，达峰时呈等或低增强，增强持续时间较长，除部分上皮样肾血管平滑肌脂肪瘤外，大多无假包膜。病例1结合临床表现、二维灰阶检查高回声特征及造影特征考虑为肾血管平滑肌脂肪瘤可能。主要与肾细胞癌相鉴别，其中肾透明细胞癌造影过程常为"快进快退高强化"，而乳头状肾细胞癌为乏血供肿瘤，造影过程呈"慢进快退低增强"，这两类肾细胞癌中大部分肿瘤均存在假包膜。病例2最终病理提示上皮样血管平滑肌脂肪瘤伴大片出血，故肿块强化过程中出现点片状充盈缺损区及环形强化包膜，该病例二维声像图特征及造影模式与肾细胞癌相类似，故诊断时不能完全排除肾细胞癌可能。

三、肾囊肿

病例1

【基本信息】

患者男性，56岁，体检时，超声检查发现双肾囊肿，右肾体积增大，双肾结构欠清楚3

天，进一步行增强CT检查提示双肾多发囊肿，增强检查未见明显强化。该患者不伴发热、腰痛、肉眼血尿、尿频、尿急、尿痛等症状。

【超声检查】

（1）二维灰阶检查：右肾下极见一无回声区，大小约112 mm×65 mm，形态欠规则，边界清晰，内可见多个条状分隔（图2-1-4A）。

（2）CDFI检查：无回声区及分隔内未见明显血流信号（图2-1-4B）。

（3）超声造影检查：弹丸式注射造影剂后，病灶内分隔上见造影剂进入，与肾皮质同步强化，呈等增强，边界清晰，与周围组织分界明显，其余无回声区内始终未见造影剂进入，分隔内造影剂与肾皮质同步消退（图2-1-5）。

（4）超声提示：右肾下极无回声区，结合超声造影考虑肾复杂囊肿，Bosniak分级Ⅱ级。

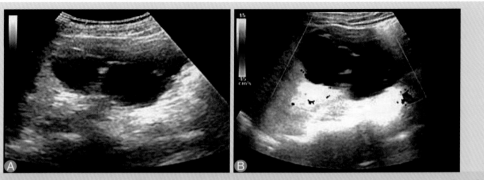

A.二维灰阶检查：右肾下极肾实质内类圆形无回声病灶，内见多个条状分隔；B.CDFI：病灶内未见明显血流信号。

图2-1-4　肾复杂囊肿二维灰阶及CDFI表现

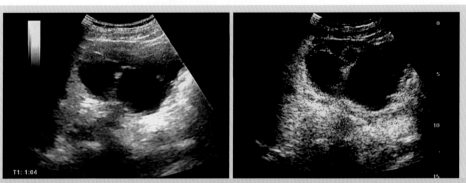

超声造影显示病灶内分隔呈等强化，无回声区内无造影剂进入。

图2-1-5　肾复杂囊肿超声造影表现

【病理诊断】

病理提示单纯性肾囊肿。

【诊断依据及鉴别诊断】

肾囊肿二维灰阶检查表现为单个或多个圆形或椭圆形无回声区，壁薄且光滑，后壁回声增强，部分囊肿内可见线状分隔。注入造影剂后肿块内自始至终无造影剂进入，肿块内囊壁及分隔可强化。病例1结合二维声像图表现及其造影特征，肾复杂囊肿诊断较为明确。该疾病主要与囊性肾癌相鉴别，囊性肾癌在二维声像图上表现为囊壁及分隔增厚，部分可伴壁结节，造影时囊壁、分隔及壁结节强化明显。

四、肾透明细胞癌

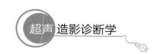 病例 1

【基本信息】

患者男性，58岁，体检超声发现右肾占位1月余，不伴发热、腰痛、肉眼血尿、尿频、尿急、尿痛等症状。

【超声检查】

（1）二维灰阶检查：右肾下极见一低无混合回声团块，大小约49 mm×48 mm，略突出于包膜外，形态尚规则，边界清晰（图2-1-6A）。

（2）CDFI检查：肿块周边见环形彩色血流信号（图2-1-6B）。

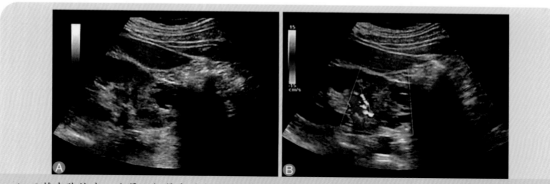

A.二维灰阶检查：右肾下极肾实质内低无混合回声病灶；B.CDFI：病灶周边见环形彩色血流信号。

图2-1-6　肾透明细胞癌二维灰阶及CDFI表现

（3）超声造影检查：弹丸式注射造影剂后，病灶内造影剂略早于肾皮质显影，呈不均匀高增强，与周围组织分界欠清，内见多个无强化区。消退期病灶内造影剂早于肾皮质消退。整个造影过程呈"快进快退高强化"（图2-1-7）。

（4）超声提示：右肾混合回声团块，考虑肾癌。

【病理诊断】

病理提示透明细胞性肾细胞癌。

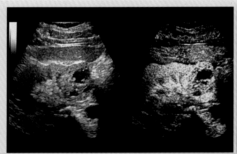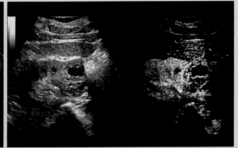

超声造影显示病灶呈不均匀高增强，内见多个无增强区。

图2-1-7 肾透明细胞癌超声造影表现

病例2

【基本信息】

患者男性，30岁，体检时，超声检查发现左肾占位1周，不伴发热、腰痛、肉眼血尿、尿频、尿急、尿痛等症状。

【超声检查】

（1）二维灰阶检查：左肾中下极见一大小约60 mm×69 mm的低无混合回声团块，形态规则，边界清晰（图2-1-8A）。

（2）CDFI检查：肿块实性部分内见丰富彩色血流信号（图2-1-8B）。

（3）超声造影检查：弹丸式注射造影剂后，病灶与肾皮质同步强化，实性部分呈高强化，无回声区内始终未见造影剂进入，另见环形强化包膜，实性部分内造影剂早于肾皮质消退。整个造影过程呈"同进快退高强化"（图2-1-9）。

（4）超声提示：左肾中下极囊实性占位，肾癌可能性大。

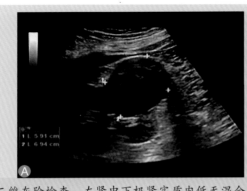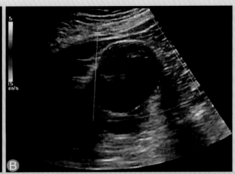

A.二维灰阶检查：左肾中下极肾实质内低无混合回声病灶；B.CDFI：病灶实性部分内见丰富彩色血流信号。

图2-1-8 肾Xp11.2易位/TFE3基因融合相关性肾细胞癌二维灰阶及CDFI表现

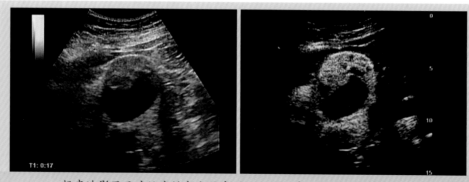

超声造影显示病灶实性部分呈高强化，无回声区内无造影剂进入。

图2-1-9　肾Xp11.2易位/TFE3基因融合相关性肾细胞癌超声造影表现

【病理诊断】

病理提示Xp11.2易位/TFE3基因融合相关性肾细胞癌。

【诊断依据及鉴别诊断】

肾透明细胞癌超声造影常呈"快进快退高增强"的富血供增强模式，部分肿块强化时可见不规则无增强区，为肿瘤内部出血坏死所致。病例1结合临床表现、二维灰阶检查表现及造影模式，肾透明细胞癌诊断较为明确。其主要与肾癌其他类型及肾血管平滑肌脂肪瘤相鉴别，肾细胞癌中部分乏血供肿瘤类型造影时多表现为"慢进快退低增强"的模式，肾血管平滑肌脂肪瘤二维灰阶检查多表现为稍高回声团块，超声造影时多呈均匀低增强。Xp11.2易位/TFE3基因融合相关性肾细胞癌（简称Xp11.2易位肾细胞癌）具有侵袭性强、进展快、预后差等特点，二维灰阶检查多表现为混合回声团块。根据目前文献研究表明，Xp11.2易位肾细胞癌与其他类型肾细胞癌相比，更易出现点状"砂砾样"钙化。而病例2未见明显钙化，超声造影表现上与肾透明细胞癌相类似，恶性肿瘤诊断较为明确，鉴别诊断存在一定难度。

五、乳头状肾细胞癌

病例 1

【基本信息】

患者男性，67岁，体检时，超声检查发现左肾占位2周，不伴发热、腰痛、肉眼血尿、尿频、尿急、尿痛等症状。

【超声检查】

（1）二维灰阶检查：左肾上极见一大小约26 mm×27 mm低回声团块，形态规则，边界清晰，突出于肾包膜之外（图2-1-10A）。

（2）CDFI检查：肿块内未见彩色血流信号。

（3）超声造影检查：弹丸式注射造影剂后，病灶晚于肾皮质显影，呈均匀性低增强，消退期早于肾皮质消退。整个造影过程呈"慢进快退低强化"（图2-1-10B）。

（4）超声提示：左肾上极实性占位，考虑肾癌。

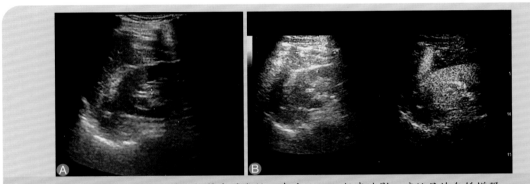

A.二维灰阶检查：左肾上极肾实质内低回声病灶；B.超声造影：病灶呈均匀低增强。

图2-1-10　肾Ⅰ型乳头状肾细胞癌二维灰阶及超声造影表现

【病理诊断】

病理提示乳头状肾细胞癌（Ⅰ型）。

病例2

【基本信息】

患者女性，59岁，超声检查发现右肾占位3周，不伴发热、腰痛、肉眼血尿、尿频、尿急、尿痛等症状。

【超声检查】

（1）二维灰阶检查：右肾中下极见一大小约29 mm×24 mm低回声团块，边界欠清，形态规则（图2-1-11A）。

（2）CDFI检查：肿块周边见少许环绕状彩色血流信号（图2-1-11B）。

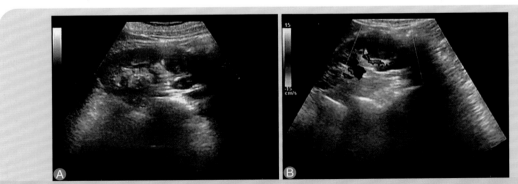

A.二维灰阶检查：右肾中下极肾实质内低回声病灶；B.CDFI：病灶周边少许环形彩色血流信号。

图2-1-11　肾Ⅱ型乳头状肾细胞癌二维灰阶及CDFI表现

（3）超声造影检查：弹丸式注射造影剂后，病灶与肾皮质基本同步显影，病灶内可见分隔，分隔内可见造影剂进入，分隔个数≥4个，分隔厚度2 mm，囊壁厚度较厚处约4 mm，呈低增强，消退期基本与肾皮质同步。整个造影过程呈"同进同退低强化"（图2-1-12）。

（4）超声提示：右肾实性占位，Bosniak Ⅲ级，乳头状癌不排除。

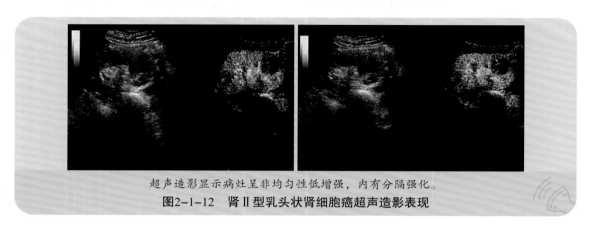

超声造影显示病灶呈非均匀性低增强，内有分隔强化。

图2-1-12　肾Ⅱ型乳头状肾细胞癌超声造影表现

【病理诊断】

病理提示实体型乳头状肾细胞癌（Ⅱ型）。

病例3

【基本信息】

患者男性，58岁，因"左输尿管结石"行泌尿系CT尿路成像检查发现左肾占位3天，不伴发热、腰痛、肉眼血尿、尿频、尿急、尿痛等症状。

【超声检查】

（1）二维灰阶检查：左肾下极见一大小约24 mm×23 mm的低回声团块，突出于肾包膜之外，边界清楚，形态规则（图2-1-13A）。

（2）CDFI检查：肿块内可见条状彩色血流信号（图2-1-13B）。

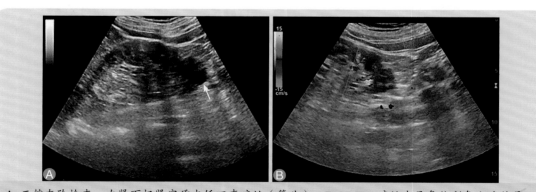

A.二维灰阶检查：左肾下极肾实质内低回声病灶（箭头）；B.CDFI：病灶内见条状彩色血流信号。

图2-1-13　肾HLRCC综合征相关性肾癌二维灰阶及CDFI表现

（3）超声造影检查：弹丸式注射造影剂后，病灶与肾皮质同步增强，呈均匀性高强化，消退期肿块早于肾皮质消退。整个造影过程呈"同进快退高强化"（图2-1-14）。

（4）超声提示：左肾占位，考虑肾癌。

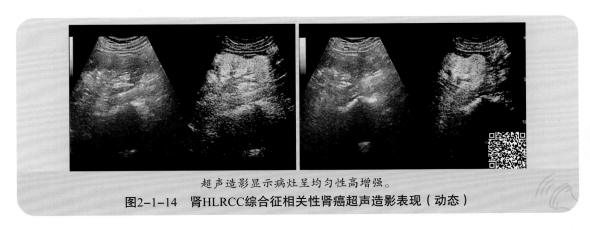

超声造影显示病灶呈均匀性高增强。

图2-1-14　肾HLRCC综合征相关性肾癌超声造影表现（动态）

【病理诊断】

病理提示遗传性平滑肌瘤病和肾细胞癌（hereditary leiomyomatosis and renal cell carcinoma，HLRCC）综合征相关性肾癌（延胡索酸水合酶缺陷型肾细胞癌）。

【诊断依据及鉴别诊断】

乳头状肾细胞癌的二维声像图多表现为均匀低回声团块，当病灶较小时也可表现为等或高回声，病灶内及周边血流较少见。Ⅰ型乳头状肾细胞癌超声造影常呈"慢进快退低增强"模式，而Ⅱ型乳头状肾细胞癌超声造影则通常表现为"快进快退低增强"模式，两者周边均可见环形强化。病例1呈"慢进快退低增强"的造影模式，需与肾嫌色细胞癌进行鉴别，肾嫌色细胞癌的典型造影模式为"慢进快退均匀低增强"，而Ⅰ型乳头状肾细胞癌因其乏血供易坏死的特性表现为不均匀低增强，这是两者的主要鉴别点。病例2超声造影表现为"同进同退低增强"，需与肾血管平滑肌脂肪瘤鉴别。肾血管平滑肌脂肪瘤二维声像图一般表现为形态规则，边界清晰的高回声团块，超声造影可因其内脂肪、血管、平滑肌成分占比不同表现为"慢进慢退低增强"或"同进慢退低增强"，同时因其二维声像图表现为边界欠清的低回声团块，需与肾透明细胞癌鉴别。肾透明细胞癌大多表现为高增强，但有少数不典型病例表现为低增强，此时与Ⅱ型乳头状肾细胞癌较难鉴别。

现有研究表明，HLRCC相关性肾癌表现与高侵袭性Ⅱ型乳头状肾细胞癌相类似，然而不同的是，HLRCC相关性肾癌延迟期强化程度远远高于Ⅱ型乳头状肾细胞癌，这可能是今后鉴别该疾病的一大要点。

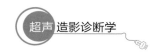

六、集合管癌

病例 1

【基本信息】

患者男性，44岁，因左腰胀痛行超声检查提示左肾实性占位，增强CT提示左肾占位伴出血，左肾周渗出，考虑肾癌可能性大。病程中无畏寒，有午后低热、盗汗，体温波动在37.2～37.6℃，无腹痛、肉眼血尿、尿频、尿急等不适。

【超声检查】

（1）二维灰阶检查：左肾上极见一大小约72 mm×53 mm的低回声团块，形态不规则，边界欠清（图2-1-15A）。

（2）CDFI检查：肿块内可见少许彩色血流信号（图2-1-15B）。

（3）超声造影检查：弹丸式注射造影剂后，病灶略早于肾皮质强化，动脉期呈高强化，其内强化欠均匀，延迟期病灶内造影剂早于肾皮质消退，强化后病灶范围增大，大小约81 mm×61 mm。整个造影过程呈"快进快退高强化"（图2-1-16）。

（4）超声提示：左肾上极实性占位，考虑肾癌。

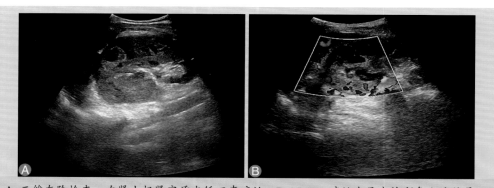

A.二维灰阶检查：左肾上极肾实质内低回声病灶；B.CDFI：病灶内见少许彩色血流信号。

图2-1-15 肾集合管癌二维灰阶及CDFI表现

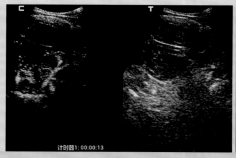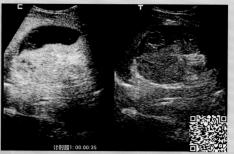

超声造影显示病灶呈非均匀性高增强。

图2-1-16 肾集合管癌超声造影表现（动态）

【病理诊断】

病理提示集合管癌。

【诊断依据及鉴别诊断】

肾集合管癌是一种起源于肾髓质呈浸润性生长的乏血供肾细胞癌，具有高侵袭性和预后差的临床特点。其二维声像图可表现为形态不规则、边界不清的低回声肿块或仅表现为肾脏形态饱满，无明显占位性病变征象，此时易导致漏诊。部分肾集合管癌表现为"慢进快退低增强"的软组织肿块，强化不均匀，边缘无环状高增强；另一部分肾集合管癌呈弥漫性分布，超声造影表现为动脉期未见明显占位性病变，静脉期肾内出现片状低增强区，强化不均匀，随肾皮质同步消退。本病例二维声像图表现为形态不规则、边界欠清的低回声肿块，呈"快进快退高增强"的造影模式，且造影后病灶范围扩大，可能与肾集合管癌具有高侵袭性因而部分病灶无明显占位效应有关。本病例与肾透明细胞癌的造影表现类似，需结合病理及免疫组化加以鉴别，同时，本病例肿块侵袭至肾窦处，须与侵袭性尿路上皮癌相鉴别。侵袭性尿路上皮癌起源于肾盂、肾盏，往往能在肾盂、肾盏内探及明显肿块回声，呈"同进同退低增强"的造影模式，而肾集合管癌起源于肾髓质，肿块的主体位于肾实质内，可压迫或侵犯肾盂。

七、嫌色细胞癌

病例 1

【基本信息】

患者男性，55岁，超声检查发现右肾实性包块2天，不伴发热、腰痛、肉眼血尿、尿频、尿急、尿痛等症状。

【超声检查】

（1）二维灰阶检查：右肾中极见一低回声团块，大小约38 mm×44 mm，形态规则，边界清晰（图2-1-17A）。

（2）CDFI检查：肿块周边见少许环绕状彩色血流信号。

（3）超声造影检查：弹丸式注射造影剂后，病灶略晚于肾皮质强化，呈均匀低增强，周边可见环形高强化，病灶内造影剂早于肾皮质消退。整个造影过程呈"慢进快退低强化"（图2-1-17B）。

（4）超声提示：右肾实性占位，考虑肾癌。

【病理诊断】

病理提示肾嫌色细胞癌。

【诊断依据及鉴别诊断】

肾嫌色细胞癌的二维声像图多表现为均匀低回声团块，当病灶较小时也可表现为等或高回声，病灶内及周边血流较少见；其超声造影的典型表现为"慢进快退均匀低增强"。病例1的二维声像图及超声造影表现均较为典型，但仍需与Ⅰ型乳头状肾细胞癌相鉴别，两者的主要鉴别点在于Ⅰ型乳头状肾细胞癌因其乏血供、易坏死的特性常表现为不均匀低增强，而肾嫌色细胞癌通常呈均匀低增强。

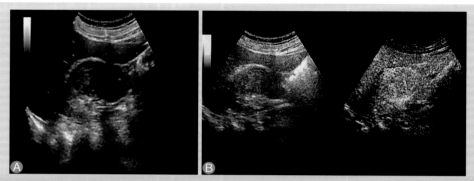

A. 二维灰阶检查：右肾中极肾实质内低回声病灶；B. 超声造影：病灶呈均匀性低增强，周边见环形高增强。

图2-1-17　肾嫌色细胞癌二维灰阶及超声造影表现

八、肾盂肿瘤

病例 1

【基本信息】

患者男性，68岁，体检发现右侧肾盂占位1年余，病程中偶有肉眼血尿，不伴发热、腰痛、尿频、尿急、尿痛等症状。既往因左肾萎缩曾行左肾切除术。

【超声检查】

（1）二维灰阶检查：右肾肾盂及输尿管上段见范围约64 mm×57 mm的低回声团块，边界欠清，内可见少量点状强回声（图2-1-18A）。

（2）CDFI检查：肿块内可见较粗大彩色血流信号。

（3）超声造影检查：弹丸式注射造影剂后，病灶略晚于肾皮质强化，迅速增强，呈等增强，病灶内造影剂与肾皮质基本同步消退（图2-1-18B）。

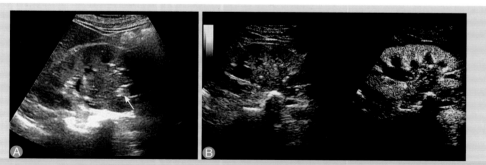

A. 二维灰阶检查：右肾肾盂及输尿管上段低回声病灶（箭头）；B. 超声造影：病灶略晚于肾皮质强化，迅速增强。

图2-1-18　肾盂肿瘤二维灰阶及超声造影表现

（4）超声提示：右肾盂及输尿管上段恶性肿瘤。

【病理诊断】

病理提示低级别非浸润性尿路上皮癌。

【诊断依据及鉴别诊断】

肾盂肿瘤临床上多以无痛性间歇性肉眼血尿起病，二维灰阶检查可见肾盂肾盏内低回声团块，当肿瘤＞1 cm时可出现肾积水，团块可见少许彩色血流信号。肾盂癌超声造影模式多表现为"同进同退"或"快进快退"的等低增强，部分较大肿瘤内可见出血坏死，造影时即出现部分充盈缺损区。该病例结合患者病史及超声表现，不能排除恶性肿瘤可能。

肾盂癌主要与普通肾积水及肾细胞癌相鉴别，普通肾积水造影后未见造影剂进入，且可见输尿管扩张，部分可探及结石；肾细胞癌造影模式多表现为"快进快退高增强"，且病灶主体位于肾实质内，此为两种疾病的主要不同点。

九、肾嗜酸细胞腺瘤

病例 1

【基本信息】

患者男性，75岁，超声检查发现左肾占位3个月，不伴发热、腰痛、肉眼血尿、尿频、尿急、尿痛等症状。

【超声检查】

（1）二维灰阶检查：左肾下极见一大小约26 mm×24 mm低回声团块，形态规则，边界清晰（图2-1-19A）。

（2）CDFI检查：肿块周边见极少量彩色血流信号。

（3）超声造影检查：弹丸式注射造影剂后，病灶略晚于肾皮质强化，呈等增强，病灶内造影剂基本与肾皮质同步消退。整个造影过程呈"慢进同退等强化"（图2-1-19B）。

（4）超声提示：左肾恶性肿瘤。

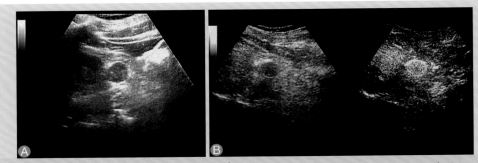

A. 二维灰阶检查：左肾下极肾实质内低回声病灶；B. 超声造影：病灶呈均匀性等增强。

图2-1-19　肾嗜酸细胞腺瘤二维灰阶及超声造影表现

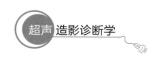
【病理诊断】

病理提示嗜酸细胞腺瘤。

【诊断依据及鉴别诊断】

肾嗜酸细胞腺瘤的二维灰阶检查大多呈等回声或稍高回声团，部分肿块中央见放射状低回声区，存在完整假包膜，此为嗜酸细胞腺瘤最具特征性的二维灰阶检查表现。肿块周边及内部常可见丰富血流信号。超声造影多表现为"快进快退均匀性等增强"，肿块中央可见不规则无增强区，周边可见环形强化包膜。

肾嗜酸细胞腺瘤主要与肾细胞癌相鉴别，病例1表现与肾细胞癌相类似，故诊断为恶性肿瘤，然而两种疾病在强化达峰时略有不同，嗜酸细胞腺瘤达峰时常表现为等回声，而肾细胞癌达峰时肿块多为高回声或不均匀低回声。

十、后肾腺瘤

病例1

【基本信息】

患者女性，55岁，体检发现左肾占位9月余，不伴发热、腰痛、腹痛、肉眼血尿、尿频、尿急、尿痛等症状，复查CT提示左肾上极占位，复杂囊肿或囊性肾瘤可能。

【超声检查】

（1）二维灰阶检查：左肾上极见一大小约32 mm×31 mm低回声团块，形态欠规则，边界清晰（图2-1-20A）。

（2）CDFI检查：肿块周边可见彩色血流信号（图2-1-20B）。

（3）超声造影检查：弹丸式注射造影剂后，病灶周边与肾皮质基本同步强化，病灶内见少量造影剂进入，呈偏低强化，周边可见环状高强化包膜，病灶内造影剂略早于肾皮质消退。整个造影过程呈"同进快退低强化"（图2-1-21）。

（4）超声提示：左肾乏血供型占位，不除外肾癌。

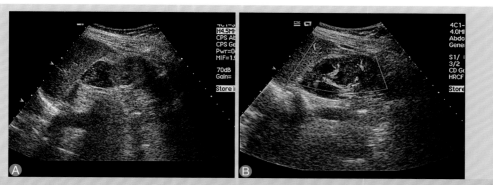

A.二维灰阶检查：左肾上极肾实质内低回声病灶；B.CDFI：病灶周边见彩色血流信号。

图2-1-20　后肾腺瘤二维灰阶及CDFI表现

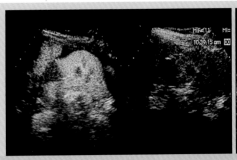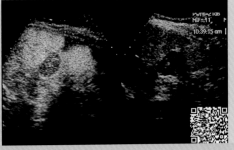

超声造影显示病灶呈稍低增强，周边见环形高强化包膜。

图2-1-21 后肾腺瘤超声造影表现（动态）

【病理诊断】

病理提示后肾腺瘤，部分向周围肾组织浸润性生长。

【诊断依据及鉴别诊断】

后肾腺瘤是一种十分罕见的肾脏原发性良性肿瘤，大多数患者并无明显的症状及体征。后肾腺瘤的二维灰阶检查多表现为边界清晰的类圆形低回声或等回声肿块，部分病灶内可见钙化灶，较大的病灶内可见坏死无回声区，CDFI示肿块内及周边可见少量血流信号，造影模式多表现为"慢进快退均匀低增强"。本病例基本符合典型后肾腺瘤的超声造影表现，然而仍需与肾癌、血管平滑肌脂肪瘤相鉴别。肾癌血供丰富，造影模式多表现为"快进快退高增强"；肾血管平滑肌脂肪瘤在造影过程中则表现为渐进性延迟强化。对于部分乏血供的肾癌，鉴别诊断存在困难，仍需结合病例及穿刺结果进行诊断。

十一、肾脓肿

病例 1

【基本信息】

患者女性，11岁，因右侧腰部疼痛不适行超声检查发现右肾占位2周，病程中伴发热，体温最高达39℃，不伴有肉眼血尿、尿频、尿急、尿痛等症状。

【超声检查】

（1）二维灰阶检查：右肾中极见大小约20 mm×19 mm低回声区，形态不规则，边界不清，无立体感，局部突出肾包膜，肾周脂肪囊增厚，回声增强（图2-1-22A）。

（2）CDFI检查：病灶内可见少许彩色血流信号（图2-1-22B）。

（3）超声造影检查：弹丸式注射造影剂后，病灶与肾皮质同步强化，呈低强化，边界不清，消退期与肾皮质同步消退。整个造影过程呈"同进同退低强化"（图2-1-23）。

（4）超声提示：右肾低回声区，考虑炎症可能，请结合临床。

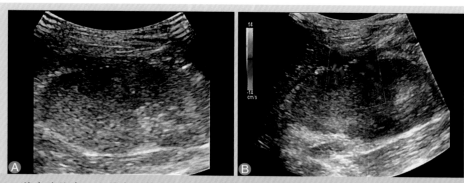

A. 二维灰阶检查：右肾中极肾实质内低回声病灶；B.CDFI：病灶内见少许彩色血流信号。

图2-1-22　肾脓肿二维灰阶及CDFI表现

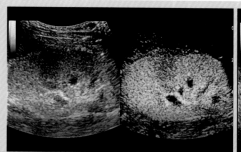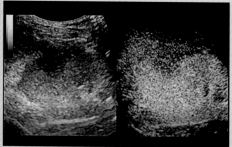

超声造影显示病灶呈边界不清的低增强。

图2-1-23　肾脓肿超声造影表现

【诊断依据及鉴别诊断】

　　肾脓肿早期的二维灰阶检查多表现为低回声或部分无回声区，边界不清晰，随着病情进展病灶内部可出现出血、坏死导致内回声不均匀，但病灶球体感不明显，CDFI可见病灶周边有血流信号。造影后，病灶大多呈"同进同退等增强"的造影模式，部分伴有出血坏死的病灶造影后可见不规则的无增强区，造影过程中，病灶与肾皮质无明显的分界。病例1结合患者病史、二维灰阶检查及超声造影表现，考虑炎性可能大，诊断较为明确。如在后续随访中，见抗炎治疗后病灶明显缩小，则诊断更为明确。

　　本病例患者为儿童，其肾占位主要与肾母细胞瘤相鉴别，肾母细胞瘤的二维灰阶检查主要表现为中低不均匀混合回声的巨大占位，血流信号丰富，且由于肾母细胞瘤侵袭性高，部分患者会出现下腔静脉、肾静脉血栓。

十二、肾血肿

病例 1

【基本信息】

　　患者女性，31岁，因左侧腰痛行超声检查发现左肾占位1月余，不伴发热、肉眼血尿、尿频、尿急、尿痛等症状，半年前曾有车祸外伤史。

【超声检查】

（1）二维灰阶检查：左肾上极见一低无混合回声团块，大小约35 mm×30 mm，形态欠规则，边界清晰（图2-1-24A）。

（2）CDFI检查：肿块内及周边未见彩色血流信号（图2-1-24B）。

（3）超声造影检查：弹丸式注射造影剂后，病灶内始终未见造影剂进入，呈无增强状态（图2-1-25）。

（4）超声提示：左肾血肿可能，建议一个月后复查。

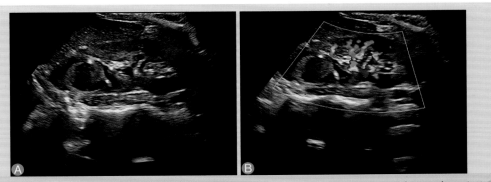

A.二维灰阶检查：左肾上极肾实质内低无混合回声病灶；B.CDFI：病灶内及周边未见彩色血流信号。

图2-1-24　肾血肿二维灰阶及CDFI表现

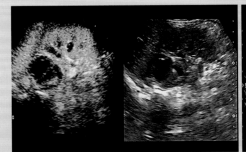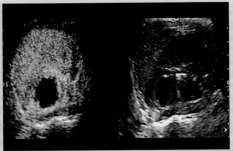

超声造影显示病灶内未见造影剂进入。

图2-1-25　肾血肿超声造影表现

【影像学复查】

泌尿系超声提示左肾上极见一低无混合回声团块，大小约32 mm×30 mm，边界清晰，内见片状钙化，未见明显彩色血流信号；肾脏CT平扫+增强提示左肾上极类圆形高低混杂密度影，边界欠清，增强扫描未见明显强化。

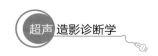

【基本信息】

患者女性，41岁，肾穿刺活检术后感腰部疼痛不适，不伴发热、肉眼血尿、尿频、尿急、尿痛等症状。

【超声检查】

（1）二维灰阶检查：左肾下极实质内见一略强回声区，大小约21 mm×12 mm，形态尚规则，边界尚清（图2-1-26A）。

（2）CDFI检查：肿块内及周边未见彩色血流信号（图2-1-26B）。

（3）超声造影检查：弹丸式注射造影剂后，左肾下极实质内略强回声区可见点状高强化区，其周边呈偏低强化（图2-1-27）。

（4）超声提示：左肾下极实质内点状高强化区，考虑活动性出血点可能。

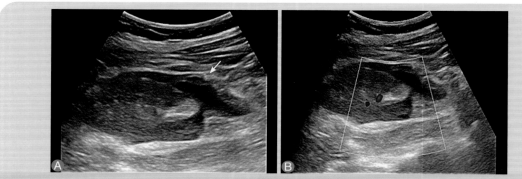

A. 二维灰阶检查：左肾下极肾实质内略强回声区（箭头）；B.CDFI：病灶内及周边未见彩色血流信号。

图2-1-26　肾活动性出血二维灰阶及CDFI表现

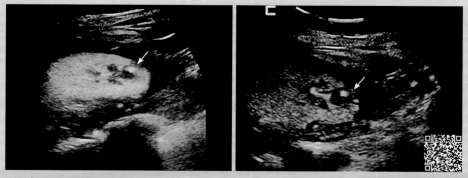

超声造影显示肾下极穿刺点处可见点状高增强区（箭头），考虑为小出血点可能。

图2-1-27　肾活动性出血超声造影表现（动态）

【诊断依据及鉴别诊断】

肾实质内血肿的二维声像图表现与出血时期有关，急性期常呈类圆形或不规则低-中高回声不均匀包块，慢性期的血肿则因血块机化而呈实性回声。CDFI检查常未见明显血流信号。造影后，病灶内始终未见明显增强，仅肿块周边可见造影剂填充，且肿块周边造影剂增强程度与肾皮质一致。肾血肿的诊断需要结合患者病史，如近期是否有外伤史、是否行肾穿刺活检术等，对于可疑肾脏血肿的患者需进一步追问其病史，病例1结合其病史及超声表现，肾血肿诊断较为明确。肾活动性出血在注射造影剂后，早期可见造影剂随血液自破口溢出，有的呈宽带状缓慢溢出，有的呈云雾状涌出，有的则呈喷射状，而超声造影的表现与损伤的血管及其损伤程度有关。病例2可见穿刺点处的点状高增强区，考虑为活动性出血可能，如肾穿刺后立即行超声造影检查，则活动性出血诊断可更加明确。肾陈旧性血肿需要与肾囊肿、肾肿瘤鉴别。肾囊肿为无回声团块，结合病史可较好鉴别；肾肿瘤病灶多呈低回声，血流丰富，造影后可见病灶内有造影剂填充。

十三、移植肾相关

📋 病例 1

【基本信息】

患者男性，27岁，发现尿液检查异常5年，血液透析8月余，肾移植术后6天突然出现高热、无尿，行超声检查提示移植肾急性排斥反应。

【超声检查】

（1）二维灰阶检查：移植肾大小约118 mm×60 mm×53 mm，肾窦回声未见分离，肾实质回声未见明确异常。

（2）CDFI检查：肾内各级血管树显示清晰，血流色彩充填丰富。

（3）频谱多普勒超声检查：肾内各级动脉频谱呈单峰，无法测量阻力指数（图2-1-28A）。

（4）超声造影检查：弹丸式注射造影剂后，于6 s左右髂动脉、肾主动脉、段动脉、叶间动脉、弓形动脉、小叶间动脉依次增强，随后肾皮髓质分别开始增强，整个造影过程中移植肾灌注缓慢。时间–强度曲线分析，皮质开始增强时间为7.4 s时，皮质达峰时间为14 s时，皮质从开始增强到达峰时间为7 s，达峰强度28 dB（图2-1-28B）。

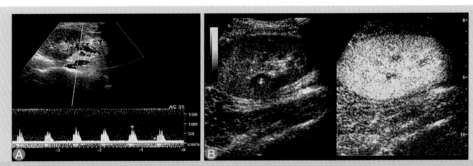

A.频谱多普勒声像图：肾内动脉频谱呈单峰；B.超声造影：移植肾灌注缓慢，达峰强度减低。

图2-1-28　移植肾急性排斥反应频谱多普勒超声及超声造影表现

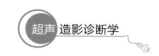

（5）超声提示：移植肾各级动脉血管舒张期阻力指数无限增高，考虑急性排斥反应，移植肾灌注强度减低。

病例2

【基本信息】

患者男性，40岁，发现尿蛋白阳性12年，肌酐升高10年余，肾移植术后第5天行超声检查提示肾梗死，不伴发热、腹痛、肉眼血尿、尿频、尿急、尿痛等症状。

【超声检查】

（1）二维灰阶检查：移植肾上极见一大小约37 mm×14 mm低回声区，下极见一46 mm×24 mm低回声区，形态不规则，边界欠清。

（2）CDFI检查：低回声区内未见明显彩色血流信号。

（3）超声造影检查：弹丸式注射造影剂后，于8 s左右髂动脉、肾主动脉、段动脉、叶间动脉、弓形动脉、小叶间动脉依次增强，随后肾皮髓质分别开始增强，整个造影过程中移植肾灌注缓慢。时间-强度曲线分析，皮质开始增强时间为8.6 s时，皮质达峰时间为17.1 s时，皮质从开始增强到达峰时间为8.5 s，达峰强度33.8 dB。移植肾上极、下极可见片状无增强区（图2-1-29）。

（4）超声提示：移植肾上极、下极局部梗死，中极血流灌注未见异常。

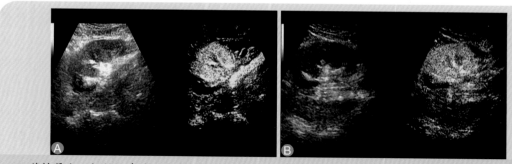

A. 移植肾上下极低回声病灶内未见造影剂进入，梗死区域较大；B. 经治疗后移植肾梗死区域缩小。

图2-1-29　移植肾梗死超声造影表现

【诊断依据及鉴别诊断】

移植肾排斥反应是肾移植术后最常见和最主要的并发症。发生急性排斥反应时，患者常出现高热、无尿等临床表现，超声表现为移植肾体积明显肿大，肾实质回声增强，CDFI显示肾实质血流信号明显减少，频谱多普勒超声示动脉收缩期频谱上升陡直，舒张期血流减少、消失甚至逆转出现反向血流，肾内各级动脉阻力指数增高。弹丸式注射造影剂后，可见移植肾实质增强不均匀，达峰强度减低。而慢性排斥反应往往发生在肾移植术后的数月到数年，发病较为隐匿，超声较难诊断早期的慢性排斥反应，中晚期的慢性排斥反应超声上常表现为移植肾体积缩小，肾皮质变薄，实质回声增强，皮髓质分界不清。移植肾内血管树显示不清，仅可见稀疏血流。频谱多普勒超声示动脉收缩期峰值流速减低，舒张期血流减少，肾内小动脉阻力增加，血流阻力指数增高。发生慢性排斥反应的移植肾在造影时亦呈不均匀增强，定量分析示移植肾灌注延迟，达峰强度减低。

移植肾梗死也是影响移植肾长期使用的一个重要原因，移植肾梗死时部分患者可出现患处疼痛，移植肾梗死灶的二维灰阶检查常表现为低回声区，造影时梗死灶无明显增强。病例2结合超声表现，移植肾梗死诊断较为明确，主要与移植肾血肿相鉴别，血肿与移植肾实质之间可见明显的边界，而梗死灶大多表现为肾内尖端指向肾门的一个扇形低回声区。

十四、肾弥漫大B细胞淋巴瘤

📋 病例1

【基本信息】

患者男性，50岁，超声检查发现左肾上极占位6个月，不伴发热、腰痛、肉眼血尿、尿频、尿急、尿痛等症状，确诊胃淋巴瘤1年余。

【超声检查】

（1）二维灰阶检查：左肾中极见一大小约26 mm×21 mm低回声团块，形态规则，边界清晰（图2-1-30A）。

（2）CDFI检查：肿块内及周边未见彩色血流信号。

（3）超声造影检查：弹丸式注射造影剂后，病灶与肾皮质同步显影，可见假包膜，呈低增强，强化不均匀，可见液性坏死区，消退期肿块早于肾皮质消退，整个造影过程呈"同进快退不均匀低强化"（图2-1-30B）。

（4）超声提示：左肾实性团块，考虑肾癌。

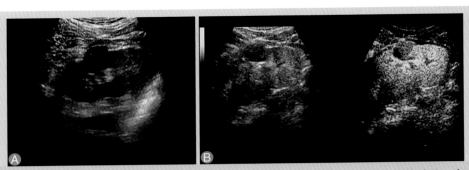

A.二维灰阶检查：左肾中极肾实质内低回声病灶；B.超声造影：病灶呈非均匀性低增强，内可见斑片状无增强区。

图2-1-30 肾弥漫大B细胞淋巴瘤二维灰阶及超声造影表现

【病理诊断】

病理提示肾弥漫大B细胞淋巴瘤。

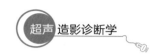

【诊断依据及鉴别诊断】

肾淋巴瘤是一种十分罕见的恶性肿瘤，以弥漫大B细胞淋巴瘤最多见。现有文献表明，肾淋巴瘤多呈"同进同退均匀性等强化"的造影模式，部分肿瘤因生长迅速，可见充盈缺损区。病例1结合病史及超声造影表现，恶性肿瘤诊断明确，但仍需与肾细胞癌相鉴别，常规超声上肾淋巴瘤回声较肾细胞癌略高，且肾细胞癌多表现出有别于肾淋巴瘤的"快进快退高强化"的造影模式。这一特点有助于肾淋巴瘤诊断。

参考文献

[1] 中国医师协会超声医师分会.中国超声造影临床应用指南.北京：人民卫生出版社，2017.

[2] CZARNIECKI M，GAUTAM R，CHOYKE PL，et al.Imaging findings of hereditary renal tumors，a review of what the radiologist should know.Eur J Radiol，2018，101：8–16.

[3] YANG L，LI X M，HU Y J，et al.Multidetector ct characteristics of fumarate hydratase-deficient renal cell carcinoma and papillary type Ⅱ renal cell carcinoma. Korean J Radiol，2021，22（12）：1996–2005.

[4] 杨斌，张丽娟.腹部超声疑难及少见病例解析.北京：科学技术文献出版社，2019.

[5] 王晶晶，黄备建，李翠仙，等.肾嗜酸细胞瘤的超声表现分析.肿瘤影像学，2019，28（3）：170–175.

第二节 前列腺超声造影

一、前列腺超声造影检查技术

【适应证】

（1）直肠指检（digital rectal examination，DRE）阳性，任何血清前列腺特异性抗原（prostate specific antigen，PSA）水平。

（2）经直肠超声周缘区异常回声，需明确性质。

（3）MRI发现前列腺内可疑结节的鉴别诊断，前列腺影像报告和数据系统（prostate imaging reporting and data system，PI-RADS）评分≥3分。

（4）PSA≥4 ng/mL，常规经直肠超声阴性患者。

（5）前列腺感染性病变（脓肿）成熟度判断等。

【检查方法】

采用经静脉超声造影方法，探头切面选择横切面，以利于双侧对照。造影层面选择方法如下：①经直肠超声阳性患者选择病灶最大横切面；②经直肠超声阴性患者选择前列腺最大横切面；③MRI阳性但经直肠超声阴性患者选择MRI阳性病灶最大横切面；④多个病灶患者每个病灶均单独造影检查；⑤对于没有明确目标的患者，第一次造影检查层面选择前列腺最大横切面，动脉期时可扫查整个前列腺，重点观察周缘区有无异常增强区域，如存在异常增强区域，可固定在此层面进行第二次造影检查。0.9%生理盐水5 mL与59 mg SonoVue配制成混悬液，经肘静脉进行弹丸式注射，检查用量建议为2.4 mL，随即推注0.9%生理盐水5 mL冲管。注射造影剂结束开始计时，连续存储2～3 min动态图像。

二、前列腺癌

📋 病例1

【基本信息】

患者男性，79岁，体检发现PSA升高1周。PSA 5.8ng/mL，fPSA 2.0 ng/mL，DRE（−）。

【超声检查】

（1）二维灰阶检查：右侧周缘区外侧低回声，大小约1.1 cm×0.8 cm，境界欠清（图2-2-1A）。

（2）能量多普勒超声检查：低回声区较对侧局部血流信号丰富（图2-2-1B）。

（3）超声造影检查：右侧前列腺周缘区22 s时开始显影，30 s时达峰；病灶20 s时开始显影，28 s时增强达高峰，33 s时消退，呈快速高增强，边界清晰（图2-2-2）。

（4）超声提示：前列腺右侧周缘区外侧低回声区，结合超声造影考虑前列腺癌可能。

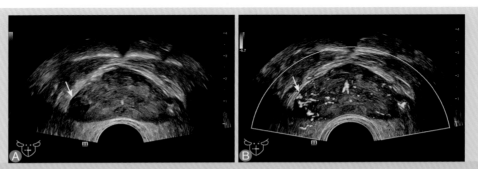

A. 二维灰阶检查：右侧周缘区外侧低回声病灶（箭头）；B. 能量多普勒声像图：病灶局部血流信号丰富（箭头）。

图2-2-1 前列腺癌二维灰阶及能量多普勒超声表现

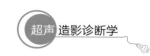

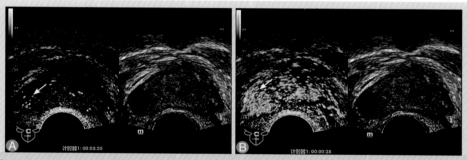

A. 超声造影20 s时右侧周缘区可见局部快速高增强（箭头）；B. 超声造影28 s时病灶增强达峰，呈高增强（箭头）。

图2-2-2　前列腺癌超声造影表现一

【病理诊断】

病理提示前列腺腺癌，Gleason 4+3分。

【诊断依据及鉴别诊断】

前列腺癌80%以上位于周缘区，常规超声多表现为低回声结节、境界欠清晰，CDFI局部血流信号较对侧丰富。周缘区前列腺癌主要与慢性炎性和增生性病变相鉴别。超声造影前列腺癌灶多表现为快速高增强，慢性炎性病变多呈等增强，增生性结节多呈均匀低增强，边界清晰。

病例 2

【基本信息】

患者男性，77岁，体检发现PSA升高6月余。PSA 28.78 ng/mL，fPSA 2.46 ng/mL，DRE（-）。

【超声检查】

（1）二维灰阶检查：右侧移行区低回声，大小约1.8 cm×1.5 cm，境界欠清，局部向外膨隆（图2-2-3A）。

（2）CDFI及弹性超声检查：低回声区局部血流信号丰富（图2-2-3B）；应变弹性超声提示局部质硬（图2-2-3C）。

（3）超声造影检查：前列腺右侧移行区21 s时开始显影，28 s时达峰；病灶19 s时开始显影，24 s时增强达高峰，呈快速高增强，增强模式为"快进快退"（图2-2-4）。

（4）超声提示：前列腺右侧移行区低回声区，结合超声造影考虑前列腺癌可能。

【病理诊断】

病理提示前列腺腺癌，Gleason 3+5分。

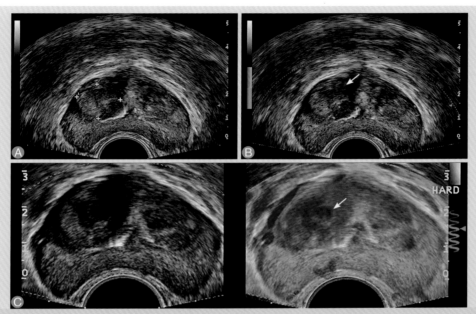

A. 二维灰阶检查：右侧移行区低回声病灶；B.CDFI：病灶见较丰富血流信号（箭头）；C. 应变弹性超声显示病灶局部质硬（箭头）。

图2-2-3 前列腺癌二维灰阶、CDFI及弹性超声表现

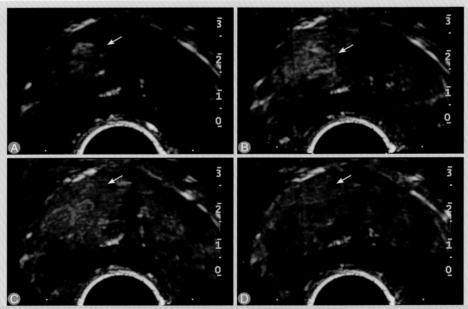

A. 超声造影19 s时右侧移行区病灶可见快速高增强（箭头）；B～D.23 s、28 s和40 s时病灶增强呈"快进快退"模式（箭头）。

图2-2-4 前列腺癌超声造影表现二

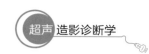

【诊断依据及鉴别诊断】

前列腺癌约20%位于移行区，移行区癌主要与增生结节鉴别。因移行区为增生好发部位，而增生结节回声呈多种表现，血流较为丰富，常规超声很难区分移行区癌灶和增生结节。与对侧相比，移行区前列腺癌超声造影呈快速高增强，增强时间早于邻近和对侧增生结节，增强程度亦高于邻近和对侧增生结节，但移行区体积小的癌灶鉴别困难。

📋 病例 3

【基本信息】

患者男性，72岁，体检发现PSA升高，PSA 31.14 ng/mL，DRE前列腺质地中等。

【超声检查】

（1）二维灰阶检查：前列腺内外腺分界欠清，周缘区回声稍减低（图2-2-5A）。

（2）CDFI检查：前列腺内部血流分布不对称，周缘区中部血流信号稀疏（图2-2-5B）。

（3）超声造影检查：前列腺周缘区12 s时开始显影，18 s时达峰；周缘区中部见片状不均匀低增强区，形态不规则，边界不清晰，范围约2.8 cm×1.5 cm（图2-2-6）。

（4）超声提示：前列腺周缘区低回声区，结合超声造影考虑前列腺癌可能。

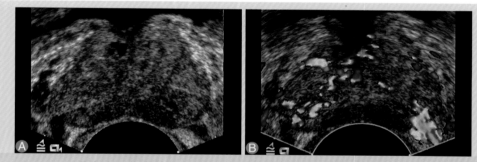

A. 二维灰阶检查：周缘区稍低回声病灶；B.CDFI：病灶血流信号稀疏。

图2-2-5　前列腺癌二维灰阶及CDFI表现

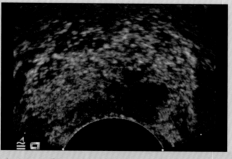

前列腺周缘区12 s时开始显影，18 s时达峰，周缘区中部片状不均匀低增强区。

图2-2-6　前列腺癌超声造影表现三

【病理诊断】

病理提示前列腺腺癌，Gleason 4+4分，局部富于黏液。

【诊断依据及鉴别诊断】

部分前列腺癌表现为低增强类型，主要与增生结节、肉芽肿性炎等鉴别。低增强型前列腺增生结节一般增强后边界清楚，形态规则，前列腺癌灶多形态不规则，边界不清楚；肉芽肿性前列腺炎多表现为多灶性不均匀低回声，超声造影缺乏特异性，常呈等增强。

三、前列腺增生

病例 1

【基本信息】

患者男性，60岁，PSA 3.14 ng/mL，夜尿增多半年，DRE基底部周缘区中部硬结1 cm。

【超声检查】

（1）二维灰阶检查：基底部周缘区低回声结节，大小8 mm×4 mm，边界清楚，内部回声均匀，周边环状低回声（图2-2-7A）。

（2）能量多普勒超声检查：结节周边环状血流信号（图2-2-7B）。

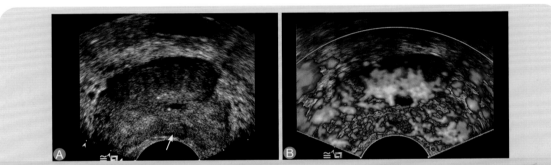

A.二维灰阶检查：前列腺周缘区低回声病灶（箭头）；B.能量多普勒声像图：病灶周边环状血流信号。

图2-2-7 前列腺增生结节二维灰阶及能量多普勒超声表现

（3）超声造影检查：前列腺周缘区12 s时开始显影，26 s时达峰；病灶呈极低增强，边界清晰（图2-2-8）。

（4）超声提示：前列腺周缘区低回声结节，结合超声造影考虑增生结节可能。

【病理诊断】

病理提示前列腺增生。

【诊断依据及鉴别诊断】

前列腺周缘区增生性结节主要与前列腺癌鉴别。这两种病灶在二维灰阶超声上声像图特征类似，均以低回声为主，部分为等回声，但周缘区增生结节的血流信号较少，且多在结节周围出现，前列腺癌病灶内部血流信号一般较丰富，且以内部出现血流信号为多。在超声造影的增强方式和增强程度上二者有差异，其中增生结节呈周边环状增强，前列腺癌病灶以内部增强为主；与周围组织相比，增生结节内部无增强或轻度增强，而前列腺癌病灶呈等增强或明显增强，增强后增生结节边界清楚，而前列腺癌多边界不清。

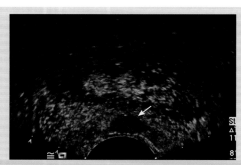

超声造影26 s时病灶内呈极低增强，边界清晰（箭头）。

图2-2-8　前列腺增生结节超声造影表现一

病例2

【基本信息】

患者男性，78岁，排尿无力、夜尿增多3个月，PSA 4.24 ng/mL。

【超声检查】

（1）二维灰阶检查：前列腺移行区体积增大，呈结节状，周缘区受压变薄，移行区与周缘区分界清晰，之间见弧形低回声外科包膜（图2-2-9A）。

（2）CDFI检查：移行区增生结节血流信号丰富，结节周边可见环状血流信号（图2-2-9B）。

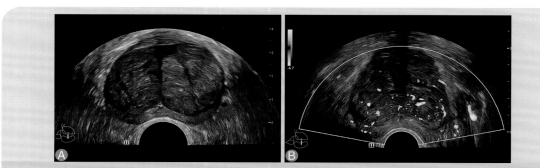

A.二维灰阶检查：移行区呈结节状体积增大，移行区与周缘区之间见弧形低回声外科包膜；B.CDFI：增生结节血流信号丰富。

图2-2-9　前列腺增生结节二维灰阶及CDFI表现

（3）超声造影检查：前列腺周缘区27 s时开始显影，37 s时达峰；双侧移行区25 s时开始显影，37 s时达峰，65 s时消退。造影后移行区增生结节呈对称性高增强，双侧增强强度相同，时相一致（图2-2-10）。

（4）超声提示：前列腺移行区结节，结合超声造影考虑增生结节。前列腺周缘区未见异常增强，请结合其他影像学检查，必要时行超声引导下穿刺活检。

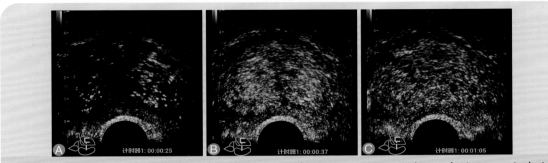

A.超声造影25 s时移行区增生结节开始显影；B.超声造影37 s时增强达峰，呈高增强；C.超声造影65 s时开始廓清。

图2-2-10　前列腺增生结节超声造影表现二

【病理诊断】

病理提示前列腺增生伴慢性炎。

【诊断依据及鉴别诊断】

前列腺增生与前列腺癌的鉴别要点是增生患者的前列腺边界整齐，周缘区与移行区之间有一弧形低回声能清晰地区分这两个区域；形态上增生的前列腺大多规则呈圆形，可有左右不对称；CDFI及能量多普勒超声检查模式下晚期前列腺癌病灶内部血流多丰富，呈簇状分布，且血管粗细不一，走向紊乱，而前列腺增生结节，其血流一般分布在结节周围，呈抱球型血流。超声造影对位于移行区的增生结节与前列腺癌鉴别困难，两者都可表现为快速高增强，增强后结节边界是否清晰、有无快速廓清有助于两者鉴别。

四、前列腺脓肿

病例 1

【基本信息】

患者男性，74岁，进行性排尿困难1年，加重4天。无畏寒、发热。实验室检查：WBC 5.32×10^9/L，NEU% 83.8%，LYM% 7.2%，MON% 8.5%，PSA 9.52 ng/mL。

【超声检查】

（1）二维灰阶检查：前列腺左侧腺体内见一低回声区，大小约2.7 cm×2.3 cm，境界清晰，内部回声欠均匀（图2-2-11A）。

（2）CDFI检查：低回声区内未见明显血流信号（图2-2-11B）。

（3）超声造影检查：前列腺15 s时开始显影，21 s时达峰，造影后前列腺左右侧腺体分别见大小约2.5 cm×2.4 cm×2.8 cm、1.8 cm×1.0 cm×2.2 cm的无增强区，形态不规则，边界清晰（图2-2-12）。

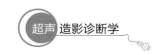

（4）超声提示：前列腺低回声区，结合超声造影考虑前列腺脓肿（多灶性，已液化）。

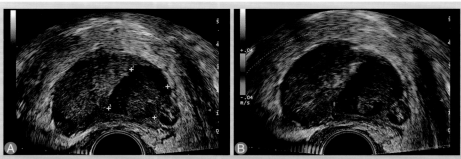

A. 二维灰阶检查：前列腺左侧腺体内低回声病灶；B.CDFI：病灶未见明显血流信号。

图2-2-11　前列腺脓肿二维灰阶及CDFI表现

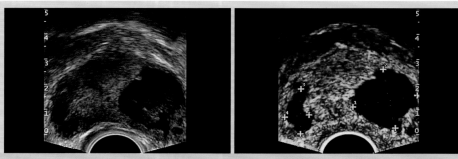

超声造影显示双侧腺体内见形态不规则、边界清楚的无增强区。

图2-2-12　前列腺脓肿超声造影表现

【病理诊断】

超声引导下行前列腺脓肿穿刺抽液治疗，病理提示前列腺脓肿。

【诊断依据及鉴别诊断】

成熟前列腺脓肿表现为边界清晰的无增强区，形态多不规则；不完全液化的前列腺脓肿增强后可呈"蜂窝状"，有众多分隔。超声造影可明确二维灰阶检查不典型的脓肿，显示脓腔范围，判断脓肿成熟度，指导治疗。不典型、范围较小的、未完全液化的前列腺脓肿需与低增强型前列腺癌鉴别，后者增强后边界不清，DRE可触及硬结。

参考文献

[1]　SANO F，TERAO H，KAWAHARA T，et al.Contrast-enhanced ultrasonography of the prostate：various imaging findings that indicate prostate cancer.BJU Int，2011，107（9）：1404-1410.

[2] QI T Y，SUN H G，LI N F，et al.Value of three-section contrast-enhanced transrectal ultrasonography in the detection of prostate cancer.J Clin Ultrasound，2017，45（5）：304-309.

[3] Kundavaram CR，Halpern EJ，Trabulsi EJ.Value of contrast-enhanced ultrasonography in prostate cancer. Curr Opin Urol，2012，22（4）：303-309.

[4] PISHDAD R，SULLIVAN S，MOHAMMADI O.Prostatic abscess.CMAJ，2021，193（8）：E290.https：//doi.org/10.1503/cmaj.200470.

[5] CONNOR MJ，MIAH S，SHAH TT，et al.Prostate imaging and focal therapy.Transl Androl Urol，2020，9（3）：1479-1480.

第三章 浅表器官超声造影

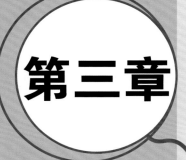

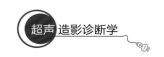

第一节　乳腺超声造影

一、乳腺超声造影检查技术

【适应证】

（1）乳腺良、恶性病变的定性诊断：①通过触诊和（或）其他影像学检查发现异常，而常规超声难以确定是否为病灶的患者；②常规超声鉴别困难的乳腺良、恶性肿块；③常规超声难以确定的乳腺含液性病变（如透声差的囊肿、血肿和脓肿等）。

（2）乳腺癌术后复发病灶与术后瘢痕组织的鉴别诊断。

（3）引导乳腺肿块穿刺活检术，对乳腺肿块的造影增强区进行活检，有助于提高活检的阳性率。

（4）乳腺肿块非手术治疗的疗效评估（新辅助化疗和消融治疗）：①治疗前明确乳腺肿块的位置、数目、大小及血供情况；②治疗中和治疗后动态观察肿块的大小及其血供的变化情况，判断治疗效果。

（5）乳腺所属区域转移性淋巴结和前哨淋巴结的诊断，引导乳腺癌所属区域淋巴结穿刺活检，准确评估有无转移。

【检查方法】

仪器及造影剂

所有安装有造影程序的超声设备均可用于乳腺超声造影检查。造影剂以六氟化硫最为常用，检查前将其溶解于5 mL 0.9%的氯化钠溶液中并充分混匀。根据仪器和造影条件的不同，应用于乳腺的超声造影剂用量不同，一般来说常用的推荐用量为每次2.4～4.8 mL，如需第二次注射，间隔时间至少10 min，以保证循环中的残余微泡不影响超声医师对造影情况的观察。

检查流程

（1）详细了解患者的病史，查阅病历，排除造影剂禁忌证，避免不良后果。患者签署知情同意书。检查前应避免乳腺导管造影和穿刺活检，以免影响诊断。

（2）嘱患者解开上身衣物仰卧于检查床上，双上肢上举置于头部上方，充分暴露两侧乳房组织、腋窝及锁骨上窝，将涂抹耦合剂的探头置于乳房皮肤上轻度加压，保持探头与乳腺组织垂直。

（3）使用常规超声显示乳腺内病灶的位置、数目、大小和血供情况。对于多发病灶者，应首选最可疑病灶作为超声造影对象。选取病灶最大切面和血流最丰富切面（尽量显示部分周围腺体组织作为对照），随后保持探头固定不动，适当施加压力，切换至双屏造影模式，核对仪器上显示的MI≤0.1，单焦点置于病灶深部边缘或图像的深部，调整增益抑制乳腺背景回声的显示，而韧带、筋膜等组织的回声维持在可见水平。

（4）建立外周静脉通道。嘱助手于肘静脉弹丸式注射充分混匀的造影剂混悬液2.4 mL，同时开始采集超声造影动态图像，持续2 min，对所得结果进行后期分析。

乳腺癌患者腋窝淋巴结超声造影方法

主要包括经静脉注射超声造影剂和经皮下局部注射超声造影剂两种，其中前者的造影剂用法、仪器设置和造影方法与乳腺病灶的超声造影方法相同。

经皮下超声造影剂注射法的具体方法如下：在接近乳晕位置或者肿块周边的12点钟、3点钟、6点钟和9点钟位置皮下分别注射0.2～0.5 mL的超声造影剂，并进行局部按摩，同时将高频探头变换至造影模式，调节仪器参数，使其保持在低MI条件下。观察乳腺肿块周边淋巴管显影情况，追踪造影剂在淋巴管内的显影路径，寻找增强的淋巴结，即前哨淋巴结，记录淋巴结的形态、大小、数目、部位，并予体表标记。若淋巴结始终未显示，可爆破造影剂，进行再次检查。在超声造影的引导下，取首个增强的淋巴结皮质或包膜下区域进行穿刺活检，判断淋巴结有无发生转移。

二、乳腺囊肿

> 病例 1

【基本信息】

患者女性，44岁，患者半月前无意中发现右侧乳房溢液，12点钟方向乳孔可见血性溢液，量少，无疼痛，无局部皮肤红肿、破溃。

【超声检查】

（1）二维灰阶检查：右侧乳腺于10～11点钟方向、距乳头4 cm处可见结节状囊性暗区，大小约1.21 cm×1.05 cm×1.25 cm，外形规则，壁光整，内部透声差，可见团絮状回声。

（2）CDFI检查：未见明显血流信号（图3-1-1）。

（3）超声造影检查：SonoVue 2.4 mL肘静脉弹丸式注射，未见明显增强（图3-1-2）。

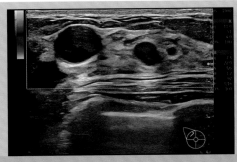
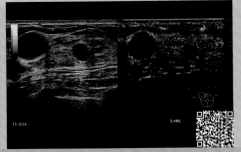

右侧乳腺 10～11 点钟方向，结节状囊性暗区未见明显血流信号。	超声造影显示病变区未见明显增强。
图3-1-1　乳腺囊肿CDFI表现	图3-1-2　乳腺囊肿超声造影表现一（动态）

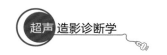

（4）超声提示：右侧乳腺囊性结节，BI-RADS 2类。

【病理诊断】

病理提示乳腺腺病伴导管扩张及囊肿形成，局灶大汗腺化生。

【诊断依据及鉴别诊断】

诊断依据

乳腺囊性改变表现出多样的超声表现：单纯囊肿、复杂囊肿、复杂囊实性肿块或带有偏心囊性病灶的实性肿块，造影表现为病灶内造影剂低灌注或无充盈，造影后病灶范围无明显增大，边界清晰，无周边放射状增强。

鉴别诊断

（1）乳腺纤维腺瘤：二维灰阶检查多表现为形状规则的圆形或椭圆形肿块，边界清晰，有包膜，纵横比<1，造影模式为肿瘤周边环状增强或均匀增强，在增强时相上为"慢进慢出"或"快进慢出"。

（2）乳腺癌：乳腺恶性病灶的新生血管大多增粗，走行迂曲，造影表现为病灶呈高灌注伴周边粗大肿瘤滋养血管穿入支，使病灶增强后边界不清呈现"蟹足样"改变，同时伴病灶内灌注缺损呈不均匀增强。

病例 2

【基本信息】

患者女性，28岁，体检发现右侧乳房肿块1周，无溢液，无疼痛，无局部皮肤红肿、破溃。

【超声检查】

（1）二维灰阶检查：右侧乳腺于11点钟方向、距乳头5.0 cm处可见一大小约1.01 cm×0.77 cm×1.17 cm的结节状囊性回声，外形规则，平行位，壁光整，内部可见片状高回声，后方回声无改变，周围组织未见结构扭曲，局部皮肤层未见明显改变（图3-1-3A）。

（2）CDFI检查：未见明显血流信号。

（3）弹性超声检查：弹性成像评分为1~2分，质地偏软（图3-1-3B）。

（4）超声造影检查：SonoVue 2.4 mL肘静脉弹丸式注射，未见明显增强（图3-1-4）。

（5）超声提示：右侧乳腺囊性结节，BI-RADS 2类，囊内高回声考虑沉积物。

【病理诊断】

病理提示乳腺囊肿形成。

【诊断依据】

二维灰阶检查显示为椭圆形囊性暗区，形态规则，内部回声均匀，CDFI未见明显血流信号，超声造影显示结节无增强，范围无增大，边界清晰，为典型乳腺囊肿声像图特点。

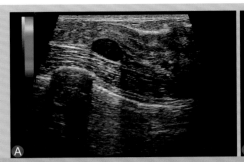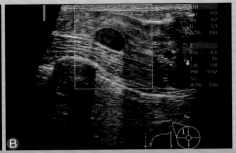

A. 二维灰阶检查：左侧乳腺于11点钟方向见结节状囊性回声；B. 弹性成像评分：1～2分。

图3-1-3 乳腺囊肿二维灰阶及超声弹性成像表现

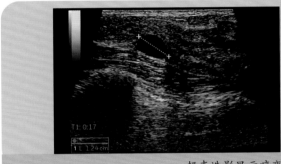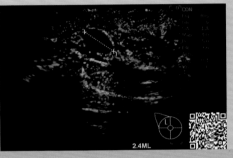

超声造影显示病变区未见明显增强。

图3-1-4 乳腺囊肿超声造影表现二（动态）

三、乳腺纤维腺瘤

病例1

【基本信息】

患者女性，48岁，3年前发现左侧乳房肿块，无疼痛，无乳头溢液，无局部皮肤红肿、破溃。

【超声检查】

（1）二维灰阶检查：左侧乳腺于4点钟方向、距乳头3.5 cm处可见一大小约1.23 cm×0.77 cm×1.19 cm的结节状低回声，外形不规则，平行位，边缘不光整（小部分模糊、成角），内部回声不均匀，后方回声无改变，周围可见高回声晕环，局部皮肤层未见明显改变（图3-1-5A）。

（2）CDFI检查：内部可见线状血流信号（图3-1-5B）。

（3）超声造影检查：SonoVue 4.8 mL经肘静脉弹丸式注射，动脉期快速不均匀高增强，大小约1.03 cm×0.87 cm，较二维灰阶检查未见明显增大，边界清晰，周围可见粗大血流信号（图3-1-6）。

（4）超声提示：左侧乳腺4点钟方向低回声结节，BI-RADS 3类。

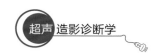

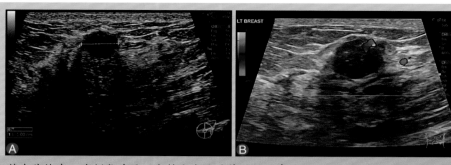

A.二维灰阶检查：左侧乳腺于4点钟方向见结节状低回声；B.CDFI：内部可见线状血流信号。

图3-1-5　乳腺纤维腺瘤二维灰阶及CDFI表现一

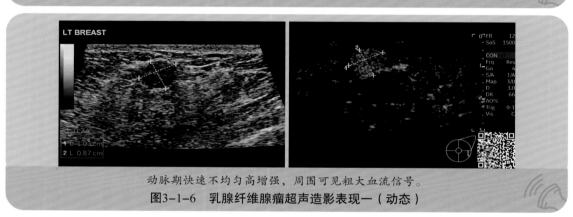

动脉期快速不均匀高增强，周围可见粗大血流信号。

图3-1-6　乳腺纤维腺瘤超声造影表现一（动态）

【病理诊断】

病理提示乳腺纤维腺瘤。

【诊断依据及鉴别诊断】

诊断依据

本例超声表现为典型乳腺纤维腺瘤声像图，二维灰阶检查显示乳腺肿块边界清晰，有完整包膜，内部回声均匀，后方无衰减，周边可见细小血流信号，造影提示强化较均匀，未见明显恶性强化特征。

鉴别诊断

（1）乳腺囊肿：典型乳腺囊肿表现为无回声，后方回声增强，增强模式多为无增强。

（2）乳腺叶状肿瘤：肿瘤体积一般较大，可有假包膜，呈分叶状，内可见裂隙样无回声区；乳腺叶状肿瘤造影增强后边界清楚、离心性不均匀低增强，动脉期多早于或同步于周边腺体组织开始增强，可见无造影剂填充区，部分可见粗大滋养血管，造影后瘤体一般较二维灰阶检查无明显增大，边界清，晚期消退缓慢。

（3）乳腺癌：肿块多呈浸润性生长，形态不规则，无包膜，边缘呈毛刺状，纵横比>1；造影模式多为高增强和异质增强，快速充盈和快速廓清，向心性强化也较为常见，在肿瘤周围的肿瘤微血管多于在肿瘤中心的肿瘤微血管。

病例 2

【基本信息】

患者女性，40岁，2周余前无意中发现左侧乳房肿块，无疼痛，无乳头溢液，无局部皮肤红肿、破溃。

【超声检查】

（1）二维灰阶检查：左侧乳腺于1点钟方向、距乳头4.5 cm处可见一大小约2.17 cm×1.41 cm×2.03 cm的结节状低回声，外形不规则，边缘光整，内部回声均匀，后方回声无改变，局部皮肤层未见明显改变（图3-1-7A）。

（2）CDFI检查：未见明显血流信号（图3-1-7B）。

（3）超声造影检查：SonoVue 2.4 mL经肘静脉弹丸式注射，动脉期快速不均匀高增强，大小约2.09 cm×1.30 cm，较二维灰阶检查未见明显增大，边界清晰，周围未见粗大血流信号（图3-1-8）。

（4）超声提示：左侧乳腺结节，BI-RADS 4a类。

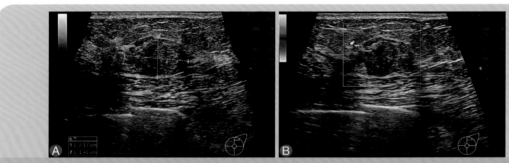

A.二维灰阶检查：左侧乳腺于1点钟方向见结节状低回声；B.CDFI：未见明显血流信号。

图3-1-7 乳腺纤维腺瘤二维灰阶及CDFI表现二

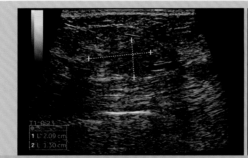 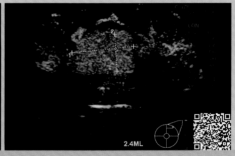

动脉期快速不均匀高增强，周围未见粗大血流信号。

图3-1-8 乳腺纤维腺瘤超声造影表现二（动态）

【病理诊断】

病理提示乳腺纤维腺瘤。

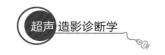

【诊断依据】

乳腺纤维腺瘤超声造影表现为增强后边界清楚、向心性均匀高增强，血管形态规则、边界清晰、造影剂分布均匀、廓清时间与周围正常组织同步或略晚于周围组织，造影后范围无明显增大，多呈"慢升快降"模式。

四、炎症

病例1

【基本信息】

患者女性，25岁，1周前无意中发现右侧乳房肿块，大小为2 cm，偶有疼痛，无乳头溢液，无局部皮肤红肿、破溃。

【超声检查】

（1）二维灰阶检查：右侧乳腺于9点钟方向、距乳头5 cm处可见结节状低回声，大小约1.81 cm×1.06 cm×2.35 cm，外形不规则，平行位，边缘光整，内部回声均匀，后方回声无改变（图3-1-9A）。

（2）CDFI检查：内部未见明显血流信号。

（3）弹性超声检查：弹性成像评分：2分（图3-1-9B）。

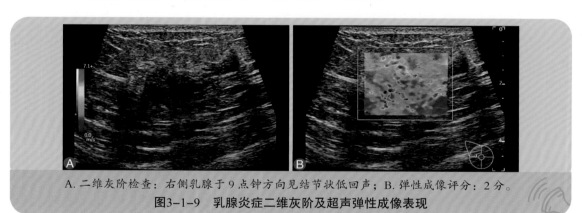

A. 二维灰阶检查：右侧乳腺于9点钟方向见结节状低回声；B. 弹性成像评分：2分。

图3-1-9　乳腺炎症二维灰阶及超声弹性成像表现

（4）超声造影检查：SonoVue 2.4 mL肘静脉弹丸式注射，动脉期快速不均匀高增强，大小约4.31 cm×2.04 cm，较二维灰阶检查明显增大，周围可见粗大血管（图3-1-10）。

（5）超声提示：右侧乳腺结节，BI-RADS 4a类。

【病理诊断】

病理提示上皮间质内见中性粒细胞、淋巴细胞和浆细胞浸润，并见局灶组织细胞聚集，考虑为炎症性改变，未见明确恶性成分。

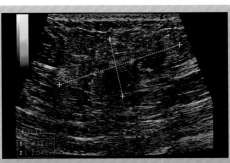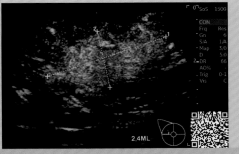

动脉期快速不均匀高增强，较二维灰阶检查明显增大，周围可见粗大血流信号。

图3-1-10　乳腺炎症超声造影表现一（动态）

【诊断依据及鉴别诊断】

诊断依据

多发性不规则低回声肿块伴有多发性小管扩张是乳腺炎症的症状之一，化脓性乳腺炎、浆细胞性乳腺炎及肉芽肿性乳腺炎造影增强后病灶扩大，边缘不清，形态不规则，多表现为快进和高增强。

鉴别诊断

（1）乳腺血肿：一般在外伤或手术后产生，边界清楚，伴周围水肿，早期呈高回声，慢慢转变为低回声，晚期可伴钙化。

（2）乳腺囊肿：超声表现为圆形或椭圆形无回声或低回声肿块，后方回声增强，复杂囊肿可见实性部分，厚间隔，壁厚，后方回声不增强。

（3）乳腺癌：乳腺癌增强方式有均匀增强和不均匀增强，前者常见于较小的瘤体（最大径<1.5 cm）或导管内癌，后者多为较大的恶性肿瘤和乳头状癌；增强方式在时相上多呈"快进快出"。

病例 2

【基本信息】

患者女性，40岁，2个月前无意中发现右侧乳房肿块1枚，位于右侧乳房内上象限，触诊大小约3 cm×2 cm，质韧，表面光滑，形态不规则，活动度一般。有轻压痛，无乳头溢液，无局部皮肤红肿、破溃。

【超声检查】

（1）二维灰阶检查：右侧乳房于3点钟方向、距乳头4 cm处，可见大小约2.17 cm×0.52 cm×1.54 cm片状低回声区，外形不规则，平行位，边缘不光整（模糊、成角），内部回声不均匀，后方回声无改变（图3-1-11A）。

（2）CDFI检查：可见线状血流信号（图3-1-11B）。

（3）超声造影检查：动脉期快速不均匀高增强，范围约2.81 cm×1.44 cm，较二维灰阶

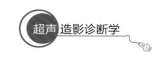

检查所示范围明显增大，边界模糊，周围可见粗大血流信号（图3-1-12）。

（4）超声提示：右侧乳腺3点钟方向低回声结节，BI-RADS 4c类。

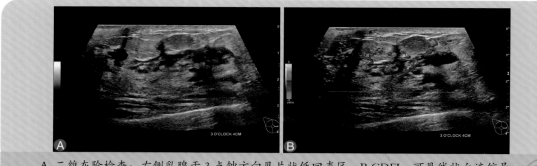

A. 二维灰阶检查：右侧乳腺于3点钟方向见片状低回声区；B.CDFI：可见线状血流信号。

图3-1-11　乳腺炎症二维灰阶及CDFI表现

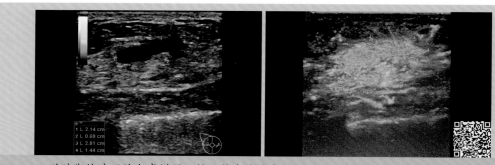

动脉期快速不均匀高增强，较二维灰阶检查明显增大，周围可见粗大血流信号。

图3-1-12　乳腺炎症超声造影表现二（动态）

【病理诊断】

病理提示镜下见急慢性炎症细胞浸润及多核巨细胞反应，并见肉芽肿形成，符合炎性改变，倾向肉芽肿性小叶炎。

【诊断依据及鉴别诊断】

病灶呈不均匀性增强，且增强后病灶范围扩大，肿块造影快速均匀充盈，肿块内血管形态规则，血管丰富，未见扭曲穿入支血管，廓清时间较周围正常组织短，肿块造影时间-强度曲线多呈"快升快降"图形。

五、导管内乳头状瘤

病例 1

【基本信息】

患者女性，49岁，半年前无意中发现左侧乳房淡黄色溢液至今，偶有血丝，量较多，无疼痛，触诊无肿块，无局部皮肤红肿、破溃。

【超声检查】

（1）二维灰阶检查：左侧乳腺于9点钟方向、距乳头1.68 cm处，导管内可见一大小约1.62 cm×1.18 cm×0.63 cm的结节状低回声，外形不规则，平行位，边缘不光整（模糊），内部回声不均匀，周围组织未见结构扭曲，内见多个点状强回声（钙化），后方回声增强（图3-1-13A）。

（2）CDFI检查：内部可见线状血流信号，PW测及动脉血流频谱，阻力指数（resistance index，RI）为0.75（图3-1-13B）。

（3）超声造影检查：动脉期快速不均匀高增强，大小约1.59 cm×0.76 cm，较二维灰阶检查未见明显增大，边界模糊，周围可见粗大血流信号（图3-1-14）。

（4）超声提示：右侧乳腺9点钟方向导管内结节，导管内乳头状瘤？原位癌？BI-RADS 4b类。

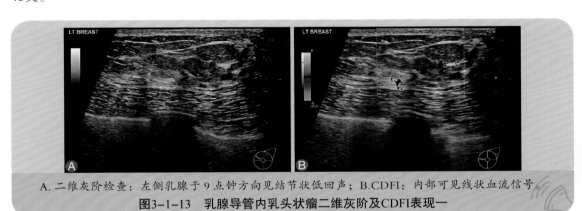

A. 二维灰阶检查：左侧乳腺于9点钟方向见结节状低回声；B.CDFI：内部可见线状血流信号。

图3-1-13 乳腺导管内乳头状瘤二维灰阶及CDFI表现一

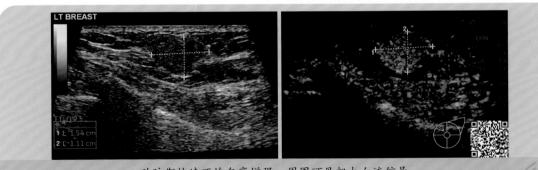

动脉期快速不均匀高增强，周围可见粗大血流信号。

图3-1-14 乳腺导管内乳头状瘤超声造影表现一（动态）

【病理诊断】

病理提示乳腺导管内乳头状瘤伴局灶上皮增生活跃及大汗腺化生。

【诊断依据及鉴别诊断】

诊断依据

乳腺导管内乳头状瘤通常表现为扩张的导管内边界清楚的壁结节，造影模式多变，多为

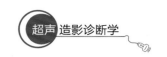
导管内乳头状突起高增强，典型乳腺导管内乳头状瘤表现为病变导管囊状扩张且无回声，内可见边界清晰低回声或中等回声，临床表现为无明显诱因的乳头溢液，溢液可为血性、浆液性及清水样，伴或不伴乳晕后方肿块；乳腺导管内乳头状瘤超声造影多以早期均匀高增强为主，超声造影增强部分为乳头状突出物，以纤维血管为轴心，呈"树枝样"生长，未增强部分为扩张导管和纤维组织。

鉴别诊断

乳腺导管内乳头状癌：CDFI均可表现为囊实性肿物，主要为片状低回声或"串珠样"低回声，病灶内回声不均，回声间可相互融合，血流显示丰富。

病例 2

【基本信息】

患者女性，26岁，3年前无意中发现左侧乳房肿块，无触痛，未予特殊重视和治疗，无疼痛，偶有乳头溢液，无局部皮肤红肿、破溃，患者10天前自查发现左侧乳房肿块有所增大，轻微触痛。

【超声检查】

（1）二维灰阶检查：左侧乳腺于2点钟方向、距乳头2.5 cm处，可见一大小约2.32 cm×1.95 cm×1.41 cm的以实性为主的囊实性混合性回声，外形不规则，平行位，边缘不光整（部分模糊），内部回声不均匀，后方回声无改变，周围组织未见结构扭曲，局部皮肤层未见明显改变（图3-1-15A）。

（2）CDFI检查：内部可见较丰富线状血流信号，PW测及动脉血流频谱，RI为0.77（图3-1-15B）。

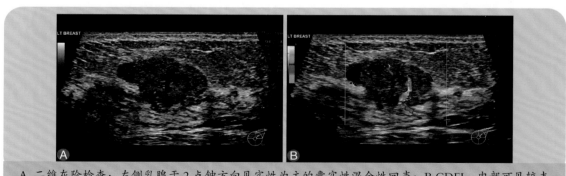

A. 二维灰阶检查：左侧乳腺于2点钟方向见实性为主的囊实性混合性回声；B.CDFI：内部可见较丰富线状血流信号。

图3-1-15　乳腺导管内乳头状瘤二维灰阶及CDFI表现二

（3）超声造影检查：动脉期快速不均匀高增强，大小约2.22 cm×1.63 cm，较二维灰阶检查未见明显增大，边界模糊，周围可见粗大血流信号（图3-1-16）。

（4）超声提示：左侧乳腺结节，导管内乳头状瘤？原位癌？BI-RADS 4b类。

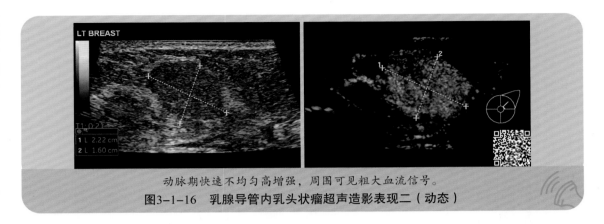

动脉期快速不均匀高增强，周围可见粗大血流信号。

图3-1-16 乳腺导管内乳头状瘤超声造影表现二（动态）

【病理诊断】

病理提示乳腺导管内乳头状瘤伴导管上皮显著增生，乳腺腺病伴局灶钙化及纤维腺瘤形成。

【诊断依据】

本例乳腺结节具有导管内乳头状瘤典型的超声造影增强特点，即乳腺导管内乳头状瘤常规超声多以低回声为主，伴或不伴周围导管扩张，血流呈点条状，超声造影主要以高增强为主。

六、乳腺癌

乳腺癌具有丰富的分布不均匀的新生血管及动静脉畸形，对周围组织有较高的侵袭性，因生长、代谢活跃，氧气和营养供应相对不足，易导致局部缺血性坏死。其病理基础相对应的超声造影可实时动态地显示造影剂快速高增强，增强后病灶边缘模糊，呈"蟹足征"，病灶较二维灰阶检查体积增大，病灶周围可见粗大滋养血管，增强后病灶内部可有充盈缺损。

病例 1

【基本信息】

患者女性，57岁，发现左侧乳房肿块10天，患者偶然触及左侧乳房肿块，无疼痛，无乳头溢液，无局部皮肤红肿、破溃。专科查体：双侧乳房发育正常、对称，乳头平齐，双侧乳头无明显内陷，双侧乳房皮肤无红肿、发热，无"橘皮样变"，无"酒窝征"，左侧乳房于4点钟方向、距乳头2 cm处可扪及肿块，质硬，表面粗糙，边界欠清，活动度差。右侧乳房未扪及明显肿块。双侧腋下、锁骨上淋巴结未及明显肿大。

【超声检查】

（1）二维灰阶检查：左侧乳腺于4点钟方向、距乳头1.6 cm处可见一大小约1.70 cm×0.92 cm×1.32 cm的片状低回声区，外形不规则，平行位，边缘不光整（模糊、成角、微小分叶、毛刺），内部回声不均匀，后方回声衰减，周围组织可见结构扭曲及高回声晕环，局部皮肤层未见明显改变（图3-1-17A）。

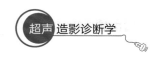

（2）CDFI检查：病灶内部可见线状血流信号（图3-1-17B）。

（3）超声造影检查：病灶14 s内可见粗大血管灌注显影，早于周围腺体；36 s时增强达高峰，呈快速不均匀高增强，大小约3.03 cm×1.26 cm，较二维灰阶检查明显增大，边界模糊，与周围组织分界不清；52 s后病灶内造影剂消退与周围腺体组织同步，呈等增强（图3-1-18）。

（4）超声提示：左侧乳腺片状低回声区，BI-RADS 4c类，结合超声造影考虑BI-RADS 5类。

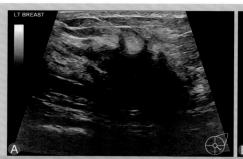
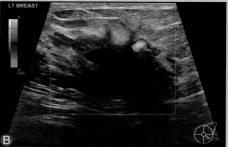

A.二维灰阶检查：左侧乳腺于4点钟方向见片状低回声区；B.CDFI：病灶内部可见线状血流信号。

图3-1-17　乳腺癌二维灰阶及CDFI表现一

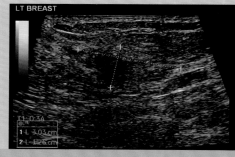
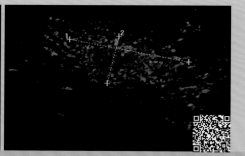

动脉期快速不均匀高增强，较二维灰阶检查明显增大，与周围组织分界不清；消退与周围腺体组织同步，呈等增强。

图3-1-18　乳腺癌超声造影表现一（动态）

【病理诊断】

病理提示乳腺浸润性癌。

【诊断依据及鉴别诊断】

诊断依据

病灶增强早期可见粗大血管灌注显影，早于周围腺体，随后病灶呈快速不均匀灌注，达峰时呈高增强，范围较二维灰阶检查明显增大，边界模糊，与周围组织分界不清；增强晚期病灶内造影剂消退与周围腺体组织同步，呈等增强；结合二维灰阶检查低回声区特征、临床表现和造影特征，本病例考虑为乳腺恶性病灶可能。

鉴别诊断

（1）硬化性腺病：主要增强表现为造影剂快速高增强，增强后病灶较二维灰阶检查体积增大，而无"蟹足征"，病灶周围无粗大滋养血管，增强后病灶内部无充盈缺损。

（2）炎性病灶：患者常有典型临床表现，主要增强表现为造影剂快速高增强，增强后病灶内部可有充盈缺损，增强后病灶较二维灰阶检查体积无明显变化，病灶周围无粗大滋养血管。

📋 病例 2

【基本信息】

患者女性，75岁，右侧乳房肿块术后13年，再发3天。患者13年前行右侧乳房肿块切除术，病理提示良性，术后患者定期复查，乳腺X射线摄影提示右侧乳房多形性成簇分布钙化，无疼痛，无乳头溢液，无局部皮肤红肿、破溃。专科查体：双侧乳房发育正常、对称，乳头平齐，双侧乳头无明显内陷，双侧乳房皮肤无红肿、发热，无"橘皮样变"，无"酒窝征"，双侧乳房未扪及明显肿块。双侧腋下、锁骨上淋巴结未及明显肿大。

【超声检查】

（1）二维灰阶检查：右侧乳腺于10～11点钟方向、距乳头4.5 cm处可见一大小约2.35 cm×0.97 cm×4.50 cm的片状低回声区，外形尚规则，平行位，边缘尚光整，内部回声不均匀，内见多个点状强回声（钙化）呈簇状分布，后方回声衰减，周围组织未见结构扭曲，局部皮肤层未见明显改变（图3-1-19A）。

（2）CDFI检查：病灶内部未见明显血流信号（图3-1-19B）。

（3）超声造影检查：病灶11 s内见粗大血管灌注显影，早于周围腺体；20 s时增强达峰，呈快速不均匀高增强，大小约3.52 cm×1.46 cm，较二维灰阶检查明显增大，边界模糊，与周围组织分界不清；40 s后病灶内造影剂消退与周围腺体组织同步，呈等增强（图3-1-20）。

（4）超声提示：右侧乳腺簇状钙化灶，BI-RADS 4b类，结合超声造影考虑BI-RADS 4c类。

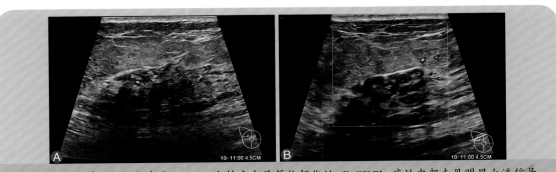

A.二维灰阶检查：右侧乳腺于10～11点钟方向见簇状钙化灶；B.CDFI：病灶内部未见明显血流信号。

图3-1-19　乳腺癌二维灰阶及CDFI表现二

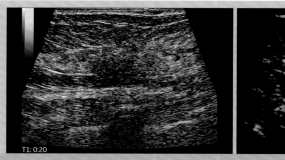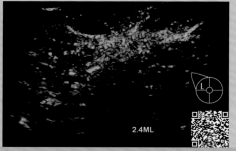

动脉期快速不均匀高增强，较二维灰阶检查明显增大，与周围组织分界不清；消退与周围腺体组织同步，呈等增强。

图3-1-20　乳腺癌超声造影表现二（动态）

【病理诊断】

病理提示乳腺导管原位癌。

【诊断依据】

乳腺导管原位癌属于恶性病变早期，纤维成分少，部分癌组织还未出现浸润、坏死表现，病灶增强早期可见粗大血管灌注显影，早于周围腺体，随后病灶呈快速不均匀灌注，达峰时呈高增强，范围较二维灰阶检查明显增大，边界模糊，与周围组织分界不清，增强晚期病灶内造影剂消退与周围腺体组织同步，呈等增强。结合二维灰阶检查低回声特征、临床表现和造影特征，本病例考虑为乳腺恶性病灶可能。

病例 3

【基本信息】

患者女性，67岁，发现左侧乳房肿块10年。患者偶然发现左侧乳房肿块，约为黄豆大小，未予治疗，定期复查，无疼痛，无乳头溢液，无局部皮肤红肿、破溃。专科查体：双侧乳房发育正常、对称，乳头平齐，双侧乳头无明显内陷，双侧乳房皮肤无红肿、发热，无"橘皮样变"，无"酒窝征"，左侧乳房于3点钟方向、距乳头5 cm处可扪及肿块，质硬，表面粗糙，边界欠清，活动度差。右侧乳房未扪及明显肿块。双侧腋下、锁骨上淋巴结未扪及明显肿大。

【超声检查】

（1）二维灰阶检查：左侧乳腺于3点钟方向、距乳头4.5 cm处可见一大小约1.33 cm×1.51 cm×1.06 cm的结节状低回声，外形不规则，非平行位，边缘不光整（模糊、成角、微小分叶），内部回声不均匀，内见多个点状强回声（钙化），后方回声衰减，周围组织可见结构扭曲及高回声晕环，局部皮肤层未见明显改变（图3-1-21A）。

（2）CDFI检查：周围可见线状血流信号，PW测及动脉血流频谱，RI为0.54（图3-1-21B）。

（3）超声造影检查：病灶21 s内可见粗大血管灌注显影，早于周围腺体；33 s时增强达高峰，呈快速不均匀高增强，大小约1.87 cm×1.77 cm，较二维灰阶检查明显增大，边界模糊，与周围组织分界不清；45 s后病灶内造影剂消退与周围腺体组织同步，呈等增强

（图3-1-22）。

（4）超声提示：右侧乳腺簇状钙化灶，BI-RADS 4b类，结合超声造影考虑BI-RADS 4c类。

【病理诊断】

病理提示乳腺浸润性导管癌。

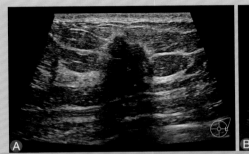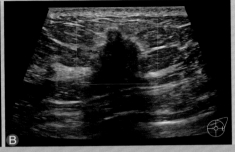

A. 二维灰阶检查：左侧乳腺于3点钟方向可见结节；B.CDFI：病灶内部可见线状血流信号。

图3-1-21 乳腺癌二维灰阶及CDFI表现三

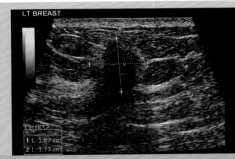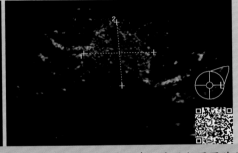

动脉期快速不均匀高增强，较二维灰阶检查明显增大，与周围组织分界不清；消退与周围腺体组织同步，呈等增强。

图3-1-22 乳腺癌超声造影表现三（动态）

【诊断依据】

病灶增强早期可见粗大血管灌注显影，早于周围腺体，随后病灶呈快速不均匀灌注，达峰时呈高增强，范围较二维灰阶检查明显增大，边界模糊，与周围组织分界不清；增强晚期病灶内造影剂消退与周围腺体组织同步，呈等增强。结合二维灰阶检查低回声特征、临床表现和造影特征，本病例考虑为乳腺恶性病灶可能。

📋 **病例 4**

【基本信息】

患者女性，80岁，发现右侧乳房肿块1个月。患者偶然发现右侧乳房肿块，偶有疼痛，无乳头溢液，无局部皮肤红肿、破溃。专科查体：双侧乳房发育正常、对称，乳头平齐，双侧乳头无明显内陷，双侧乳房皮肤无红肿、发热，无"橘皮样变"，无"酒窝征"，右侧乳

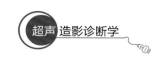

房于7点钟方向、距乳头3 cm处可扪及肿块，质硬，表面粗糙，边界欠清，活动度差。左侧乳房未扪及明显肿块。双侧腋下、锁骨上淋巴结未扪及明显肿大。

【超声检查】

（1）二维灰阶检查：右侧乳腺于7～8点钟方向、距乳头3.5 cm处可见一大小约2.07 cm×1.52 cm×1.80 cm的结节状低回声，外形不规则，平行位，边缘不光整（模糊、成角），内部回声不均匀，内见不规则暗区，后方回声增强，周围组织可见结构扭曲，局部皮肤层未见明显改变（图3-1-23A）。

（2）CDFI检查：周围可见线状血流信号，PW测及动脉血流频谱，RI为1.0（图3-1-23B）。

（3）超声造影检查：病灶18 s内可见粗大血管灌注显影，早于周围腺体，中间可见大片无增强区；30 s时增强达高峰，呈快速不均匀高增强，大小约2.57 cm×2.06 cm，较二维灰阶检查明显增大，与周围组织分界清晰；52 s后病灶内造影剂消退与周围腺体组织同步，呈等增强（图3-1-24）。

（4）超声提示：右侧乳腺结节，BI-RADS 4c类，结合超声造影考虑BI-RADS 5类。

【病理诊断】

病理提示乳腺化生性癌。

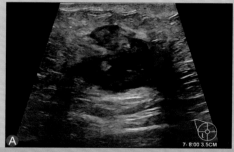
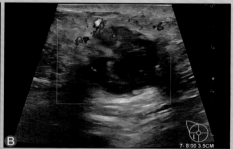

A. 二维灰阶检查：右侧乳腺于7～8点钟方向可见结节；B.CDFI：病灶内部可见线状血流信号。

图3-1-23　乳腺癌二维灰阶及CDFI表现四

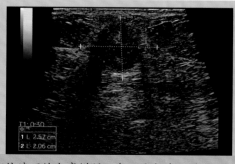
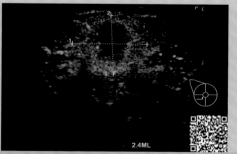

动脉期快速不均匀高增强，内可见大片无增强区，较二维灰阶检查明显增大，与周围组织分界不清；消退与周围腺体组织同步，呈等增强。

图3-1-24　乳腺癌超声造影表现四（动态）

【诊断依据】

乳腺化生性癌病理学表现以梭形细胞成分为主，伴有肿瘤性坏死、液化、炎性细胞浸润及少许新生毛细血管。病灶增强早期可见粗大血管灌注显影，早于周围腺体，随后病灶从周边逐渐向中心呈快速不均匀灌注，液性部分呈大片无增强区，达峰时呈高增强，范围较二维灰阶检查明显增大，增强后与周围组织分界清晰；增强晚期病灶内造影剂消退与周围腺体组织同步，呈等增强。结合二维灰阶检查低回声特征、临床表现和造影特征，本病例考虑为乳腺恶性病灶可能。

📋 **病例 5**

【基本信息】

患者女性，52岁，发现左侧乳房肿块1个月。患者1个月前偶然触及左侧乳房肿块，无疼痛，无乳头溢液，无局部皮肤红肿、破溃。专科查体：双侧乳房发育正常、对称，乳头平齐，双侧乳头无明显内陷，双侧乳房皮肤无红肿、发热，无"橘皮样变"，无"酒窝征"，左侧乳房于2点钟方向、距乳头6 cm处可扪及肿块，质硬，表面粗糙，边界欠清，活动度差。右侧乳房未扪及明显肿块。双侧腋下、锁骨上淋巴结未扪及明显肿大。

【超声检查】

（1）二维灰阶检查：左侧乳腺于2点钟方向、距乳头6.8 cm处可见一大小约2.23 cm×1.49 cm×2.32 cm的结节状低回声，外形不规则，非平行位，边缘不光整（模糊、成角），内部回声不均匀，可见散在小灶性液性暗区，后方回声增强，周围组织结构扭曲，局部皮肤层未见明显改变（图3-1-25A）。

（2）CDFI检查：周围可见粗大血流信号，PW测及动脉血流频谱，RI为0.67（图3-1-25B）。

（3）超声造影检查：病灶17 s内可见粗大血管灌注显影，早于周围腺体，内可见片状无增强区；26 s时增强达高峰，呈快速不均匀高增强，大小约2.82 cm×2.18 cm，较二维灰阶检查明显增大，与周围组织分界清晰；40 s后病灶内造影剂消退与周围腺体组织同步，呈等增强（图3-1-26）。

（4）超声提示：左侧乳腺结节，BI-RADS 4b类，结合超声造影考虑BI-RADS 4c类。

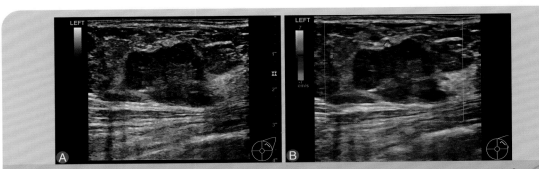

A.二维灰阶检查：左侧乳腺于2点钟方向可见结节；B.CDFI：病灶内部可见粗大血流信号。

图3-1-25 乳腺癌二维灰阶及CDFI表现五

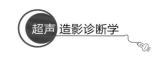
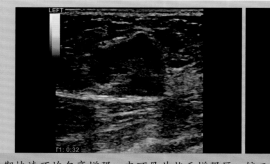

动脉期快速不均匀高增强，内可见片状无增强区，较二维灰阶检查明显增大，与周围组织分界清晰；消退与周围腺体组织同步，呈等增强。

图3-1-26　乳腺癌超声造影表现五（动态）

【病理诊断】

病理提示乳腺黏液癌。

【诊断依据】

乳腺黏液癌的组织学表现多呈膨胀性生长，缺乏显著的细胞异型性，以细胞外黏液分泌为主，侵袭性较低，尤其是纯黏液性癌比混合性黏液癌恶性成像特征更少，增强后病灶边缘清晰完整、造影剂分布尚均匀，极易被误诊为良性病灶。病灶增强早期可见粗大血管灌注显影，早于周围腺体，内可见片状无增强区，随后病灶呈快速不均匀灌注，达峰时呈高增强，范围较二维灰阶检查明显增大，与周围组织分界清晰；增强晚期病灶内造影剂消退与周围腺体组织同步，呈等增强。结合二维灰阶检查低回声区特征、临床表现和造影特征，本病例考虑为乳腺恶性病灶可能。

📋 病例6

【基本信息】

患者女性，31岁，发现右侧乳房肿块1个月，患者1个月前发现右侧乳房肿块，经期偶有疼痛，无乳头溢液，无局部皮肤红肿、破溃。专科查体：双侧乳房发育正常、对称，乳头平齐，双侧乳头无明显内陷，双侧乳房皮肤无红肿、发热，无"橘皮样变"，无"酒窝征"，右侧乳房于10点钟方向、距乳头2 cm处可扪及肿块，质硬，表面粗糙，边界欠清，活动度差。左侧乳房未扪及明显肿块。右侧腋下可触及肿大淋巴结，左侧腋下、锁骨上淋巴结未触及明显肿大。

【超声检查】

（1）二维灰阶检查：右侧乳腺于10～11点钟方向、距乳头2.4 cm处可见一大小约2.49 cm×2.42 cm×2.95 cm的结节状低回声，外形规则，平行位，边缘不光整（模糊、成角），内部回声不均匀，内见多个细条带状高回声，后方回声增强，周围组织结构扭曲，局部皮肤层未见明显改变（图3-1-27A）。

（2）CDFI检查：内部见丰富分支状血流信号，PW测及动脉血流频谱，RI为0.58（图3-1-27B）。

（3）超声造影检查：病灶17 s内可见粗大血管灌注显影，早于周围腺体；25 s时增强达高峰，呈快速不均匀高增强，大小约3.09 cm×2.96 cm，较二维灰阶检查明显增大，边界模糊，与周围组织分界不清；38 s后病灶内造影剂消退与周围腺体组织同步，呈等增强（图3-1-28）。

（4）超声提示：右侧乳腺结节，BI-RADS 4c类，结合超声造影考虑BI-RADS 5类。

【病理诊断】

病理提示乳腺淋巴瘤。

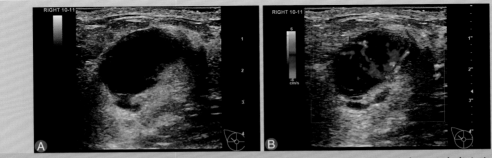

A.二维灰阶检查：右侧乳腺于10～11点钟方向可见结节；B.CDFI：病灶内部可见丰富分支状血流信号。

图3-1-27 乳腺淋巴瘤二维灰阶及CDFI表现

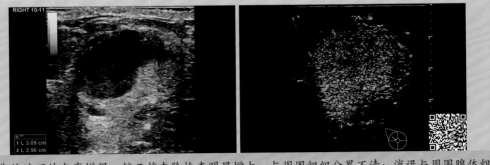

动脉期快速不均匀高增强，较二维灰阶检查明显增大，与周围组织分界不清；消退与周围腺体组织同步，呈等增强。

图3-1-28 乳腺淋巴瘤超声造影表现（动态）

【诊断依据】

乳腺淋巴瘤二维灰阶检查多呈椭圆形或分叶状，以低回声为主，内可见高回声分隔光带，多无钙化，周边无毛刺及"蟹足征"，CDFI多表现为丰富血流信号，且多为高阻型，常伴同侧腋窝淋巴结肿大。病灶增强早期可见粗大血管灌注显影，早于周围腺体，随后病灶呈快速不均匀灌注，达峰时呈高增强，范围较二维灰阶检查明显增大，与周围组织分界清

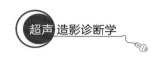

晰；增强晚期病灶内造影剂消退与周围腺体组织同步，呈等增强。结合二维灰阶检查低回声特征、临床表现和造影特征，本病例考虑为乳腺恶性病灶可能。

参考文献

[1] 中国医师协会超声医师分会.中国超声造影临床应用指南.北京：人民卫生出版社，2017.

[2] BOCA BENE I，DUDEA SM，CIUREA AI.Contrast-enhanced ultrasonography in the diagnosis and treatment modulation of breast cancer.J Pers Med，2021，11（2）：81.

[3] ZHOU S C，LE J，ZHOU J，et al.The role of contrast-enhanced ultrasound in the diagnosis and pathologic response prediction in breast cancer：a meta-analysis and systematic review.Clin Breast Cancer，2020，20（4）：e490-e509.https：//doi.org/10.1016/j.clbc.2020.03.002.

[4] SHAO S，YAO M，LI X，et al.Conventional and contrast-enhanced ultrasound features in sclerosing adenosis and correlation with pathology.Clin Hemorheol Microcirc，2021，77（2）：173-181.

[5] 乐婷，唐丽娜，杨丽春，等.乳腺硬化性腺病的常规超声及超声造影表现和误诊分析.中国超声医学杂志，2017，33（11）：1037-1039.

[6] LI W，ZHOU Q，XIA S，et al.Application of contrast-enhanced ultrasound in the diagnosis of ductal carcinoma in situ：analysis of 127 cases.J Ultrasound Med，2020，39（1）：39-50.

[7] 郭丹，兰梦，范凤景，等.非特殊型浸润性乳腺癌的超声征象与病理分级的相关性.医学影像学杂志，2018，28（5）：766-770.

[8] Nielsen Moody A，Bull J，Culpan AM，et al.Preoperative sentinel lymph node identification，biopsy and localisation using contrast enhanced ultrasound（CEUS）in patients with breast cancer：a systematic review and meta-analysis.Clin Radiol，2017，72（11）：959-971.

[9] Harb OA，Balata SA，Ashour H，et al.Primary diffuse large B-cell non-Hodgkin's lymphoma of the breast-A case report and review of the literature.Radiol Case Rep，2018，14（1）：22-27.

[10] 张婷婷，张晓英，史雪，等.原发乳腺弥漫大 B 细胞淋巴瘤的诊治进展.临床血液学杂志，2019，32（4）：562-565.

第二节　甲状腺超声造影

一、甲状腺超声造影

【适应证】

（1）甲状腺结节的诊断与鉴别诊断。

（2）甲状腺结节消融治疗的围手术期评估：如术前了解肿瘤的血流灌注特点，术后疗效评价及远期随访。

（3）评估甲状腺癌的局部淋巴结转移情况。

【检查方法】

（1）首先使用常规超声观察甲状腺情况，明确有无病变。观察病变的数量、大小、回声、边界、形态、有无钙化、血流等。对于多发病灶者，选取常规超声为可疑恶性病灶或拟行穿刺活检病灶为造影对象，调整探头位置、增益、脉冲重复频率、壁滤波，在基波状态下将图像调至最佳。

（2）选定甲状腺病灶最大切面或血流最丰富切面（最好包括整个结节和周围的纵向平面甲状腺组织），切换至造影模式，采用低机械指数成像模式（MI＜0.10）。

（3）保持探头位置、体位等不变，调整好所需参数。

（4）经外周静脉注射超声造影剂，一般剂量在1.0～2.0 mL，再以5 mL 0.9%生理盐水迅速推入以冲管。超声造影剂的具体剂量在不同仪器与机构之间可能有所不同。推注造影剂后，同时嘱患者不做吞咽动作，防止病灶移位，避免深呼吸对超声造影观察的影响，连续实时观察病灶的动态灌注过程，并进行图像存储。每次注射造影剂只能评估一个结节。若一次造影结果不满意，可在安全剂量内进行第二次造影剂注射，再次观察病灶的造影表现。

（5）造影动态图像储存：在刚开始推注造影剂同时，启动计时软件，并进行图像存储，储存时间1～3 min。

（6）造影图像分析：包括开始增强时间（早于、晚于或同步于相邻甲状腺组织增强），增强方向（向心、离心、不规则），增强模式（均匀、不均匀），增强程度（相对于邻近甲状腺组织高增强、低增强、等增强、无增强）。

二、甲状腺腺瘤

📋 病例 1

【基本信息】

患者女性，55岁，体检发现甲状腺结节入院。查体甲状腺右叶可触及无痛性结节，活动

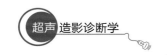

度好。实验室检查无异常。

【超声检查】

（1）二维灰阶检查：甲状腺右叶中部见大小约2.0 cm×1.2 cm高回声结节，形态规则，纵横比<1，边缘清晰，周边可见规则晕环，内部回声均匀，未见钙化（图3-2-1A）。

（2）CDFI检查：结节周边及内部均可见点状及短线状血流信号（图3-2-1B）。

（3）超声造影检查：注射造影剂后18 s结节开始增强，呈整体均匀强化，程度高于周围甲状腺实质，约23 s时增强达峰值，约26 s时呈等回声，与甲状腺实质同步消退（图3-2-2）。

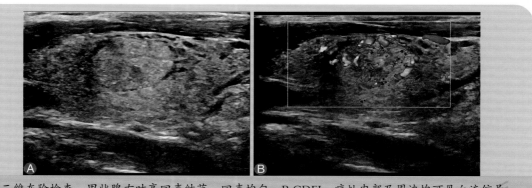

A.二维灰阶检查：甲状腺右叶高回声结节，回声均匀；B.CDFI：病灶内部及周边均可见血流信号。

图3-2-1　甲状腺腺瘤二维灰阶及CDFI表现

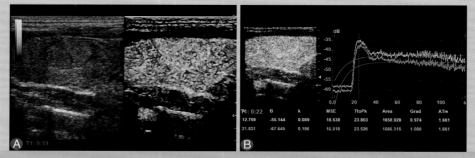

A.甲状腺结节呈均匀高增强，与甲状腺实质几乎同步消退；B.时间－强度曲线分析显示该结节血流灌注高于正常甲状腺组织。

图3-2-2　甲状腺腺瘤超声造影表现及时间-强度曲线分析

【病理诊断】

病理提示甲状腺腺瘤。

病例2

【基本信息】

患者女性，63岁，发现左颈部肿大1周入院。

【超声检查】

（1）二维灰阶检查：甲状腺左叶见大小约3.0 cm×2.0 cm的混合回声结节，以囊性为主，内部可见不规则絮状回声，结节形态规则，纵横比<1，边缘清晰（图3-2-3A）。

（2）CDFI检查：结节内部未见明显血流信号（图3-2-3B）。

（3）超声造影检查：注射造影剂后结节基本未见强化，呈造影剂充盈缺损区（图3-2-4）。

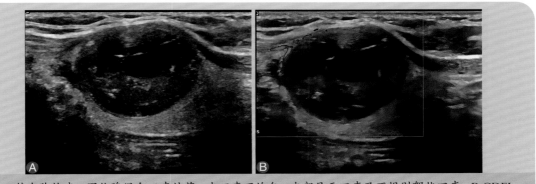

A.二维灰阶检查：甲状腺混合回声结节，内回声不均匀，内部见无回声及不规则絮状回声；B.CDFI：病灶内部未见血流信号。

图3-2-3 甲状腺腺瘤伴囊性变二维灰阶及CDFI表现

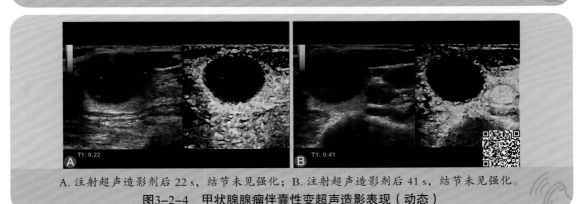

A.注射超声造影剂后22 s，结节未见强化；B.注射超声造影剂后41 s，结节未见强化。

图3-2-4 甲状腺腺瘤伴囊性变超声造影表现（动态）

【病理诊断】

病理提示甲状腺腺瘤伴囊性变。

【诊断依据及鉴别诊断】

甲状腺腺瘤病理上可分为滤泡状腺瘤和乳头状囊性腺瘤两种。其中甲状腺滤泡性腺瘤（follicular thyroid adenoma，FTA）较常见。FTA是起源于甲状腺滤泡上皮细胞的良性肿瘤，以包膜完整、无侵袭性为特征，其组织亚型以嗜酸性滤泡性腺瘤最常见。二维灰阶声像图上形状规则，回声均匀，有时可伴有出血或囊性变而呈混合回声。腺瘤周边可见晕环，一般为完整的薄晕环，可由结节周围受压的甲状腺组织、结节包膜或周边绕行血管所致。超声造影上腺瘤多表现为早于腺体增强，晚于腺体消退，呈均匀高增强，伴囊性变时显示为造影剂灌注缺损区。

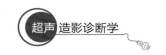

FTA主要需与甲状腺滤泡状癌（follicular thyroid carcinoma，FTC）鉴别，两者声像图相似有时较难鉴别，形状欠规则、回声不均匀、合并钙化、晕环不完整时应考虑恶性的可能。

三、结节性甲状腺肿

病例 1

【基本信息】

患者女性，68岁，体检发现颈部结节入院。

【超声检查】

（1）二维灰阶检查：甲状腺形状饱满，体积增大，内见多个混合回声结节，内部呈囊实性结构，形状尚规则，纵横比<1，边缘尚清晰（图3-2-5A）。

（2）CDFI检查：结节内部及周边见少量血流信号（图3-2-5B）。

（3）超声造影检查：注射造影剂后14 s结节开始增强，呈不均匀强化，程度稍低于甲状腺实质，内部可见不增强区，与甲状腺实质几乎同步消退（图3-2-6）。

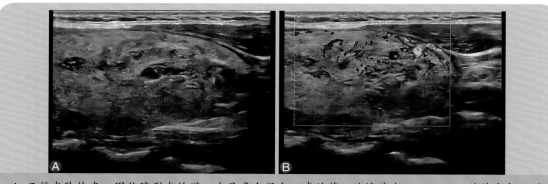

A.二维灰阶检查：甲状腺形态饱满，内见多个混合回声结节，边缘清晰；B.CDFI：结节内部及周边见少量血流信号。

图3-2-5　结节性甲状腺肿二维灰阶及CDFI表现

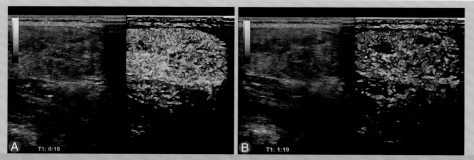

A.注射超声造影剂后18 s，结节相对于甲状腺实质呈稍低增强；B.结节内部可见小片状不增强区。

图3-2-6　结节性甲状腺肿超声造影表现

【病理诊断】

病理提示结节性甲状腺肿。

【诊断依据及鉴别诊断】

结节性甲状腺肿是单纯性甲状腺肿发展至后期的表现。甲状腺在弥漫性肿大的基础上，不同部位的滤泡上皮细胞反复增生和不均匀复旧，形成增生性结节，亦称为良性滤泡结节。腺瘤样甲状腺肿，体积大小不一，常为多发结节，也可为单发，可一侧或两侧，甚至布满整个腺体，结节内部结构表现为多样化，早期以海绵样混合回声多见（滤泡增大、胶质聚集），病变发展过程中继发出血、囊性变和钙化等改变时，表现为回声强弱不等，分布不均，常表现为低回声、无回声、等回声及高回声同时存在的混合回声。较大结节边缘可见包绕血流，并向内深入。超声造影表现多样，结节可与腺体同步呈等增强，或高增强及低增强，部分边缘可见环状高增强。结节内若有"蜂窝状"或"海绵样"囊性变，则可见"海绵状"或"蜂窝状"无增强区，钙化区也呈无增强。

四、亚急性甲状腺炎

📋 **病例 1**

【基本信息】

患者男性，43岁，因右颈部不适就诊，查体右颈部触痛，实验室检查提示血沉增快。

【超声检查】

（1）二维灰阶检查：甲状腺右叶下极见低回声区，范围约3.6 cm×1.2 cm，形状不规则，纵横比<1，边缘模糊欠清，内部回声欠均匀（图3-2-7A）。

（2）CDFI检查：病灶内部未见明显血流信号，周边可见短线状血流信号（图3-2-7B）。

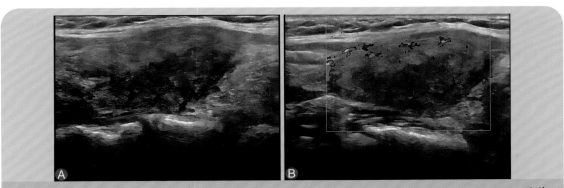

A.二维灰阶检查：甲状腺内形态不规则的低回声区，边缘模糊，占位效应不明显；B.CDFI：结节内部无血流信号。

图3-2-7 亚急性甲状腺炎二维灰阶及CDFI表现

（3）超声造影检查：病灶注射超声造影剂后约8 s开始增强，呈不均匀强化，向心

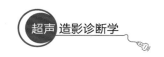
性增强，程度低于甲状腺实质，约15 s时增强达峰值，早于周围甲状腺组织消退呈低增强（图3-2-8）。

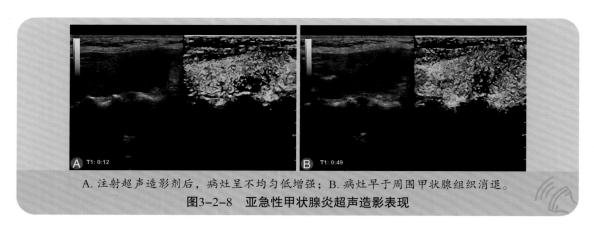

A.注射超声造影剂后，病灶呈不均匀低增强；B.病灶早于周围甲状腺组织消退。

图3-2-8　亚急性甲状腺炎超声造影表现

【病理诊断】

病理提示亚急性甲状腺炎（subacute thyroiditis，SAT）。

【诊断依据及鉴别诊断】

SAT是一种甲状腺炎症性疾病，其发病机制一般认为与病毒感染相关，临床表现为发热、颈部疼痛等，但亦有无症状病例报道。SAT的超声检查常表现为甲状腺两叶不对称肿大，或仅一叶肿大，内部散在片状分布的低回声区或极低回声区，边界模糊欠清，占位效应不明显，内部回声欠均匀，虽整体表现为低回声，周边区域回声常略高于中心区域；CDFI上，病灶周边血流可稍增多，而病灶内部往往无血流信号或仅探及少量血流信号，这与病灶内部炎性细胞浸润和纤维间质增生，而微血管较少有关。

需与SAT鉴别的疾病主要是甲状腺乳头状癌（papillary thyroid carcinoma，PTC），两者均可表现为低回声结节，形状不规则，回声不均匀等，如果结节垂直位生长合并微钙化时，应考虑PTC的可能。由于SAT与PTC均为乏血供病灶，因而在超声造影上两者的表现类似，均可表现为动脉期不均匀低增强，且周边未见完整的环状增强，早于周围甲状腺组织消退呈低增强。两者的鉴别除超声图像外，需结合临床病史，实验室检查如血沉、甲状腺功能等，必要时可行细针穿刺抽吸细胞学检查。

五、甲状腺乳头状癌

📋 病例 1

【基本信息】

患者女性，65岁，体检发现甲状腺右叶结节入院。

【超声检查】

（1）二维灰阶检查：甲状腺右叶中部见1.1 cm×1.0 cm实性低回声结节，纵横比＞1，边缘不清晰，形状不规则，内回声不均匀，见微钙化（图3-2-9），美国放射学会（American College of Radiology，ACR）甲状腺结节超声分级（TI-RADS）5类结节。

（2）CDFI检查：内部未见血流信号。

（3）超声造影检查：注射造影剂后11 s开始增强，呈不均匀增强，程度低于甲状腺实质，约19 s时达峰值，达峰时回声不均匀（图3-2-10）。

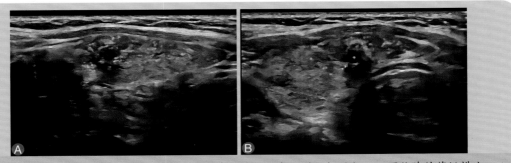

A. 甲状腺内不规则低回声结节，边缘模糊，内部见点状微钙化（纵切面）；B. 甲状腺结节纵横比＞1（横切面）。

图3-2-9　甲状腺乳头状癌二维灰阶表现一

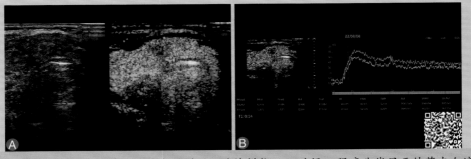

A. 注射超声造影剂后，结节呈不均匀低增强，边缘模糊；B. 时间－强度曲线显示结节内血流灌注低于正常甲状腺组织。

图3-2-10　甲状腺乳头状癌超声造影表现（动态）及时间-强度曲线分析

【病理诊断】

病理提示PTC。

病例2

【基本信息】

患者男性，47岁，体检发现甲状腺结节入院。

【超声检查】

（1）二维灰阶检查：甲状腺右叶见大小约1.5 cm×1.2 cm低回声结节，形态不规则，边缘不清晰，甲状腺包膜连续性中断（横切面），内回声不均匀，可见"砂粒样"钙化

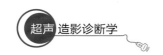

（图3-2-11）。弹性成像显示结节质地较硬（图3-2-12B）。颈部Ⅳ区可见肿大淋巴结，淋巴门结构消失，内可见高回声团（图3-2-13A）。

（2）CDFI检查：甲状腺结节内部见少量血流信号（图3-2-12A），肿大淋巴结内见线状血流信号（图3-2-13B）。

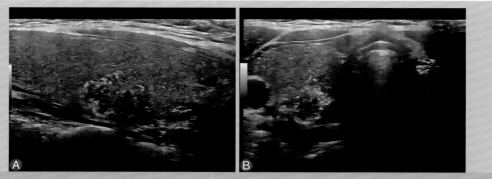

A. 甲状腺低回声结节，边缘模糊，内部见点状微钙化（纵切面）；B. 甲状腺结节纵横比＞1，包膜连续性中断（横切面）。

图3-2-11 甲状腺乳头状癌二维灰阶表现二

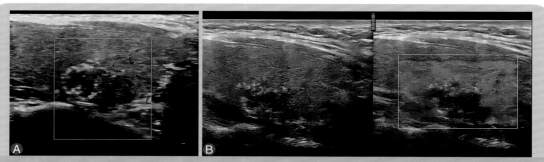

A.CDFI 显示甲状腺结节内部见少量血流信号；B. 弹性成像显示甲状腺结节质地较硬，呈蓝色。

图3-2-12 甲状腺乳头状癌的CDFI及超声弹性成像表现

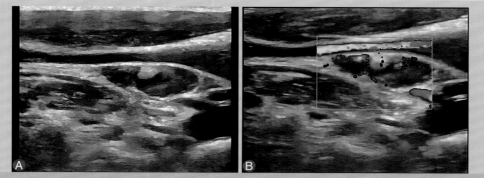

A. 颈内静脉后方可见淋巴结，境界清晰，淋巴门结构消失，内部见团块状高回声；B.CDFI 显示淋巴结内线状血流信号。

图3-2-13 颈部转移性淋巴结二维灰阶及CDFI表现一

（3）超声造影检查：注射造影剂后12 s甲状腺结节开始增强，呈不均匀强化，程度低于甲状腺实质，约60 s时呈等回声，与甲状腺腺体同步消退，颈部淋巴结造影后呈低增强，回声不均匀（图3-2-14）。

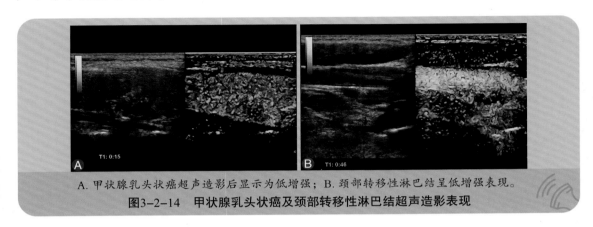

A. 甲状腺乳头状癌超声造影后显示为低增强；B. 颈部转移性淋巴结呈低增强表现。

图3-2-14　甲状腺乳头状癌及颈部转移性淋巴结超声造影表现

【病理诊断】

病理提示PTC。

【诊断依据及鉴别诊断】

诊断依据

PTC占甲状腺癌的75.5%～87.3%，WHO将直径≤10 mm的乳头状癌定义为微小癌。乳头状癌根据声像图表现分为典型乳头状癌和非典型乳头状癌。典型乳头状癌以实性结构为主，少数可见部分囊性结构，结节边缘不规则，呈分叶、毛刺、伪足或成角，纵横比多数≥1，其内多为低回声或极低回声，少部分为等回声，结节可单发或多发，内多见微钙化，少数可见粗大钙化，多乏血供，常伴有颈部淋巴结转移。转移性淋巴结可表现为淋巴门结构消失，皮质增厚，内部囊性变，淋巴结内实性高回声及合并微钙化等。PTC超声造影多表现为低增强，呈低灌注的造影特点，造影后边缘模糊，形状不规则。

鉴别诊断

（1）良性结节机化挛缩（木乃伊结节）：低回声内壁边缘多显示等回声结构（系结节内血肿吸收挛缩），其内无血流显示，超声造影显示规则清晰的无增强区。PTC内壁边缘无等回声结构，超声造影多显示为边界不清的低增强区。

（2）SAT：患者颈部有触痛，病灶边界模糊，超声造影常呈向心性增强，周围等回声或高增强，向内逐渐减低，边界模糊。

（3）FTA：边界清晰，周围有晕环，后方稍增强，CDFI显示周边有绕行血流，结节多表现为早于腺体增强，晚于或早于腺体消退，多为均匀高增强，边缘可有环状增强，境界清晰。

六、甲状腺髓样癌

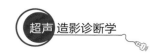

【基本信息】

患者女性，46岁，发现颈部结节1周入院。查体甲状腺左叶可触及包块。实验室检查提示降钙素升高。

【超声检查】

（1）二维灰阶检查：甲状腺左叶及峡部见多发低回声结节，形态不规则，纵横比<1，边缘清晰，内回声欠均匀，部分结节纵横比<1，部分>1，有的结节内见粗钙化（图3-2-15A）。颈部Ⅱ～Ⅳ区可见多发肿大淋巴结，无淋巴门结构（图3-2-16A）。

（2）CDFI检查：甲状腺结节周边及内部均可见短线状血流信号（图3-2-15B），肿大淋巴结内见较丰富血流信号（图3-2-16B）。

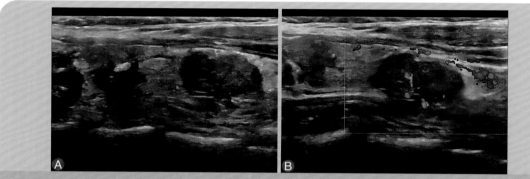

A.二维灰阶检查：甲状腺内多发形态不规则的低回声结节，部分结节内可见粗钙化；B.CDFI：结节内血流信号。

图3-2-15 甲状腺髓样癌二维灰阶及CDFI表现

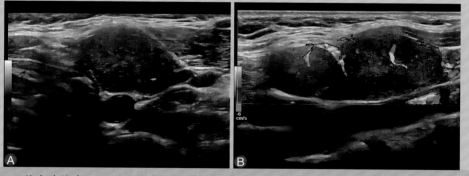

A.二维灰阶检查：颈侧区转移性淋巴结形态不规则；B.CDFI：其内见较丰富血流信号。

图3-2-16 颈部转移性淋巴结二维灰阶及CDFI表现二

（3）超声造影检查：注射造影剂后12 s时开始增强，晚于甲状腺实质增强，呈不均匀强化，程度低于周围甲状腺实质，约20 s时增强达峰值（图3-2-17），颈部淋巴结造影后呈不均匀低增强，消退快于甲状腺实质（图3-2-18）。

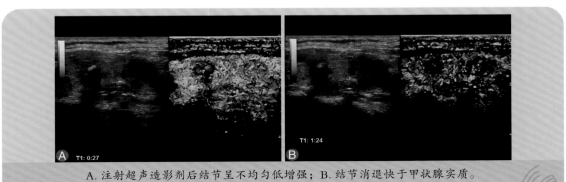

A. 注射超声造影剂后结节呈不均匀低增强；B. 结节消退快于甲状腺实质。

图3-2-17　甲状腺髓样癌超声造影表现

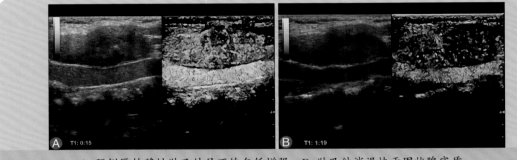

A. 颈侧区转移性淋巴结呈不均匀低增强；B. 淋巴结消退快于甲状腺实质。

图3-2-18　颈部转移性淋巴结超声造影表现

【病理诊断】

病理提示甲状腺髓样癌（medullary carcinoma of the thyroid，MTC）。

【诊断依据及鉴别诊断】

MTC是起源于甲状腺滤泡旁细胞（C细胞）的恶性神经内分泌肿瘤，临床上分为散发型与遗传型两种，其中以散发型常见。MTC可分泌降钙素与癌胚抗原，尤以降钙素敏感度较高。超声图像上病变多位于甲状腺中上极，为境界清晰的低回声实性肿块，较少囊性变。内部可伴有粗钙化或细钙化，在病理上为淀粉样蛋白沉积。与PTC相比，MTC血流信号较丰富，常有颈部淋巴结转移。MTC的超声造影文献报道不多，本例中结节呈低灌注，类似于PTC的造影表现。

MTC主要需与FTA、PTC鉴别。然而超声影像上，表现多有重叠，因此，降钙素是重要的实验室检查指标，有助于MTC与其他甲状腺肿瘤的鉴别。

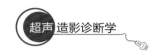

七、甲状腺滤泡状癌

病例 1

【基本信息】

患者女性，64岁，发现颈部结节1周入院。

【超声检查】

（1）二维灰阶检查：甲状腺右叶见低回声结节，形态不规则，纵横比<1，边缘尚清晰，内回声不均匀，结节内见粗钙化，亦可见线状无回声（图3-2-19A）。

（2）CDFI检查：甲状腺结节周边及内部均可见较丰富血流信号（图3-2-19B）。

（3）超声造影检查：注射造影剂后15 s开始增强，呈整体不均匀强化，程度高于周围甲状腺实质，约25 s时增强达峰值（图3-2-20）。

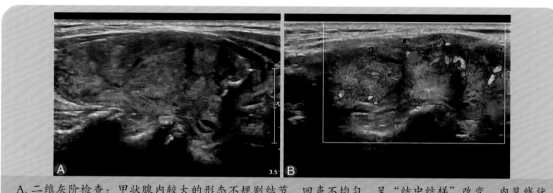

A.二维灰阶检查：甲状腺内较大的形态不规则结节，回声不均匀，呈"结中结样"改变，内见线状无回声；B.CDFI：结节内血流信号丰富。

图3-2-19　甲状腺滤泡状癌二维灰阶及CDFI表现

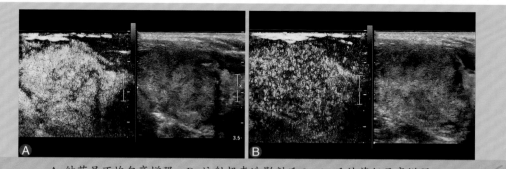

A.结节呈不均匀高增强；B.注射超声造影剂后2 min后结节仍呈高增强。

图3-2-20　甲状腺滤泡状癌超声造影表现

【病理诊断】

病理提示FTC。

【诊断依据及鉴别诊断】

FTC是第二位的分化型甲状腺癌，占甲状腺癌的10%～15%，以血源性转移多见，最常见的转移部位为肺和骨。FTC的直径常相对较大，结节边缘光整，内部以实性回声为主，如有钙化以粗钙化居多，结节内可见较丰富血流信号。超声造影可对FTC诊断提供一定帮助，FTC早于腺体自中央向周边增强，呈均匀或非均匀性高增强，消退明显迟于腺体，局部有明显滞留现象，一般消退在60 s以后，而且造影剂滞留时间多可长达90 s。

FTC需与FTA相鉴别，两者声像图类似导致鉴别诊断困难。细针穿刺活检的结果常常不直接提示其为明确的恶性肿瘤，即使是空芯针活检，其在鉴别FTC与FTA方面价值亦有限。准确诊断甲状腺滤泡性肿瘤，目前仍依赖于手术切除后的组织病理学检查，金标准还是以大体病理下的血管及包膜侵犯为准。对于FTC的术前鉴别需要更准确的方法，以防止不必要的甲状腺切除术并确定切除的范围。有学者认为，结节的异质性结构（结节中结节与小梁形成），在FTC中比在FTA中更常见。

八、甲状腺弥漫硬化型乳头状癌

病例 1

【基本信息】

患者女性，32岁，体检发现甲状腺肿大入院。入院辅助检查：甲状腺球蛋白抗体与甲状腺过氧化物酶抗体增高，其余正常。

【超声检查】

（1）二维灰阶检查：甲状腺弥漫性肿大，内部回声不均匀，腺体内弥漫性分布众多点状强回声（图3-2-21A），颈部Ⅱ～Ⅳ区、Ⅵ区可见多发低回声淋巴结，无淋巴门结构，内部可见多发点状强回声（图3-2-22A）。

（2）CDFI检查：甲状腺腺体内血流信号丰富（图3-2-21B），肿大淋巴结内见丰富血流信号（图3-2-22B）。

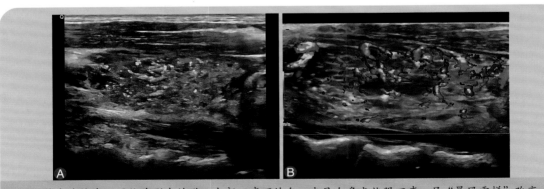

A.二维灰阶检查：甲状腺形态饱满，内部回声不均匀，内见众多点状强回声，呈"暴风雪样"改变；
B.CDFI：腺体内血流信号丰富。

图3-2-21　甲状腺弥漫硬化型乳头状癌二维灰阶及CDFI表现

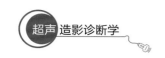

（3）超声造影检查：甲状腺腺体约11 s时开始增强，呈弥漫性高增强，约18 s时达峰值，达峰时回声均匀，颈部淋巴结约11 s时开始增强，呈不均匀低增强（图3-2-23）。

【病理诊断】

病理提示甲状腺弥漫硬化型乳头状癌（diffuse sclerosing variant of papillary thyroid carcinoma，DSVPTC）。

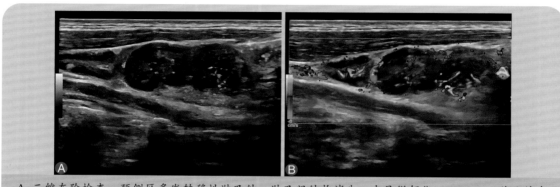

A.二维灰阶检查：颈侧区多发转移性淋巴结，淋巴门结构消失，内见微钙化；B.CDFI：淋巴结内血流信号丰富。

图3-2-22　颈部转移性淋巴结二维灰阶及CDFI表现三

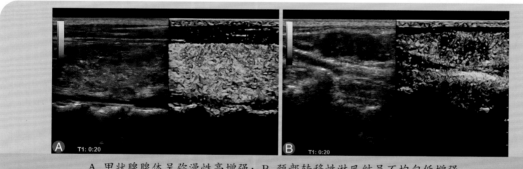

A.甲状腺腺体呈弥漫性高增强；B.颈部转移性淋巴结呈不均匀低增强。

图3-2-23　甲状腺弥漫硬化型乳头状癌及颈部转移性淋巴结超声造影表现

【诊断依据及鉴别诊断】

DSVPTC是一种罕见的PTC。病理组织学上，常弥漫累及单侧或双侧甲状腺腺体，密集纤维化，广泛鳞状上皮化生，重度淋巴细胞浸润，丰富的砂粒体，分散的乳头状癌小岛。DSVPTC在超声图像上可分为弥漫型与局限型，弥漫型表现为腺体肿大，回声不均匀，内部多发密集点状微钙化，呈"暴风雪征"改变；局限型除腺体内密集微钙化外，可见结节状低回声。组织学检查中，DSVPTC中散在的微钙化和不均质低回声在病理上与砂粒样小体、广泛的纤维化和淋巴细胞浸润相关。与经典的PTC相比，DSVPTC多见于年轻女性，颈部淋巴结转移概率高，转移的淋巴结常表现为淋巴门结构消失，内部见点状钙化灶，但囊性变少见。本病例中，患者为年轻女性，甲状腺弥漫性肿大合并密集微钙化，颈侧区及中央区多发淋巴结转移，术前应考虑DSVPTC的可能。关于该病的超声造影表现，目前文献报道较少，本例显示为弥漫性高增强，提示病灶血流灌注较丰富。

与DSVPTC相鉴别的主要疾病为慢性淋巴细胞性甲状腺炎（Hashimoto's thyroiditis, HT），两者均可表现为甲状腺弥漫性肿大，回声不均匀，相似的甲状腺功能改变，可能会导致诊断的困难。但如超声提示甲状腺内密集的微钙化，尽管没有甲状腺结节改变，仍应进行细针穿刺活检，当典型的乳头状癌特征结合广泛鳞状上皮化生、大量淋巴细胞浸润和胶质缺乏时，应考虑DSVPTC的可能，这对于最终的诊断至关重要。

九、原发性甲状腺淋巴瘤

📋 病例 1

【基本信息】

患者女性，62岁，甲状腺明显肿大1月余。查体：甲状腺肿大Ⅲ度，质硬，无压痛。入院辅助检查：甲状腺功能在正常范围内。

【超声检查】

（1）二维灰阶检查：甲状腺左叶体积增大，左叶内见实性结节，大小约4.0 cm×2.2 cm，呈不均匀低回声，内部见高回声光带，呈网格状改变，纵横比<1，边缘不清，其内未见钙化。左颈部Ⅱ～Ⅳ区可见多发低回声淋巴结，呈椭圆形，未见淋巴门结构（图3-2-24A）。

（2）CDFI检查：结节内见较丰富短线状血流信号（图3-2-24B）。

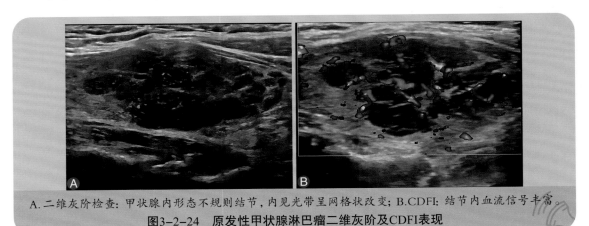

A.二维灰阶检查：甲状腺内形态不规则结节，内见光带呈网格状改变；B.CDFI：结节内血流信号丰富。

图3-2-24　原发性甲状腺淋巴瘤二维灰阶及CDFI表现

（3）超声造影检查：注射超声造影剂后9 s结节开始增强，造影剂到达时间晚于正常甲状腺组织，呈不均匀强化，约15 s时达峰值，峰值强度部分低于甲状腺组织，部分等于甲状腺组织（图3-2-25）。

【病理诊断】

病理提示甲状腺弥漫性大B细胞淋巴瘤。

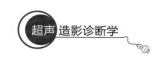

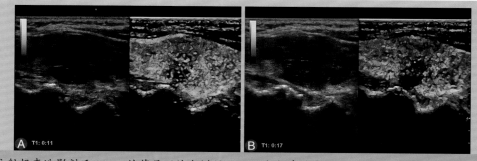

A.注射超声造影剂后 11 s，结节呈不均匀增强；B.注射超声造影剂后 17 s，结节内可见低增强区。

图3-2-25　原发性甲状腺淋巴瘤超声造影表现

【诊断依据及鉴别诊断】

原发性甲状腺淋巴瘤（primary thyroid lymphoma，PTL）临床较罕见，其病因尚不明确，有研究认为其与HT相关。该病多见于老年女性，以颈部迅速肿大的肿块就诊，有时伴有气管压迫症状。有学者将PTL的超声表现分为结节型、弥漫型与混合型。低回声结节，后方回声增强与结节内条索状分隔可能对诊断PTL有一定帮助。其病理基础为淋巴细胞大量单克隆增生，声波有更好的穿透性，导致结节回声较低同时伴后方回声增强。条索状分隔可能与增生硬化的纤维组织有关。在本病例中，患者为老年女性，以颈部短期增大的肿块就诊，超声显示甲状腺体积增大，其内见形状不规则的低回声结节，可见多发"条索样"强回声呈网格状，符合PTL的超声表现。PTL的超声造影表现文献报道各异，缺乏特异的超声造影特征，病灶可呈整体均匀高增强，亦可呈不均匀低增强，或者向心性的增强模式。本病例中，超声造影后病灶呈不均匀增强，部分低于甲状腺实质，部分等于甲状腺实质，提示结节为恶性，但与PTC的造影表现仍有一定重叠。

PTL需与HT和PTC相鉴别。HT的病理表现为甲状腺组织中淋巴细胞的弥漫性浸润，也可存在不等的浆细胞，但不具有淋巴瘤的异型性。超声声像图上，PTL与HT较难鉴别，尤其是结节型HT，有时两者具有相似的超声影像表现，如弥漫型PTL与HT均可表现为甲状腺肿大，内部网格状改变，病程长短可能有助于鉴别诊断。PTC超声表现为不规则的低回声实性结节，边缘不规则，内部常见微小钙化，很少出现网格状回声，超声造影多呈不均匀低增强表现。

参考文献

[1] 中国医师协会超声医师分会.中国超声造影临床应用指南.北京：人民卫生出版社，2017.

[2] SORRENTI S，DOLCETTI V，FRESILLI D，et al.The role of CEUS in the evaluation of thyroid cancer：from diagnosis to local staging.J Clin Med，2021，10（19）：4559.

[3] RUAN J，XU X，CAI Y，et al.A practical CEUS thyroid reporting system for thyroid nodules.Radiology，2022，14：212319.

[4] VUKASOVIĆ A，KUNA SK，OSTOVIĆ KT，et al.Diffuse sclerosing variant of thyroid carcinoma presenting as Hashimoto thyroiditis：a case report.Coll Antropol，2012，36 Suppl 2：219-221.

[5] KWAK JY，KIM EK，HONG SW，et al.Diffuse sclerosing variant of papillary carcinoma of the thyroid：ultrasound features with histopathological correlation.Clin Radiol，2007，62（4）：382-386.

[6] KUO T C，WU M H，CHEN K Y，et al.Ultrasonographic features for differentiating follicular thyroid carcinoma and follicular adenoma.Asian J Surg，2020，43（1）：339-346.

[7] 张龙辉，丁红.甲状腺髓样癌超声诊断价值及研究进展.肿瘤影像学，2021，30（4）：310-314.

[8] 王炳帝，隋阳，吴长君.超声成像对甲状腺滤泡性肿瘤良恶性诊断的研究进展.中华医学超声杂志（电子版），2021，18（9）：898-900.http：//dx.chinadoi.cn/10.3877/cma.j.issn.1672-6448.2021.09.016.

[9] 舒启沛，方可敬，郭燕丽.弥漫硬化型甲状腺乳头状癌的影像学研究进展.临床超声医学杂志，2019，21（10）：766-768.

[10] 王珍芳，彭建美，刘波.常规超声及超声造影联合诊断原发性甲状腺淋巴瘤.中国超声医学杂志，2020，36（7）：657-660.

第三章
浅表器官超声造影

第三节　浅表肿物和淋巴结超声造影

一、表皮样囊肿

病例 1

【基本信息】

患者女性，45岁，1年前无明显诱因发现右侧大腿部出现一个绿豆大小皮下结节，无明显痒痛不适。近期自觉增大至蚕豆大小，体格检查质韧，活动度可，无破溃。

【超声检查】

（1）二维灰阶检查：右侧大腿皮下脂肪层内可见一个混合回声，大小约13 mm×10 mm，

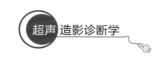

形状尚规则，边界尚清，内部回声不均匀，可见片状强回声及裂隙状改变（图3-3-1A）。

（2）CDFI检查：混合回声区内未见明显血流信号（图3-3-1B）。

（3）超声造影检查：造影过程中，病灶内部始终无明显增强，周边可见环状等增强，与周边软组织同步消退（图3-3-2）。

（4）超声提示：右侧大腿皮下异常回声区，结合超声造影考虑表皮样囊肿可能。

【病理诊断】

病理提示表皮样囊肿。

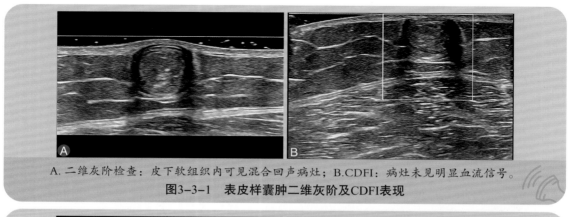

A. 二维灰阶检查：皮下软组织内可见混合回声病灶；B.CDFI：病灶未见明显血流信号。

图3-3-1　表皮样囊肿二维灰阶及CDFI表现

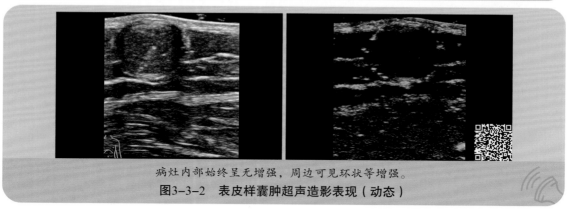

病灶内部始终呈无增强，周边可见环状等增强。

图3-3-2　表皮样囊肿超声造影表现（动态）

【诊断依据及鉴别诊断】

表皮样囊肿造影过程中，病灶内部始终无明显增强，囊壁呈环状增强。结合二维灰阶检查特征、临床表现、造影特征，本病例考虑为表皮样囊肿可能。

表皮样囊肿主要和皮样囊肿相鉴别。表皮样囊肿一般位于皮下软组织浅层，与表皮粘连，活动度好；皮样囊肿多单发，好发于眶周及头颈部中线区，位于皮下软组织深层，与表皮层不粘连，活动度欠佳。二维灰阶检查声像图上均为类圆形囊性肿块，形态规则，边界清晰，可伴后方回声增强，CDFI示内部无血流信号，超声造影均表现为内部无增强，囊壁可见增强。但皮样囊肿因构成成分相对复杂，内部回声更不均匀，相对杂乱，部分可见脂液分层，部分可见散在分布的线状高回声（即囊内毛发）。

二、血管瘤

病例 1

【基本信息】

患者男性，46岁，右侧颌下触及肿物1月余，无压痛，质中，活动度不佳。

【超声检查】

（1）二维灰阶检查：右侧颌下可见一个等回声结节，大小约22 mm×10 mm，形态规则，边界清晰，内部回声不均匀（图3-3-3A）。

（2）CDFI检查：等回声病灶内部可见点状血流信号（图3-3-3B）。

（3）超声造影检查：25 s时病灶可见结节状高增强，增强部分逐渐增大、充填病灶，4 min后病灶大部分呈高等增强（图3-3-4）。

（4）超声提示：右侧颌下等回声，结合超声造影考虑血管瘤可能。

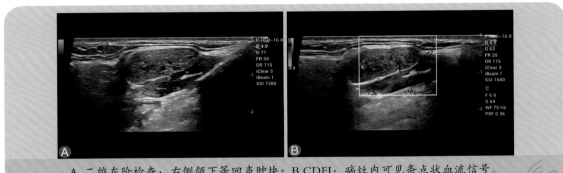

A.二维灰阶检查：右侧颌下等回声肿块；B.CDFI：病灶内可见条点状血流信号。

图3-3-3 血管瘤二维灰阶及CDFI表现

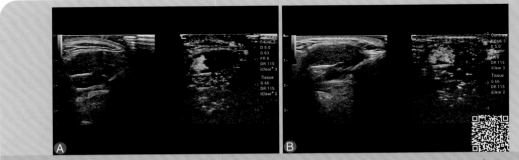

A.超声造影25 s时病灶内可见结节状高增强；B.超声造影4 min后，病灶大部分呈高增强。

图3-3-4 血管瘤超声造影表现（动态）

【病理诊断】

病理提示血管瘤。

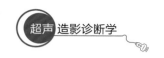

【诊断依据及鉴别诊断】

皮下软组织血管瘤增强早期病灶内多呈结节状高增强，随后病灶内高增强部分慢慢增大，逐渐充填病灶，数分钟后病灶可呈均匀或不均匀高增强。血管瘤主要和皮下脂肪瘤、表皮样囊肿相鉴别，皮下脂肪瘤CDFI多表现为病灶内无明显血流信号，超声造影多表现为病灶内呈点状高增强；表皮样囊肿超声造影多表现为病灶于造影全程无增强，边界清楚。

三、结节性筋膜炎

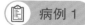

【基本信息】

患者男性，49岁，发现右侧颈部肿物3月余，无发热、盗汗、体重减轻等症状。体格检查右侧颈部可触及一直径约1 cm的肿块，质硬、边界清楚、活动性好、无压痛、皮肤表面无红肿热痛。

【超声检查】

（1）二维灰阶检查：右侧颈部皮下脂肪层内见一个低回声，大小约11 mm×9 mm，形态规则，边界清楚，内部回声尚均匀（图3-3-5A）。

（2）CDFI检查：低回声内及周边可见丰富的条点状血流信号（图3-3-5B）。

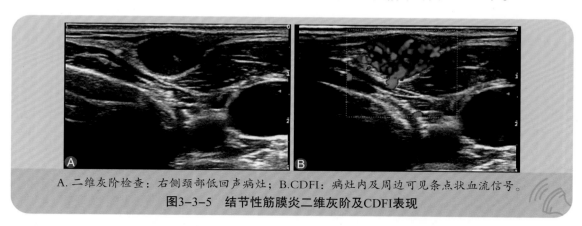

A.二维灰阶检查：右侧颈部低回声病灶；B.CDFI：病灶内及周边可见条点状血流信号。

图3-3-5　结节性筋膜炎二维灰阶及CDFI表现

（3）超声造影检查：右侧颈部病灶14 s时开始显影，肿块呈快速弥漫性高增强；22 s时达峰，呈高增强，边缘光整；29 s时肿块内造影剂开始与周边组织同步消退（图3-3-6）。

【病理诊断】

病理提示结节性筋膜炎。

【诊断依据及鉴别诊断】

典型的结节性筋膜炎超声造影表现为向心增强，周边呈"厚环样"高增强，部分病灶内部可出现少量无增强区。部分不典型病例也可表现为均匀或不均匀高增强。

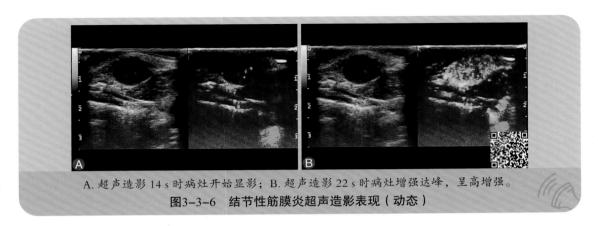

A. 超声造影14 s时病灶开始显影；B. 超声造影22 s时病灶增强达峰，呈高增强。

图3-3-6　结节性筋膜炎超声造影表现（动态）

结节性筋膜炎主要与纤维肉瘤、脂肪瘤及神经纤维瘤相鉴别，纤维肉瘤大多数超声造影表现为快速弥漫均匀性高增强，一般造影后病灶范围较二维灰阶图像扩大，部分内可见无增强区。神经纤维瘤增强略早于周围组织，一般表现为均匀性高增强，边界清楚，形态规则，部分周边见环状增强。脂肪瘤超声造影的表现因肿块内血管多少而具有很大差异，大多数肿块血管很少，表现为低增强。

四、腹壁子宫内膜异位症

📋 病例1

【基本信息】

患者女性，39岁，触及下腹壁肿物并反复疼痛10余年，加重3年。月经来潮时自觉肿物处疼痛，呈持续性，向下腹部放射，月经结束后消失。12年前有剖宫产史，无其他手术史及肿瘤病史。体格检查：腹壁切口皮下可触及一3 cm左右肿物，质韧，活动度欠佳，表面无红肿。

【超声检查】

（1）二维灰阶检查：下腹壁切口皮下肌层内可见一个低回声区，大小约33 mm×28 mm×12 mm，形状尚规则，边界不清晰，内部回声不均匀（图3-3-7A）。

（2）CDFI检查：低回声内可见条点状血流信号（图3-3-7B）。

（3）弹性超声检查：病灶质硬，弹性成像评分为3分（图3-3-8）。

（4）超声造影检查：9 s时病灶内开始出现点线样强化，稍早于周围脂肪组织，16 s时增强达高峰，呈不均匀高增强，边界不清晰，未见明显无增强区（图3-3-9）。

（5）超声提示：下腹壁正中肌层内病灶，结合病史，考虑子宫内膜异位症可能。

【病理诊断】

病理提示腹壁子宫内膜异位症。

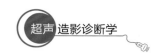

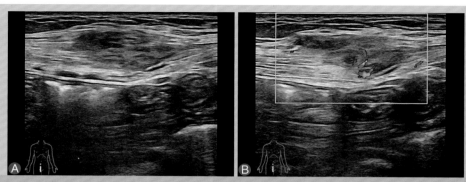

A. 二维灰阶检查：下腹壁正中肌层内可见低回声病灶；B.CDFI：病灶内可见血流信号。

图3-3-7　子宫内膜异位症二维灰阶及CDFI表现

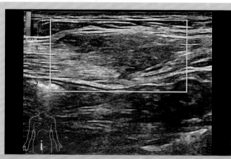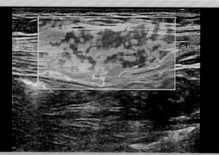

弹性成像评分：3分，质硬。

图3-3-8　子宫内膜异位症超声弹性成像表现

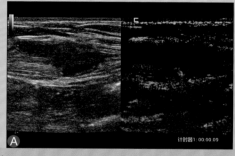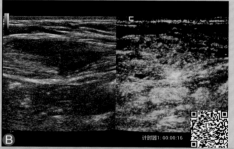

A. 超声造影9 s时病灶开始出现点线样强化；B. 超声造影16 s时病灶增强达峰，呈不均匀高增强，边界不清。

图3-3-9　子宫内膜异位症超声造影表现（动态）

【诊断依据及鉴别诊断】

　　子宫内膜异位症二维灰阶检查表现为腹壁肌层或脂肪层内可见低回声病灶，边界欠清晰或不清晰，形态不规则，CDFI可见条点状血流信号。超声造影大多数呈均匀或不均匀高增强，少数内部可见无增强区，边界欠清晰。

　　子宫内膜异位症需要与腹壁瘢痕、转移性癌等疾病鉴别。腹壁瘢痕多无随月经周期变化的疼痛，且随访过程中呈逐年缩小的过程，超声造影多呈低增强；转移性癌多数有原发肿瘤病史，生长速度较快，超声造影多表现为高增强。鉴别诊断主要依赖于临床病史、组织活检等。

五、腱鞘巨细胞瘤

病例 1

【基本信息】

患者女性，32岁，发现右手示指背侧肿物半年余，无压痛。

【超声检查】

（1）二维灰阶检查：右手示指背侧皮下可见一低回声区，大小约17 mm×7 mm，形态尚规则，边界尚清晰，内部回声尚均匀（图3-3-10A）。

（2）CDFI检查：病灶内见条点状血流信号（图3-3-10B）。

（3）超声造影检查：病灶呈均匀高增强，边缘光整，增强范围与二维灰阶检查图像相似（图3-3-11）。

（4）超声提示：右手示指背侧皮下实性占位，考虑腱鞘巨细胞瘤可能。

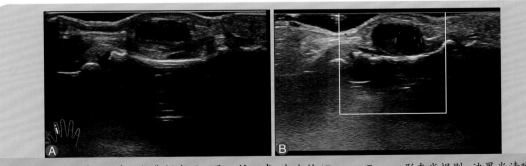

A.二维灰阶检查：右手示指背侧皮下可见一低回声，大小约17 mm×7 mm，形态尚规则，边界尚清晰，内部回声尚均匀；B.CDFI：肿物内部可见条点状血流信号。

图3-3-10　右手示指背侧病灶二维灰阶及CDFI表现

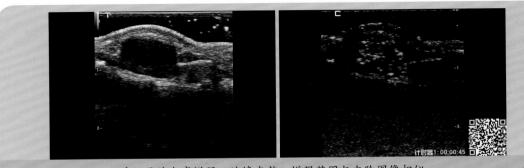

病灶呈均匀高增强，边缘光整，增强范围与灰阶图像相似。

图3-3-11　右手示指背侧病灶超声造影表现（动态）

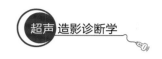

【病理诊断】

病例提示腱鞘巨细胞瘤。

【诊断依据及鉴别诊断】

诊断依据

本例腱鞘巨细胞瘤超声造影表现为均匀高增强，边缘光整，增强范围较二维灰阶检查图像无明显增大。结合患者为青年女性，病灶位置及病灶内部血供丰富，考虑该病灶为腱鞘巨细胞瘤的可能性大。腱鞘巨细胞瘤是来源于腱鞘滑膜的软组织肿瘤，青年女性多见，发病率仅次于腱鞘囊肿。临床表现为生长缓慢的无痛性或微痛性局部肿块，多为良性。根据其生物学行为分为局限性和弥漫性，后者侵袭性更强，称为色素沉着绒毛结节性滑膜炎。

鉴别诊断

（1）腱鞘囊肿：关节囊或腱鞘内结缔组织发生黏液样变性时形成囊肿。超声多表现为边界清晰的无回声区，CDFI无血流信号，但腱鞘囊肿内部出现出血或感染时，可表现为低回声，此时常规超声难以将二者进行鉴别，CDFI及超声造影进一步评估内部血流情况可辅以诊断。

（2）腱鞘纤维瘤：是一种少见的起源于腱鞘滑膜的良性纤维母细胞肿瘤，好发于20~50岁男性，多位于手指、足趾及手腕等小关节周围。腱鞘巨细胞瘤与腱鞘纤维瘤超声声像图表现极为相似，但当声像图多表现为包绕肌腱生长的不规则肿物、伴有骨质破坏的肿物时，更加倾向于诊断为腱鞘巨细胞瘤。

（3）神经鞘瘤：由于部分发生于腕部的腱鞘巨细胞瘤处亦为桡神经及尺神经走行区，但二者病理构成完全不同，腱鞘巨细胞瘤由大量单核细胞、多核巨细胞、泡沫细胞、胶原纤维及含铁血黄素组成，神经鞘瘤由Antoni A区细胞和Antoni B区细胞构成。超声声像图中，沿受累神经长轴扫查可见受压的神经干，形成特征性"鼠尾征"，横断面扫查可见到"靶征"，同时神经鞘瘤内部易发生囊性变。

六、血管肉瘤

病例 1

【基本信息】

患者男性，80岁，2个月前无明显诱因下出现头皮肿物，无压痛，近1个月因睡觉时反复摩擦而出现破溃。

【超声检查】

（1）二维灰阶检查：①左额顶部见数处片状低回声，较深处基底部距皮肤表层约6.5 mm，形态不规则，边界不清，内可见"条索样"高回声（图3-3-12A，图3-3-12B）；②左颈部Ⅲ区见数处低回声区，形态欠规则，淋巴门回声消失，CDFI示其内可见点状血流信号（图3-2-13）。

（2）能量多普勒超声检查：病灶内见丰富条点状血流信号（图3-3-12C）。

（3）PW检查：肿物内部血供呈"高阻型钉子波"血流频谱（图3-3-12D）。

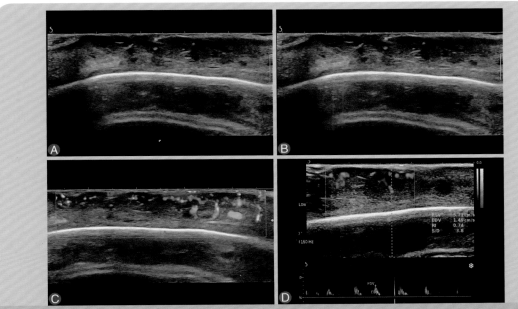

A～B.二维灰阶检查：左额顶部皮肤层可见数处片状低回声，其中较深处基底部距皮肤表层约6.5 mm，形态不规则，边界不清，内可见"条索样"高回声；C.能量多普勒声像图：肿物内部可见条点状丰富血流信号；D.PW检查：肿物内部血供呈"高阻型钉子波"血流频谱。

图3-3-12 额顶部病灶二维灰阶、能量多普勒及PW超声表现

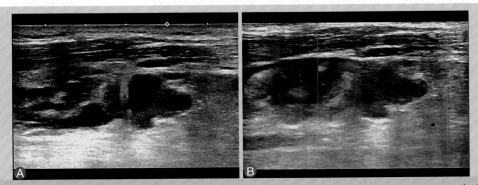

A.左颈部Ⅲ区可见数处低回声，其中一处大小约17 mm×13 mm，形态欠规则，淋巴门回声消失；B.CDFI：其内可见点状血流信号。

图3-3-13 左颈部Ⅲ区淋巴结

（4）超声造影检查：①一处病灶内部快速强化呈均匀高增强，无明显边界；②另一处病灶呈不均匀快速高增强，其内可见无增强区，局部伴散在稀疏增强（图3-3-14）。

（5）超声提示：左额顶部异常回声，恶性不除外（基底部位于皮下脂肪层）。

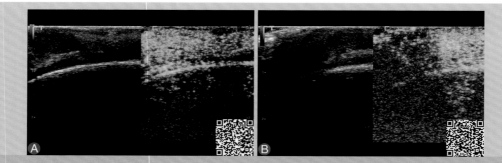

A. 肿块内部快速强化呈均匀高增强，无明显边界；B. 另一处病灶呈不均匀高增强，内可见无增强区，局部伴散在稀疏增强。

图3-3-14 额顶部病灶超声造影表现（动态）

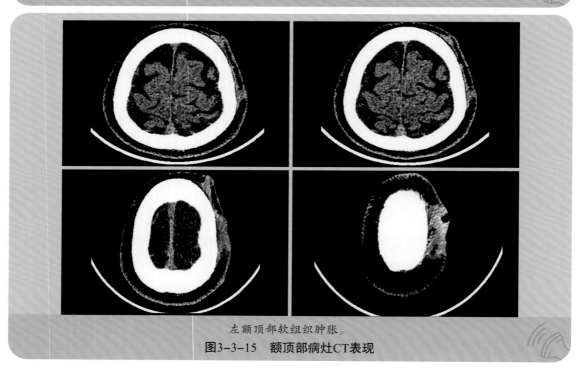

左额顶部软组织肿胀。

图3-3-15 额顶部病灶CT表现

【其他影像学检查】

CT检查显示左额顶部头皮下低密度区，周围软组织肿胀明显，增强后强化明显，其周围颅骨连续性好（图3-3-15）；MRI检查显示左额顶部病灶在T₁WI呈低信号，T₂WI呈等信号，增强后强化明显（图3-3-16）。两者均提示该病灶为恶性可能。

【病理诊断】

病理提示血管肉瘤。

【诊断依据及鉴别诊断】

诊断依据

本例血管肉瘤其中一处病灶表现为快速强化呈均匀高增强，另一处病灶呈不均匀高增

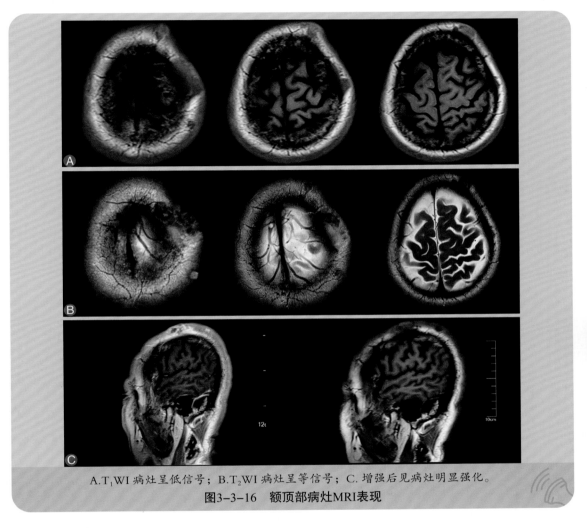

强，内可见无增强区，局部伴散在稀疏增强。结合患者为中老年男性，病灶内部血供丰富，区域淋巴结异常等考虑该病灶为恶性可能性大。

A.T_1WI病灶呈低信号；B.T_2WI病灶呈等信号；C.增强后见病灶明显强化。

图3-3-16 额顶部病灶MRI表现

鉴别诊断

（1）炎性病灶：结合患者抗炎治疗无效且血常规为阴性，予以排除。

（2）毛母质瘤：又称钙化上皮瘤，来源于毛母质的良性肿瘤，较为常见。常见于青少年，多位于头颈部及上肢，病理学中可见特征性"影细胞"，肿块内部多见钙化。超声多表现为边界清晰，周边可见低回声晕环，内可探及点弧状强回声的低回声肿物，内部血供多不丰富。

（3）基底细胞癌：最常见的皮肤恶性肿瘤，常见于老年人光照部位，大多位于头颈部。生长缓慢，远处转移罕见，多为区域淋巴结转移。肉眼观表现为表浅性结节或斑块，也可呈浸润性生长，部分肿块表面可见溃疡。超声表现为多边界清晰的低回声肿物，内部可有点状强回声，血供较丰富。

（4）鳞状细胞癌：中老年人多见，多发生于头面部等日光照射部位。部分鳞状细胞癌可由日光性角化病恶变而来，恶性程度较基底细胞癌稍高，但总体预后较好，超声多表现为边界欠清的低回声肿物，内部可有坏死，血流信号较基底细胞癌更丰富。

七、转移瘤

病例 1

【基本信息】

患者男性，66岁，肺癌术后5年余，发现右腰部肿块1天。

【超声检查】

（1）二维灰阶检查：右侧腰背部软组织内见一低回声，大小约48 mm×29 mm，形态欠规则，边界清楚，内部回声欠均匀（图3-3-17A）。

（2）CDFI检查：低回声区内及边缘可见条点状血流信号（图3-3-17B）。

（3）超声造影检查：低回声区14 s时开始显影，19 s时增强达高峰，呈不均匀高增强，内可见小片状无增强区，与周围组织分界清楚，31 s后病灶内造影剂开始消退（图3-3-18）。

（4）超声提示：右侧腰背部低回声区，结合超声造影考虑转移瘤可能。

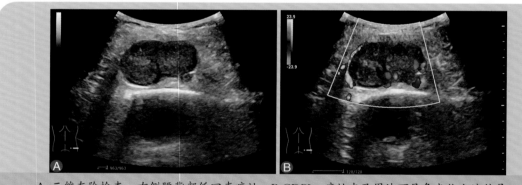

A.二维灰阶检查：右侧腰背部低回声病灶；B.CDFI：病灶内及周边可见条点状血流信号。

图3-3-17　右侧腰背部转移瘤二维灰阶及CDFI表现

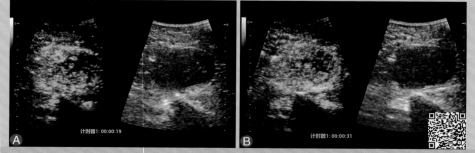

A.超声造影19 s时病灶增强达峰，呈不均匀高增强；B.超声造影31 s之后造影剂开始消退呈低回声。

图3-3-18　右侧腰背部转移瘤超声造影表现（动态）

【病理诊断】

病理提示右侧腰背部转移性低分化癌（来源于肺）。

【诊断依据及鉴别诊断】

超声造影可显示右侧腰背部病变呈不均匀高增强，内可见小片状无增强区，与周围组织分界清楚，同时可以显示肿瘤内部及周边血管分布状况。结合临床病史、二维灰阶检查、造影特征，本病例考虑为右侧腰背部转移瘤（来源于肺）可能。皮下转移瘤因其发生部位、大小、形态、生长速度等影响，临床表现复杂多样，与其他皮下软组织病变鉴别困难，一般需要病理检查来明确。

八、淋巴结炎

📋 **病例 1**

【基本信息】

患者男性，41岁，发现右侧腹股沟肿物。体格检查：右侧腹股沟触及一个鸽蛋大小肿块，质地偏软，活动度好，无压痛，无发热。

【超声检查】

（1）二维灰阶检查：右侧腹股沟见一个低回声区，大小约29 mm×11 mm，淋巴门可见、居中，边界清晰，形态规则（图3-3-19A）。

（2）CDFI检查：可见条点状血流信号，呈淋巴门型（图3-3-19B）。

（3）超声造影检查：淋巴结13 s时开始增强，由中央向周边增强，18 s时达增强高峰，呈均匀高增强，未见明显无增强区，25 s时开始消退，57 s时廓清明显，强度与周围组织相似（图3-3-20）。

（4）超声提示：右侧腹股沟淋巴结肿大，考虑淋巴结炎可能。

【病理诊断】

病理提示淋巴结炎。

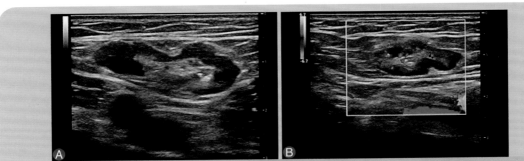

A. 二维灰阶检查：右侧腹股沟肿大淋巴结病灶；B. CDFI：病灶内见淋巴门型血流信号。

图3-3-19 淋巴结炎二维灰阶及CDFI表现

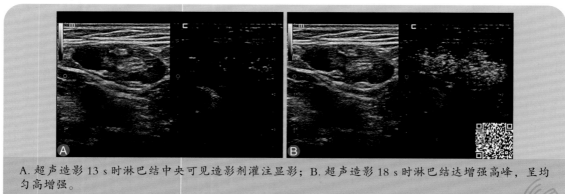

A.超声造影13 s时淋巴结中央可见造影剂灌注显影；B.超声造影18 s时淋巴结达增强高峰，呈均匀高增强。

图3-3-20　淋巴结炎超声造影表现（动态）

【诊断依据及鉴别诊断】

淋巴结炎二维灰阶检查多呈形态规则的椭圆形，多数长短比＞2，通常淋巴门可见，少数淋巴门消失，CDFI以淋巴门型血流信号多见。超声造影多呈离心型增强，由淋巴门中央向四周快速增强，呈均匀高增强，无明显坏死区。淋巴结炎主要与淋巴门可见的淋巴瘤鉴别，后者单发少见，较易融合，长短比＜2多见，淋巴结皮质增厚明显，超声造影多呈弥漫性高增强，可呈"雪花状"增强，增强强度较高。

九、结核性淋巴结炎

病例 1

【基本信息】

患者男性，73岁，发现左颈部渐进性肿胀2个月。体格检查：左颈部触及数个蚕豆大小肿块，质地中等，活动度稍差，轻压痛，有低热。

【超声检查】

（1）二维灰阶检查：左颈部见数个低回声，呈"串珠样"，较大一个大小约19 mm×9 mm，淋巴门消失，边界尚清晰，形态尚规则，内部回声不均匀，部分内可见液性暗区（图3-3-21A）。

（2）CDFI检查：淋巴结周边可见血流信号（图3-3-21B）。

（3）超声造影检查：淋巴结10 s时开始显影，边缘及内部均见造影剂充填，18 s时达增强高峰，边缘呈环形增强，淋巴结轮廓显示清晰，内部见"分隔样"增强，并见大片无增强区，无增强区形态规则，边界清楚（图3-3-22）。

（4）超声提示：左颈部淋巴结肿大伴内部坏死，结核性淋巴结炎可能性大，建议穿刺活检。

【病理诊断】

病理提示结核性淋巴结炎。

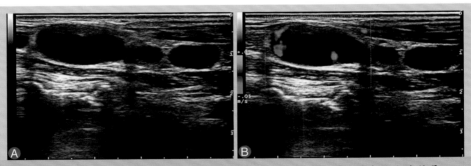

A. 二维灰阶检查：左颈部肿大淋巴结病灶；B.CDFI：病灶周边见点状血流信号。

图3-3-21 结核性淋巴结炎二维灰阶及CDFI表现

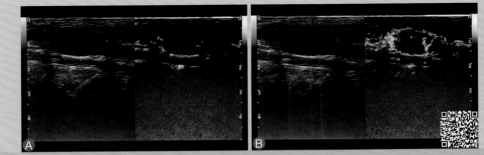

A. 超声造影10 s时病灶边缘及内部可见造影剂灌注显影；B. 超声造影18 s时病灶增强达峰，边缘呈环形增强，内部见"分隔样"增强。

图3-3-22 结核性淋巴结炎超声造影表现（动态）

【诊断依据及鉴别诊断】

结核性淋巴结炎因内部常有液化坏死，超声造影多表现为不均匀增强，边缘呈环形增强，内部可见"分隔样""蜂窝样"增强，无增强区边缘显示锐利、清楚。其主要与转移性淋巴结鉴别，后者多表现为向心型增强，部分可见搏动性增强方式，早期可呈均匀性高增强，发生坏死时增强不均匀，内部无增强区呈"裂隙样"，边缘不清。

十、坏死性淋巴结炎

病例1

【基本信息】

患者女性，32岁，1周前体检发现左侧腋窝数枚肿大淋巴结，无疼痛，无发热，无肿瘤病史。

【超声检查】

（1）二维灰阶检查：左侧腋窝可见数处低回声，其中较大一处大小约15 mm × 14 mm，形态规则，边界清晰，淋巴门回声消失（图3-3-23A）。

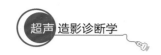

（2）CDFI检查：病灶内未见明显血流信号（图3-3-23B）。

（3）弹性超声检查：病灶质硬，弹性成像评分为4分（图3-3-24）。

（4）超声造影检查：13 s时病灶内开始出现点状弥漫增强，22 s时增强达高峰，呈均匀高增强，边界清晰，与周围组织分界明显，未见明显无增强区（图3-3-25）。

（5）超声提示：左侧腋窝淋巴结肿大，建议穿刺活检。

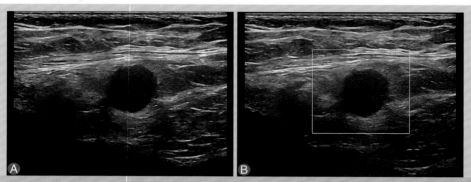

A.二维灰阶检查：左侧腋窝可见低回声病灶；B.CDFI：病灶内未见明显血流信号。

图3-3-23　坏死性淋巴结炎二维灰阶及CDFI表现

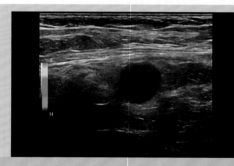
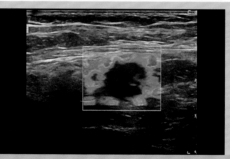

弹性成像评分：4分。

图3-3-24　坏死性淋巴结炎超声弹性成像表现

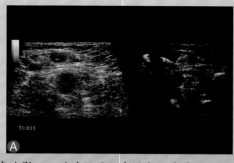
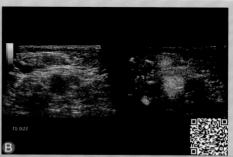

A.超声造影 13 s 时病灶开始出现点状弥漫强化；B.超声造影 22 s 时病灶增强达峰，呈均匀高增强。

图3-3-25　坏死性淋巴结炎超声造影表现（动态）

【病理诊断】

病理提示坏死性淋巴结炎。

【诊断依据及鉴别诊断】

坏死性淋巴结炎二维灰阶检查表现为淋巴结肿大，边界清晰，淋巴门回声消失或皮质增厚，CDFI可见条点状的血流信号。超声造影增强早期快速出现点状弥漫强化，达峰时呈均匀高增强，边界清晰，与周围组织分界明显，未见明显无增强区。

坏死性淋巴结炎要注意与结核性淋巴结炎、转移性淋巴结、淋巴瘤等淋巴结相关疾病鉴别。结核性淋巴结炎造影以不均匀增强为主，多表现为"蜂窝状""分隔样"及环形增强，内多见形状规则的无增强坏死区，可表现为"眼镜征"；转移性淋巴结主要鉴别点在于大多数患者有相关引流区域的肿瘤病史，超声造影多数表现为向心型增强，部分内可见形状不规则的无增强坏死区；淋巴瘤早期表现为快速弥漫均匀的"暴风雪"增强，即早期病灶内呈弥漫点状分布增强，随后相互融合呈显著均匀增强，达峰时多呈均匀高增强，偶见不均匀增强，极少出现无增强区。但前述疾病之间影像学表现常常有交叉现象，鉴别诊断主要依赖于临床病史、组织活检及相关免疫组化分析。

十一、巨大淋巴结增生症（Castleman 病）

📋 病例 1

【基本信息】

患者男性，55岁，3个月前无明显诱因发现右侧腹股沟触及数个红枣大小皮下结节，无发热，无痛痒不适。近期自觉结节增大，触之质韧，活动度欠佳，无破溃。

【超声检查】

（1）二维灰阶检查：右侧腹股沟区可见数处低回声，其中较大一处大小约27 mm × 13 mm，形状尚规则，边界清晰，淋巴门回声消失，皮质增厚，内可见点线状稍高回声（图3-3-26A）。

（2）CDFI检查：低回声内可见丰富条状血流信号，呈门型分布（图3-3-26B）。

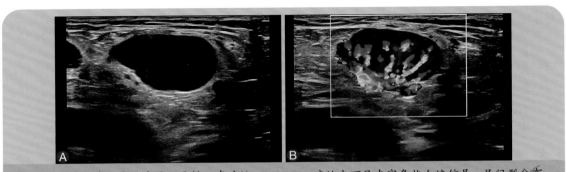

A.二维灰阶检查：腹股沟区可见低回声病灶；B.CDFI：病灶内可见丰富条状血流信号，呈门型分布。

图3-3-26　巨大淋巴结增生症二维灰阶及CDFI表现

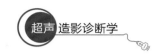

（3）频谱多普勒超声检查：峰值流速为24 cm/s，RI为0.51（图3-3-27）。

（4）超声造影检查：12 s时病灶内开始出现条状血管灌注显影，稍早于皮下脂肪组织，17 s时增强达高峰，呈均匀高增强，边界清晰，与周围组织分界明显，未见明显无增强区（图3-2-28）。

（5）超声提示：右侧腹股沟区淋巴结异常肿大，建议穿刺活检。

【病理诊断】

病理提示巨大淋巴结增生症。

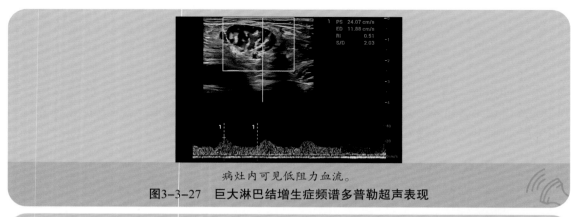

病灶内可见低阻力血流。

图3-3-27　巨大淋巴结增生症频谱多普勒超声表现

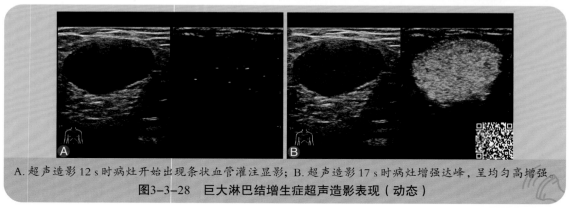

A.超声造影12 s时病灶开始出现条状血管灌注显影；B.超声造影17 s时病灶增强达峰，呈均匀高增强。

图3-3-28　巨大淋巴结增生症超声造影表现（动态）

【诊断依据及鉴别诊断】

巨大淋巴结增生症（Castleman病）二维灰阶检查表现为淋巴结肿大，椭圆形低回声，边界清晰，淋巴门回声消失，皮质增厚，CDFI可见门型丰富的血流信号，频谱多普勒声像图呈低阻力血流。超声造影增强早期快速出现条状血管灌注显影，早于皮下脂肪组织，达峰时呈均匀高增强，边界清晰，与周围组织分界明显，未见明显无增强区。

Castleman病要注意与IgG4相关性淋巴结病、猫抓病、淋巴瘤等淋巴结相关疾病鉴别。IgG4相关性淋巴结病同时有多个结外器官肿胀或占位性病变，血清IgG4水平升高是鉴别要点；猫抓病以局部皮损及引流区域淋巴结肿大为主要特征；淋巴瘤多表现为无痛性淋巴结肿大，淋巴门回声消失，皮质增厚，内可见点状、线状或网格状稍高回声分布，多为丰富的门型血流信号。但前述疾病之间影像学表现缺乏高度的特异性，鉴别诊断主要依赖于临床病史、组织活检及相关免疫组化分析。

十二、猫抓病

病例 1

【基本信息】

患者男性，38岁，右腋下肿痛10余天，口服抗生素治疗1周，自觉无效，患者家中养有宠物猫，半月前被猫抓伤，未做特殊处理。

【超声检查】

（1）二维灰阶检查：右侧腋窝可见多个低回声，其中一个大小约28 mm×16 mm，形态不规则，淋巴门回声消失，周围脂肪组织水肿、回声增高（图3-3-29A）。

（2）CDFI检查：低回声病灶内部可见条点状血流信号（图3-3-29B）。

（3）超声造影检查：肿大淋巴结于10 s时开始增强，病灶边缘部分最先增强，15 s时增强达高峰，呈不均匀高增强，周围脂肪组织与淋巴结同步增强，呈等增强，与淋巴结分界不清（图3-3-30）。

（4）超声提示：右侧腋下淋巴结肿大，结合超声造影及病史考虑猫抓病可能。

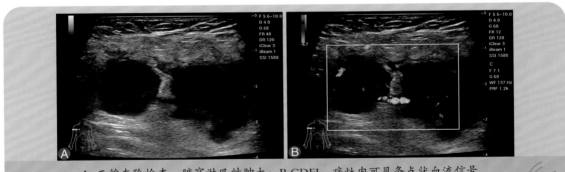

A. 二维灰阶检查：腋窝淋巴结肿大；B.CDFI：病灶内可见条点状血流信号。

图3-3-29　猫抓病二维灰阶及CDFI表现

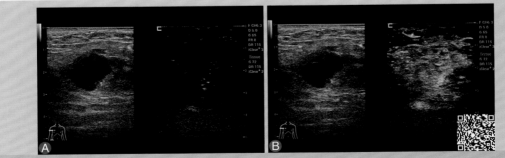

A. 超声造影10 s时病灶内可见点状血管灌注显影；B. 超声造影16 s时病灶增强达峰，呈高增强。

图3-3-30　猫抓病超声造影表现（动态）

【病理诊断】

病理提示猫抓病。

【诊断依据及鉴别诊断】

猫抓病所致肿大淋巴结增强早期从病灶边缘开始增强，随后病灶不均匀灌注，达峰时呈不均匀高增强，边界不清晰，与周围脂肪组织分界不清，增强晚期病灶内造影剂消退与皮下脂肪组织呈等增强。结合病史、临床表现、二维灰阶检查特征和造影特征，本病例考虑为猫抓病可能。

猫抓病主要和淋巴瘤、转移性淋巴结相鉴别。淋巴瘤常规超声显示皮质增厚，淋巴结内呈低回声或极低回声，血供丰富，多呈中央型血流，部分恶性淋巴瘤常累及周围组织，与周围组织分界不清，超声造影多表现为快速弥漫的"雪花状"增强和非向心性弥漫性增强，灌注缺损较少见。转移性淋巴结多表现为淋巴结长径短径比<2，周边血流较多见，与周围组织分界清楚，超声造影多表现为向心性增强，灌注缺损较常见。

十三、转移性淋巴结

病例 1

【基本信息】

患者女性，58岁，发现左侧乳房肿物半年，左腋下肿物1周。临床触诊示左侧乳房于3点方向触及一大小约6 cm×3 cm肿块，质硬，表面不光滑，边界不清，活动度尚可，挤压乳头无溢液。左侧腋下可触及一大小2 cm×1 cm的肿块。

【超声检查】

（1）二维灰阶检查：左腋下见数个低回声，其中较大两个大小分别约13 mm×7 mm、8 mm×7 mm，形态规则，边界清楚，淋巴门回声消失（图3-3-31A）。

（2）CDFI检查：两个低回声区内均可见条点状血流信号（图3-3-31B）。

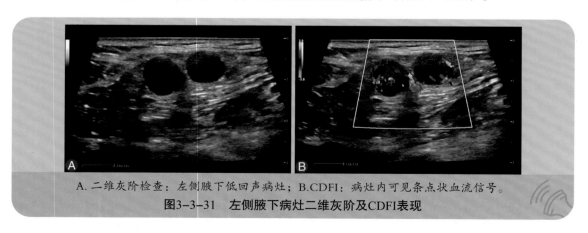

A.二维灰阶检查：左侧腋下低回声病灶；B.CDFI：病灶内可见条点状血流信号。

图3-3-31　左侧腋下病灶二维灰阶及CDFI表现

（3）超声造影检查：左侧腋下两病灶9 s时开始显影，13 s时增强达高峰，内部呈均匀高增强和不均匀高增强，可见小片状无增强区，边界清楚，18 s后病灶内造影剂开始消退

（图3-3-32）。

（4）超声提示：左腋下低回声区，考虑转移性淋巴结可能。

【病理诊断】

病理提示左侧腋下转移性淋巴结（来源于乳腺）。

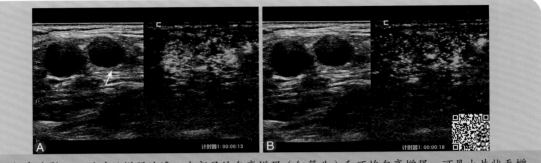

A. 超声造影13 s时病灶增强达峰，内部呈均匀高增强（红箭头）和不均匀高增强，可见小片状无增强区（白箭头）；B. 超声造影18 s之后病灶内造影剂开始消退呈低增强。

图3-3-32　左腋下病灶超声造影表现（动态）

【诊断依据及鉴别诊断】

本例患者左侧乳腺肿块的病理类型为浸润性导管癌，Ⅲ级。腋下转移性淋巴结CDFI检查示血流丰富，血管杂乱；超声造影特点为均匀或不均匀性高增强，部分出现坏死区呈无回声。结合临床病史、二维灰阶检查、造影特征，本病例考虑为左腋下转移性淋巴结可能。转移性淋巴结的鉴别诊断首先要识别异常淋巴结结构，其次明确原发病灶。原发病灶与转移性淋巴结的结构同源，决定转移性淋巴结的声像图表现，对鉴别诊断意义重大。

十四、淋巴瘤

病例 1

【基本信息】

患者男性，67岁，发现右侧腹股沟肿块7个月，进行性增大3个月，患者7个月前发现右侧腹股沟多个肿块，蚕豆大小，无疼痛，未予以重视，3个月前肿块逐渐增大，无疼痛、发热，无盗汗，近3个月体重减轻5 kg。体格检查：右侧腹股沟可触及多个肿块，较大者直径约3 cm，质硬，边界清楚，活动性较差。

【超声检查】

（1）二维灰阶检查：右侧腹股沟可见数个低回声，其中较大者约34 mm×21 mm，形态规则，边界清楚，淋巴门回声消失，可见条索状稍高回声（图3-3-33A）。

（2）CDFI检查：低回声内可见丰富的条点状血流信号，呈淋巴门型血供（图3-3-33B）。

（3）超声造影检查：右侧腹股沟病灶17 s时开始显影，呈快速弥漫性高增强；26 s时达峰，

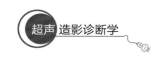

呈均匀的高增强，边缘光整；33 s时病灶内造影剂开始消退，早于周边组织（图3-3-34）。

（4）超声提示：右侧腹股沟淋巴结肿大，结合超声造影考虑淋巴瘤可能。

【病理诊断】

病理提示外周T细胞淋巴瘤。

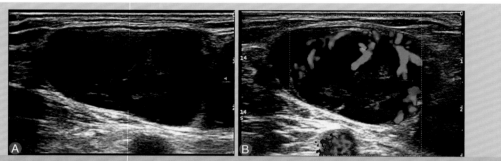

A.二维灰阶检查：右侧腹股沟低回声病灶；B.CDFI：病灶内可见条点状血流信号。

图3-3-33 淋巴瘤二维灰阶及CDFI表现

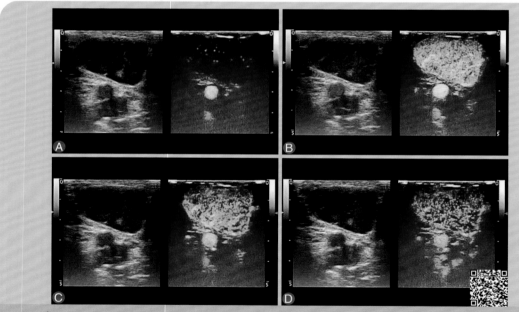

A.超声造影17 s时病灶开始显影；B.超声造影26 s时病灶增强达峰，呈高增强；C.超声造影33 s时病灶开始消退；D.超声造影47 s时病灶消退明显。

图3-3-34 淋巴瘤超声造影表现（动态）

【诊断依据及鉴别诊断】

淋巴瘤增强早期表现为快速弥漫均匀的"暴风雪"增强，即早期病灶内呈弥漫点状增强，达峰时呈均匀高增强，偶见不均匀增强，极少出现无增强区；病灶边界清楚，包膜可呈细线样增强。少数淋巴瘤也可呈离心型或向心型增强。

淋巴瘤主要与淋巴结炎、结核性淋巴结炎及转移性淋巴结相鉴别。淋巴结炎大多数淋巴门可见，L/S＜2，造影多呈离心型增强，以均匀增强多见。结核性淋巴结炎造影以不均匀增强为主，多表现为"蜂窝状""分隔样"及环形增强，内多见形状规则的无增强坏死区，可表现为"眼镜征"。转移性淋巴结主要鉴别点在于大多数患者有相关引流区域的肿瘤病史，超声造影多数表现为向心型增强，部分内部可见形状不规则的无增强坏死区。

第四章 妇科超声造影

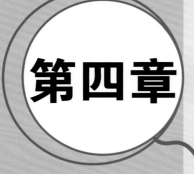

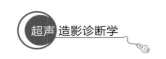

第一节 妇科超声造影

【适应证】

（1）子宫局灶性病变，如不典型子宫肌瘤与子宫腺肌瘤的诊断及鉴别诊断；子宫肌瘤与子宫腺肌瘤的非手术治疗评估；子宫动脉栓塞或聚焦超声消融等治疗术后疗效的评估等。

（2）子宫宫腔病变，如子宫内膜息肉、子宫黏膜下肌瘤、子宫内膜癌等的诊断及鉴别诊断等。

（3）卵巢肿瘤性质的诊断及鉴别诊断。

（4）输卵管形态的判断，子宫输卵管通畅性的评价等。

【检查方法】

（1）经静脉超声造影：经腹部检查需要嘱患者适度充盈膀胱，经阴道或直肠检查需要嘱患者排空膀胱，超声造影观察子宫、内膜、双侧附件及盆腔情况，明确有无病变，进一步观察病变的数量、大小、回声、边界、形态、血流等。生理盐水5 mL与59 mg SonoVue（Bracco Suisse SA，Switzerland）配制成混悬液，经肘静脉弹丸式注射，经腹部检查用量为1.5～2.4 mL，经阴道或直肠检查用量建议为2.4～4.8 mL，随即推注生理盐水5 mL冲管。探头切面固定于目标区域，注射造影剂结束开始计时，实时动态观察病变内造影剂的灌注情况，包括增强时间、增强水平、增强形态等，连续存储2～3 min动态图像。

（2）子宫输卵管超声造影：月经干净后3～7天，嘱患者排空膀胱和直肠，取截石位，采用经阴道超声对子宫、双侧附件扫查，观察子宫、双侧卵巢、双侧宫角位置，子宫、双侧卵巢的活动度，盆腔有无积液。将生理盐水5 mL与59 mg SonoVue冻干粉配制成混悬液，抽取2 mL混合液，使用生理盐水稀释至20 mL。常规消毒铺巾后，向宫腔内放置双腔球囊管，注入1.5～3.0 mL生理盐水使球囊充盈固定于宫颈内口上方，适当调整球囊的大小与位置，充分显示双侧宫角。造影模式下通过双腔球囊管缓慢、匀速推注造影剂，动态观察造影剂在患者子宫和输卵管内的流动、显影状态及在双侧卵巢附近、盆腔内的弥散状态，保存图像。

第二节 子宫超声造影

一、子宫内膜息肉

病例 1

【基本信息】

患者女性，62岁，绝经12年，体检时，超声检查发现宫腔占位5天，体格检查未见阴道流血、排液及分泌物。

【超声检查】

（1）二维灰阶检查：宫腔线分离，内见无回声，前后径0.6 cm，单层内膜厚0.1 cm，宫腔内见一稍高回声区，大小约2.3 cm×0.6 cm，境界欠清。双侧附件区未见明显异常回声（图4-2-1A）。

（2）CDFI检查：高回声区内未见明显血流信号（图4-2-1B）。

（3）超声造影检查：子宫动脉12 s时开始显影，26 s时病灶内可见条状血管灌注显影，稍晚于子宫内膜，33 s时增强达高峰，呈低增强，边界清晰，与周围内膜组织分界明显，45 s后病灶内造影剂消退，与周围内膜组织同步，呈等增强（图4-2-2）。

（4）超声提示：宫腔内高回声区，结合超声造影考虑子宫内膜息肉可能。

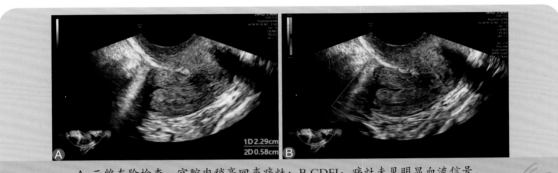

A.二维灰阶检查：宫腔内稍高回声病灶；B.CDFI：病灶未见明显血流信号。

图4-2-1　子宫内膜息肉二维灰阶及CDFI表现

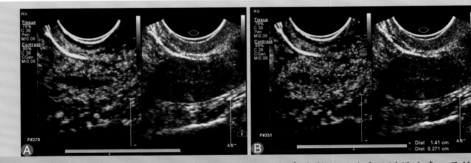

A.超声造影26 s时病灶内可见条状血管灌注显影；B.超声造影33 s时病灶增强达峰，呈低增强。

图4-2-2　子宫内膜息肉超声造影表现一

【病理诊断】

病理提示子宫内膜息肉。

【诊断依据及鉴别诊断】

子宫内膜息肉增强早期宫腔内病灶可见条状血管首先灌注成像，随后病灶均匀灌注，达峰时呈低增强，边界清晰，与周围内膜组织分界明显。增强晚期病灶内造影剂消退与周围内膜组织同步，呈等增强。结合二维灰阶检查高回声特征、临床表现、造影特征，本病例考虑为子宫内膜息肉可能。子宫内膜息肉主要和子宫内膜增生和子宫黏膜下肌瘤相鉴别。子宫内膜增生表现为局限性增厚的内膜呈息肉样改变，与肌层分界清，子宫内膜息肉超声造影可观察到一支灌注的血管；子宫黏膜下肌瘤多表现为宫腔内低或等回声团块，周围可见内膜线状高回声包绕，基底部多较宽，线状内膜高回声在基底部中断或显示不清，超声造影多表现为均匀高增强。

病例 2

【基本信息】

患者女性，50岁，平素月经规律，月经周期28～30天，自诉近1年来经间期阴道点滴出血，月经淋漓不尽8～10天，体格检查未见阴道流血、排液及分泌物。

【超声检查】

（1）二维灰阶检查：内膜境界欠清，厚约1 cm，宫腔内见一个椭圆形稍高回声区，大小约2.4 cm×1.0 cm，境界清晰，双侧附件区未见明显异常回声（图4-2-3A）。

（2）CDFI检查：高回声区内未见明显血流信号，能量多普勒超声检查可见一条状血流信号由子宫肌层进入高回声区内（图4-2-3B）。

（3）超声造影检查：20 s时可见病灶内一粗大条状血管灌注显影，与子宫肌层同步增强，早于子宫内膜的增强；23 s时病灶增强达高峰，呈等增强，边界清晰，与周围内膜组织分界明显；子宫内膜于27 s时完全增强；40 s后病灶内造影剂开始消退，与周围内膜组织及肌层同步，呈等增强（图4-2-4）。

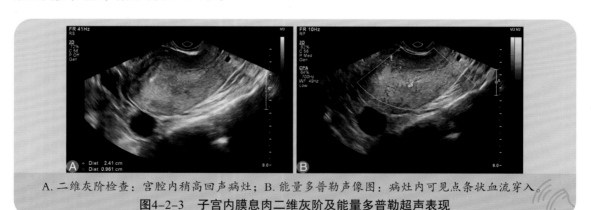

A. 二维灰阶检查：宫腔内稍高回声病灶；B. 能量多普勒声像图：病灶内可见点条状血流穿入

图4-2-3　子宫内膜息肉二维灰阶及能量多普勒超声表现

（4）超声提示：宫腔内高回声区，结合超声造影考虑子宫内膜息肉可能。

【病理诊断】

病理提示子宫内膜息肉。

【诊断依据及鉴别诊断】

本例子宫内膜息肉具有子宫内膜息肉典型的超声造影增强特点，即增强早期宫腔内病灶可见条状血管首先灌注成像，与子宫肌层内造影剂灌注同步，并且早于周围子宫内膜组织内

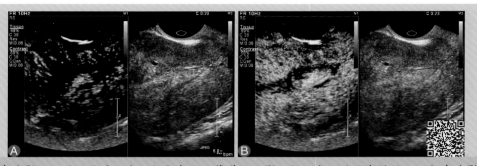

A. 超声造影20 s时可见病灶内一粗大条状血管灌注显影，与子宫肌层同步增强；B. 超声造影23 s时病灶增强达高峰，呈等增强。

图4-2-4　子宫内膜息肉超声造影表现二（动态）

的造影剂灌注。随后病灶内造影剂均匀灌注，达峰时呈等增强，边界清晰，与周围内膜组织分界明显。增强晚期病灶内造影剂消退与周围内膜组织同步，呈等增强。本病例经间期阴道出血及月经淋漓不尽的临床表现、二维灰阶检查宫腔内高回声团的特征结合超声造影典型的增强特征考虑为子宫内膜息肉可能。

二、子宫内膜增生

病例 1

【基本信息】

患者女性，42岁，平素月经规律，月经周期28天，自述近1年来经量增多，经期、月经周期均正常，妇科检查未见明显异常。

【超声检查】

（1）二维灰阶检查：内膜厚度1.3 cm，境界尚清，内膜回声不均匀，局部可见条状稍高回声区，双侧附件区未见明显异常回声（图4-2-5A）。

（2）CDFI检查：内膜内可见条状血流信号（图4-2-5B）。

（3）超声造影检查：子宫肌层10 s时开始增强，内膜13 s时开始增强，稍迟于子宫肌层。内膜增强为由外向内的均匀增强，18 s时增强达高峰，呈等增强，与肌层无明显分界。35 s后内膜内造影剂开始消退，消退略晚于肌层，呈高增强（图4-2-6）。

（4）超声提示：子宫内膜增厚伴回声不均，结合超声造影考虑子宫内膜增生可能。

【病理诊断】

病理提示简单型子宫内膜增生。

【诊断依据及鉴别诊断】

本例二维灰阶检查显示有条状稍高回声区，且有经量增多的临床表现，造影时需注意与内膜息肉做鉴别。本例造影时内膜表现为稍晚于肌层的均匀增强，消退略晚于肌层，呈均匀的高回声，符合子宫内膜增生的造影增强表现，造影时并没有局灶性的增强或减低区。子宫

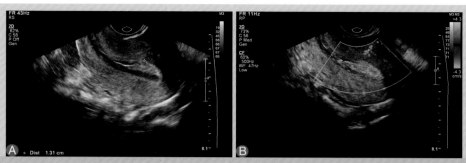

A.二维灰阶检查：内膜厚度1.3 cm，回声不均匀，局部可见片状稍高回声区；B.CDFI：内膜内可见条状血流信号。

图4-2-5　简单型子宫内膜增生二维灰阶及CDFI表现

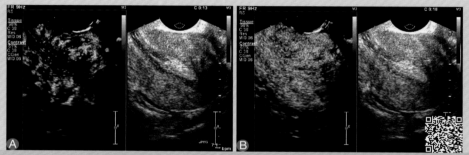

A.超声造影13 s时内膜开始增强，为由外向内的均匀增强；B.超声造影18 s时内膜增强达高峰，呈等增强，与肌层无明显分界。

图4-2-6　简单型子宫内膜增生超声造影表现（动态）

内膜息肉造影时一般会看到一条粗大的营养血管与子宫肌层同步增强，息肉整体的增强都早于内膜，并显示出一定轮廓。故本病例结合超声造影特点符合子宫内膜增生表现。

病例2

【基本信息】

患者女性，36岁，既往月经规律，周期32天，自述已3个月月经未至，妇科检查未见明显异常，血人绒毛促性腺激素（human chorionic gonadotropin，HCG）水平正常。

【超声检查】

（1）二维灰阶检查：内膜呈团状增厚，回声增强，范围约5.1 cm×3.6 cm，境界尚清，内膜形态不规则，回声不均匀，可见数个大小不等的无回声区，双侧附件区未见明显异常回声（图4-2-7A）。

（2）CDFI检查：团状增厚的内膜内未见明显血流信号（图4-2-7B）。

（3）超声造影检查：子宫肌层12 s时开始增强，内膜的团状高回声15 s时开始增强，稍迟于子宫肌层。内膜的团状高回声增强模式为由外向内的增强，23 s时增强达高峰，呈等增强，与肌层无明显分界，团状高回声内增强不均匀，局部可见无增强区，形态不规则。41 s后内膜的团状高回声内造影剂开始消退，呈低增强（图4-2-8）。

（4）超声提示：子宫内膜增厚不均，结合超声造影考虑子宫内膜增生可能，建议行诊断性刮宫手术。

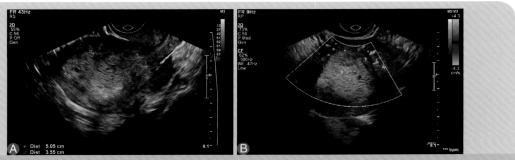

A. 二维灰阶检查：内膜呈团状增厚，回声增强，范围约 5.1 cm×3.6 cm，回声不均匀，可见数个大小不等的无回声区；B.CDFI：团状增厚的内膜内未见明显血流信号。

图4-2-7 简单型子宫内膜增生伴灶性子宫内膜坏死二维灰阶及CDFI表现

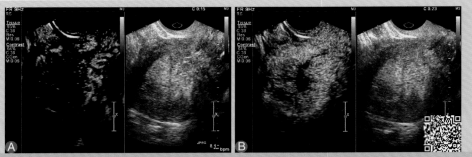

A. 超声造影15 s时内膜的团状高回声开始增强，稍迟于子宫肌层；B. 超声造影23 s时团状高回声增强达高峰，呈等增强，与肌层无明显分界，局部可见无增强区。

图4-2-8 简单型子宫内膜增生伴灶性子宫内膜坏死超声造影表现（动态）

【病理诊断】

病理提示简单型子宫内膜增生伴局部间质出血、灶性子宫内膜坏死。

【诊断依据及鉴别诊断】

本例有数月月经未至的病史，二维灰阶检查中内膜明显增厚、呈团状，内部回声不均匀、可见多个无回声区，首先考虑子宫内膜增生，但需与子宫内膜增生伴子宫内膜息肉做鉴别。超声造影表现为稍迟于子宫肌层的由外向内的增强，增强不均匀，局部无增强，为灶性坏死部分，与二维灰阶观察到的内膜内无回声区吻合，符合子宫内膜增生伴部分灶性坏死的表现。子宫内膜息肉会显示早于内膜增强的稍高回声团，且多有来自肌层的粗大的滋养血管，本例造影表现不符合。

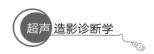

三、老年萎缩性子宫内膜

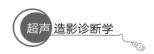

病例 1

【基本信息】

患者女性，71岁，自述绝经20年，平素无阴道出血、排液等症状，体检提示子宫内膜增厚就诊，妇科检查未见明显异常。

【超声检查】

（1）二维灰阶检查：内膜厚度0.68 cm，境界尚清，内膜回声不均匀，内可见数个无回声区，其中一个大小约0.4 cm×0.3 cm，双侧附件区未见明显异常回声（图4-2-9A）。

（2）CDFI检查：内膜内未见明显血流信号（图4-2-9B）。

（3）超声造影检查：子宫肌层14 s时开始增强，于24 s时达到增强峰值。内膜17 s时开始增强，稍迟于子宫肌层，为由外向内的稀疏的造影剂充填，于26 s时达到增强峰值，呈不均匀性的低增强，内膜与肌层分界清晰，内膜内的无回声区始终无增强。36 s后内膜与肌层内造影剂均开始消退（图4-2-10）。

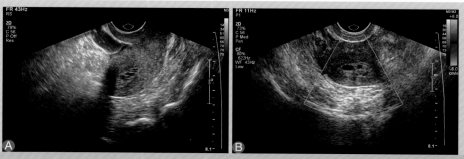

A. 二维灰阶检查：内膜厚度 0.68 cm，回声不均匀，内可见数个无回声区；B.CDFI：内膜内未见明显血流信号。

图4-2-9　老年萎缩性子宫内膜二维灰阶及CDFI表现

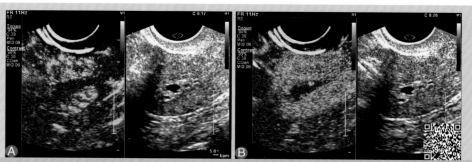

A. 超声造影 17 s 时内膜开始增强，稍迟于子宫肌层，为由外向内的稀疏的造影剂充填；B. 超声造影 26 s 时内膜达到增强峰值，呈不均匀性低增强，内膜与肌层分界清晰。

图4-2-10　老年萎缩性子宫内膜超声造影表现（动态）

（4）超声提示：子宫内膜非均匀性增厚，结合超声造影考虑良性病变。

【病理诊断】

病理提示子宫内膜呈老年萎缩性改变。

【诊断依据及鉴别诊断】

绝经后子宫内膜增厚最需要鉴别诊断的是子宫内膜癌，本病例有绝经20年后子宫内膜增厚的临床表现，二维灰阶检查表现为增厚的子宫内膜内回声不均匀，见大小不等的无回声区，内膜境界尚清。超声造影表现为内膜增强时间晚于肌层，符合子宫内膜正常的增强时间，且增强形式表现为由外向内的造影剂填充，也与子宫内膜增强表现一致。本例子宫内膜内造影剂的填充较稀疏，内膜强度达峰时仅为低增强，与老年女性子宫内膜内腺体与间质均萎缩的病理表现相符合。子宫内膜癌的超声造影表现多为相较于肌层的早期增强及高增强、早消退，与本例不符。

📋 **病例 2**

【基本信息】

患者女性，72岁，自述绝经20余年，体检发现子宫内膜增厚7年，近半年来有间歇性的阴道点状出血。妇科检查未见明显异常。

【超声检查】

（1）二维灰阶检查：内膜厚度1.1 cm，境界欠清，内膜回声不均匀，可见多个大小不等的无回声区，呈"蜂窝状"改变，双侧附件区未见明显异常回声（图4-2-11）。

（2）CDFI检查：内膜内未见明显血流信号。

（3）超声造影检查：子宫肌层17 s时开始增强，内膜22 s时开始增强，稍迟于子宫肌层，内膜增强局部可见条状强化，余为由外向内的增强，29 s时增强达高峰，呈非均匀性的等增强，内可见数个无增强区，41 s后内膜与肌层造影剂同步消退（图4-2-12）。

（4）超声提示：宫腔异常回声，结合超声造影考虑良性病变。

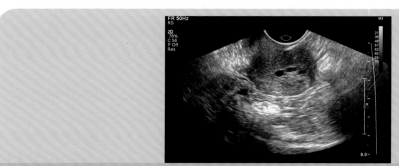

内膜厚度1.1 cm，境界欠清，内膜回声不均匀，可见多个大小不等的无回声区，呈"蜂窝状"改变。

图4-2-11　老年萎缩性子宫内膜伴息肉样增生二维灰阶表现

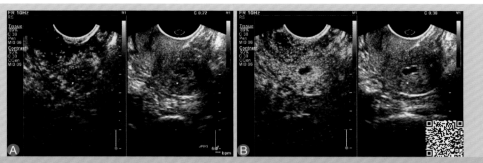

A.超声造影22 s时内膜开始增强，稍迟于子宫肌层；B.超声造影30 s时内膜增强达高峰，呈非均匀性的等增强，内可见无增强区。

图4-2-12　老年萎缩性子宫内膜伴息肉样增生超声造影表现（动态）

【病理诊断】

病理提示子宫内膜呈萎缩性改变，部分腺体扩张，局部黏膜呈息肉样增生。

【诊断依据及鉴别诊断】

本例二维灰阶检查表现为内膜增厚，内部回声不均匀，内可见多个大小不等的无回声区，超声造影为迟于肌层的不均匀等增强，部分区域可见条状增强早于周围内膜，无回声区表现为无增强。本例结合绝经后内膜增厚7年且近半年来阴道出血的病史，需与子宫内膜癌做鉴别，后者超声造影多表现为早于肌层的增强，且增强强度可高于肌层，消退也早于肌层。本例超声造影的表现符合病理性子宫内膜萎缩性改变，局部黏膜呈息肉样增生的表现。

四、子宫内膜癌

病例1

【基本信息】

患者女性，71岁，绝经20年，不规则流血4个月。

【超声检查】

（1）二维灰阶检查：子宫体积偏大，宫腔见高回声区，自宫腔底部至宫颈内口处，大小约3.8 cm×1.8 cm，内部回声不均，局部见片状低回声区，境界较清晰，与肌层分界清晰，双侧附件区未见明显异常回声（图4-2-13A）。

（2）CDFI检查：宫腔病变血流不丰富，见少量血流信号，静脉性频谱为主（图4-2-13B）。

（3）超声造影检查：子宫动脉19 s时开始显影，21 s时病灶内可见条状血管灌注显影，后壁见粗大滋养血管，增强明显早于前壁子宫内膜，36 s时增强达高峰，呈非均匀性高增强，局部见小片状无增强区。边界较清晰，增强范围与二维病灶范围相近。39 s后造影剂开始消退，消退明显早于肌层，呈非均匀性低增强（图4-2-14）。

（4）超声提示：宫腔不均回声，结合超声造影考虑子宫内膜恶性病灶。

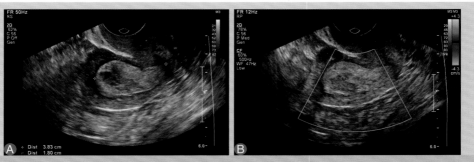

A.二维灰阶检查：宫腔内不均回声病灶；B.CDFI：病灶内少量血流信号。
图4-2-13 子宫内膜癌二维灰阶及CDFI表现一

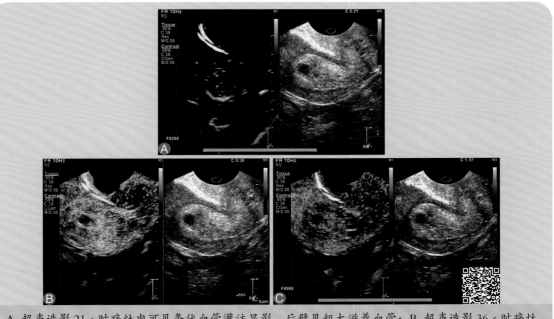

A.超声造影21 s时病灶内可见条状血管灌注显影，后壁见粗大滋养血管；B.超声造影36 s时病灶增强达峰，呈非均匀性高增强；C.造影晚期消退明显早于肌层，呈非均匀性低增强。
图4-2-14 子宫内膜癌超声造影表现一（动态）

【病理诊断】

病理提示子宫内膜样腺癌，癌组织侵及固有层，局部腺肌瘤样息肉形成。

【诊断依据及鉴别诊断】

在女性生殖系统肿瘤中，子宫内膜癌仅次于宫颈癌，为第二常见肿瘤。WHO将子宫内膜癌分为内膜样腺癌、黏液样腺癌、浆液性癌等，其中内膜样腺癌为最常见类型，约占子宫内膜癌的80%。临床常表现为绝经后阴道出血或育龄期月经量多。本病首选手术治疗，预后与肌层浸润程度、临床分期、病理类型等密切相关。一般5年生存率为60%～70%。对于育龄期女性月经不规律且见宫腔杂乱回声或绝经后子宫内膜增厚应高度警惕本病。正常子宫造影多遵循浆膜层-肌层-内膜的增强顺序，而内膜癌病灶区的增强常早于肌层，呈现内膜-肌

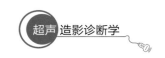

层顺序。本例宫腔病变增强早，消退快，尤其以内膜后壁为著，符合子宫内膜癌的增强特点。病灶侵及固有层但局限于内膜层，故本例二维灰阶检查、超声造影均显示病灶与周边肌层分界尚清晰。有研究显示子宫内膜癌绝经前组多数表现为早增强，亦可有同步增强、迟增强。而绝经后子宫内膜癌组早增强明显多于绝经前子宫内膜癌组。不论绝经期还是绝经后，子宫内膜癌均主要表现为早消退，其原因可能在于恶性肿瘤细胞浸润破坏原有正常血管，诱导产生畸变新生微小血管。

　　本病主要与子宫内膜增生及其他少见内膜恶性病灶如子宫癌肉瘤等鉴别。子宫内膜增生二维灰阶检查表现为内膜增厚或宫腔杂乱回声，但一般内膜与肌层分界尚清晰，造影时仍遵循肌层-内膜增强顺序；而内膜癌病灶区增强早于肌层且消退快，呈现典型"快进快退"模式。

病例 2

【基本信息】

患者女性，56岁，阴道不规则流血46天。

【超声检查】

（1）二维灰阶检查：子宫体积增大，形态饱满，子宫右侧浆膜下见类圆形低回声区，境界清晰。局部宫腔线分离，前后径1.4 cm，宫腔中下段见2.9 cm×1.9 cm高回声区，形态欠规则，局部形态类似"菜花样"，与前壁、后壁肌层分界尚清，双侧附件区未见明显异常回声（图4-2-15A）。

（2）CDFI检查：宫腔病变内见较丰富血流信号，以前壁为著（图4-2-15B）。

（3）超声造影检查：子宫动脉13 s时开始显影，13 s时病灶内可见条状血管灌注显影，几乎与前壁肌层显影同步，20 s时增强达高峰，呈均匀性高增强，前缘与肌层分界不清，后缘形态类似"菜花样"，21 s后造影剂开始消退，消退明显早于肌层，呈"快进快退"，宫腔见部分无增强区（图4-2-16）。

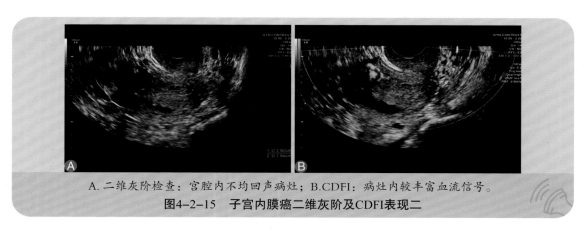

A. 二维灰阶检查：宫腔内不均回声病灶；B.CDFI：病灶内较丰富血流信号。

图4-2-15　子宫内膜癌二维灰阶及CDFI表现二

（4）超声提示：宫腔不均回声，结合超声造影考虑子宫内膜恶性病灶，子宫肌瘤。

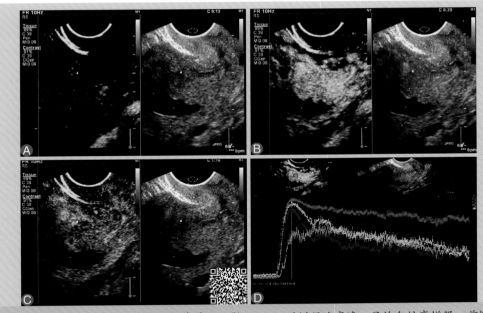

A. 超声造影 13 s 时病灶内可见条状血管灌注显影；B. 20 s 时增强达高峰，呈均匀性高增强，前缘与肌层分界不清，后缘形态呈"菜花样"；C. 超声造影增强晚期消退明显早于肌层；D. 超声造影时间-强度曲线。

图4-2-16 子宫内膜癌超声造影表现二（动态）

【病理诊断】

病理提示子宫内膜样癌，癌组织侵及浅肌层。右侧阔韧带平滑肌瘤。

【诊断依据及鉴别诊断】

子宫内膜癌根据侵袭范围进行病理分期，主要与肌层浸润深度、淋巴管浸润、是否累及宫颈和子宫下段、是否侵及子宫外等情况相关。子宫内膜癌患者常因绝经后出血或育龄期不规则出血而就诊，常规经阴道超声检查时不管是否能发现宫腔占位性包块，但几乎均可探查到子宫内膜均匀性或不均匀性增厚，因此常规超声诊断敏感度高，特异度差别大。但是常规超声对内膜癌肌层浸润深度诊断能力有限。超声造影通过静脉注入造影剂，造影剂在血管内走行反映肿瘤血供情况。当发生子宫内膜癌肌层浸润时，可使用弓状动脉是否受累作为深层肌层浸润表现。子宫内膜癌需要与子宫内膜息肉鉴别，本例患者病灶前缘形态不规则呈"菜花样"，子宫内膜息肉二维灰阶检查多表现为表面光整，分界清晰，造影表现为整体增强，边界清，且一般晚于子宫肌层显影。

病例 3

【基本信息】

患者女性，45岁，不规则出血2月余。

【超声检查】

（1）二维灰阶检查：子宫形态饱满，内膜弥漫性增厚，局部厚度3 cm，宫腔前壁见低回声区，大小约3.3 cm×2.0 cm，此处与肌层分界不清，右侧卵巢内见2.2 cm×1.7 cm无回声区，壁薄，透声好（图4-2-17A）。

（2）CDFI检查：宫腔病变血流丰富，见多支粗大血管影，可探及动脉频谱，RI为0.52（图4-2-17B）。

（3）三维超声检查：宫腔形态尚可，体部见较大低回声区，局部向左侧肌层浸润，左侧壁内膜结合带消失（图4-2-17C）。

（4）超声造影检查：超声造影13 s时病灶内可见条状血管灌注显影，21 s时增强达高峰，呈非均匀性高增强，局部见小片状无增强区。边界局部欠清晰，增强范围与二维灰阶检查所示病灶范围相近，27 s后造影剂开始消退，病灶区消退明显早于肌层，呈非均匀性低增强（图4-2-18）。

（5）超声提示：宫腔不均回声，结合超声造影考虑子宫内膜恶性病灶。

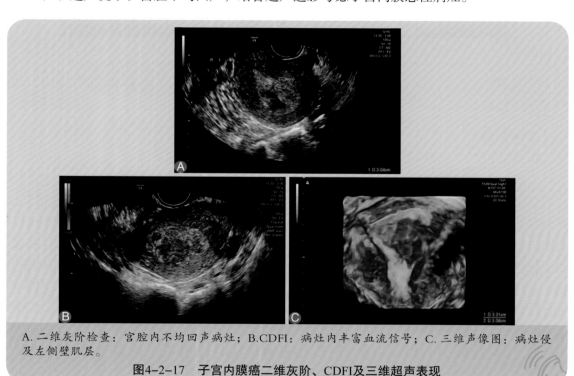

A.二维灰阶检查：宫腔内不均回声病灶；B.CDFI：病灶内丰富血流信号；C.三维声像图：病灶侵及左侧壁肌层。

图4-2-17　子宫内膜癌二维灰阶、CDFI及三维超声表现

【病理诊断】

病理提示子宫内膜腺癌，浸润＞1/2，可见脉管内癌栓。

【诊断依据及鉴别诊断】

子宫内膜癌随着病情进展，肿瘤细胞脱落进入血管和淋巴管并输送至远段发生转移。子宫血供丰富，越靠近浆膜层，血管网和淋巴管越丰富，因此肿瘤浸润肌层越深越容易侵犯血

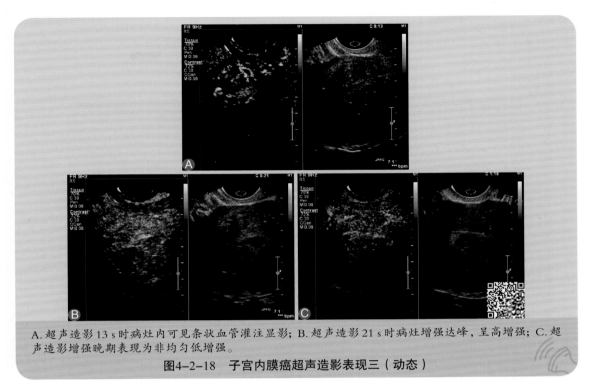

A.超声造影13 s时病灶内可见条状血管灌注显影；B.超声造影21 s时病灶增强达峰，呈高增强；C.超声造影增强晚期表现为非均匀低增强。

图4-2-18 子宫内膜癌超声造影表现三（动态）

管和淋巴管，发生脉管内癌栓。研究显示脉管癌栓是子宫内膜癌淋巴结转移独立危险因素。三维超声增加子宫内膜矢状面成像，因此为评估肌层浸润深度提供帮助。本例患者三维超声成像显示病灶明显突破左侧内膜结合带且向肌层浸润，结合静脉造影典型的"快进快退"模式，本例诊断明确。本病例可与子宫内膜增生鉴别，子宫内膜增生二维灰阶检查表现为团状稍高回声或是"蜂窝样"不均回声，边界清晰，超声造影迟于肌层显影。

五、子宫癌肉瘤

📋 病例 1

【基本信息】

患者女性，67岁，绝经15年，近期异常出血，小腹坠胀，有尿频、尿急症状。

【超声检查】

（1）二维灰阶检查：子宫体积增大，宫腔见巨大囊实混合性回声，自宫腔底部至宫颈内口处，大小约6.1 cm×3.7 cm，以实性、不均回声为主，境界欠清，尤与后壁肌层分界不清，几乎无法分辨正常内膜回声，双侧附件区未见明显异常回声（图4-2-19A）。

（2）CDFI检查：宫腔病变血流稍丰富，见粗大血管影（图4-2-19B）。

（3）弹性超声检查：宫腔病变以蓝色为主，局部间杂红绿色，弹性成像评分为3分。

（4）超声造影检查：子宫动脉17 s时开始显影，18 s时病灶内可见条状血管灌注显影，明

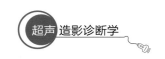

显早于子宫内膜，33 s时增强达高峰，呈高增强，边界清晰，与周围内膜组织分界不清，前壁见部分低增强区，37 s后开始消退，消退明显早于前壁肌层，呈"快进快退"（图4-2-20）。

（5）超声提示：宫腔不均回声，结合超声造影考虑子宫内膜恶性病灶。

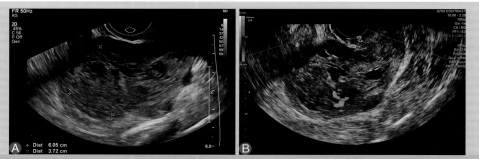

A. 二维灰阶检查：宫腔内不均回声病灶；B.CDFI：病灶内较丰富血流信号。

图4-2-19 子宫癌肉瘤二维灰阶及CDFI表现

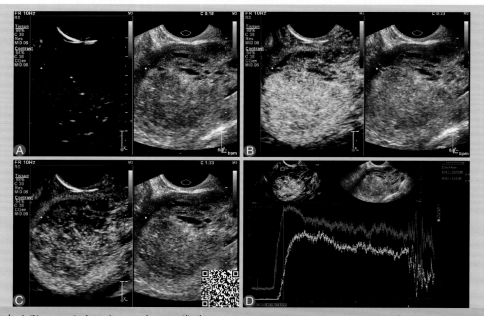

A. 超声造影18 s时病灶内可见条状血管灌注显影，明显早于子宫内膜；B. 超声造影33 s时病灶增强达峰，呈高增强；C. 超声造影增强晚期，病灶消退明显早于肌层；D. 超声造影时间-强度曲线。

图4-2-20 子宫癌肉瘤超声造影表现（动态）

【病理诊断】

病理提示子宫癌肉瘤。

【诊断依据及鉴别诊断】

子宫癌肉瘤是一种少见的子宫内膜恶性肿瘤，由恶性上皮成分及间叶成分混合组成，又称子宫恶性中胚叶混合瘤、恶性米勒混合瘤，现多将其归入高危型子宫内膜癌。常见于绝经后女性，临床表现为不规则阴道出血或血性分泌物。肿瘤多呈息肉样，突入宫腔甚至突入阴道。子宫癌肉瘤属于高度恶性肿瘤，预后极差，容易发生直接浸润或远处转移，60%患者确诊时即存在宫外转移。超声检查常见宫腔杂乱不均回声区，血流丰富。超声造影常见子宫内膜区早期高增强，因常伴出血或坏死，见不规则片状无增强区。增强晚期病灶内造影剂消退快，呈典型"快进快出"模式。

本病主要和子宫内膜癌鉴别，两者在病史、临床表现、声像图表现上均具有较多共同点，几乎难以鉴别，更多依赖病理学诊断来确诊。子宫癌肉瘤多表现为绝经后阴道出血伴体积较大的息肉样病变，基底部粗大的供养血管多提示肌层浸润，宫腔镜检查可获得病理诊断。本例患者宫腔见巨大杂乱回声区，静脉造影见典型"快进快出"模式，符合恶性肿瘤特征。

六、宫腔残留

病例 1

【基本信息】

患者女性，33岁，2018年3月1日因胚胎停育于外院行"清宫术"。2018年3月25日月经复潮，2018年5月11日患者因月经淋漓11天未净至我院妇科门诊就诊。查血孕酮：0.31 ng/mL，β-HCG：1.7 mIU/mL。

【超声检查】

（1）二维灰阶检查：宫腔底部见一个类圆形低回声团，大小约1.7 cm×1.1 cm，境界尚清，内部回声不均匀（图4-2-21A）。

（2）CDFI检查：宫腔内不均低回声团内未见明显血流信号（图4-2-21B）。

（3）超声造影检查：宫腔内不均低回声团在整个造影过程中始终未见造影剂增强（图4-2-22）。

（4）超声提示：结合病史及超声造影考虑宫腔残留（未见活性绒毛组织）。

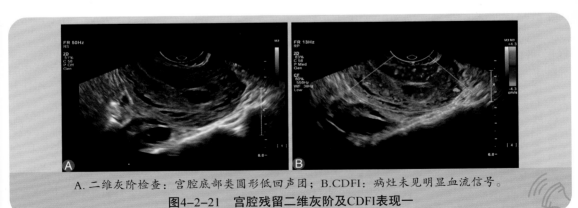

A. 二维灰阶检查：宫腔底部类圆形低回声团；B.CDFI：病灶未见明显血流信号。

图4-2-21 宫腔残留二维灰阶及CDFI表现一

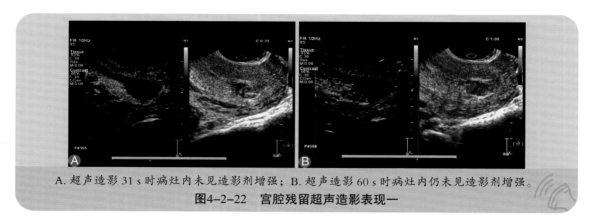

A. 超声造影31 s时病灶内未见造影剂增强；B. 超声造影60 s时病灶内仍未见造影剂增强。

图4-2-22 宫腔残留超声造影表现一

【病理诊断】

病理提示（宫腔内容物）凝血块中见个别蜕变的绒毛及滋养细胞。

【诊断依据及鉴别诊断】

患者胚胎停育清宫术后2月余，本例宫腔低回声团超声造影过程中造影剂始终未增强，考虑宫腔残留（未见活性组织），宫腔血凝块和陈旧性出血灶在造影后均呈无增强，需要结合二维灰阶检查表现鉴别。宫腔残留主要需和子宫内膜息肉、子宫黏膜下肌瘤鉴别。子宫内膜息肉一般为高回声，超声造影团块内整体可见造影弥散，显影稍迟于子宫肌层；子宫黏膜下肌瘤一般与肌层同步显影，肿块整体增强较均匀。

病例 2

【基本信息】

患者女性，43岁，停经57天，因胚胎停育行"无痛清宫术"，自述术中见绒毛组织，术后阴道少量流血，淋漓不净，未予治疗，术后第20天至我院就诊，查孕酮2.48 ng/mL，稀释β-HCG（Dil-HCG）7417.0 mIU/mL。

【超声检查】

（1）二维灰阶检查：宫腔中上段见一个囊实混合回声团，范围约5.1 cm×2.5 cm，向宫底及左侧宫角处延续，形态不规则，与肌层分界模糊。宫底、左侧宫角局部肌层薄（图4-2-23A）。

（2）CDFI检查：宫腔病灶内部及边缘可见较丰富血流信号（图4-2-23B）。

（3）超声造影检查：注入造影剂后，宫腔病灶造影剂增强早于子宫肌层，呈不均匀高增强，局部可见两块高增强区，大小分别约2.6 cm×1.1 cm、1.3 cm×1.1 cm，宫腔中下端见小片状无增强区约2.6 cm×1.1 cm，内见散在高增强区。造影剂消退缓慢（图4-2-24）。

（4）超声提示：结合病史及超声造影表现考虑宫腔残留伴部分活性绒毛组织（宫底、左宫角）肌层浸润。

【病理诊断】

病理提示（宫腔内容物）凝血块及纤维素样坏死组织中查及绒毛、蜕膜组织及少量宫腔内膜呈分泌性改变。

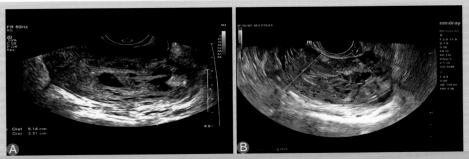

A. 二维灰阶检查：宫腔中上段见囊实混合回声团，向宫底及左侧宫角处延续，与肌层分界模糊；
B. CDFI：宫腔病灶内部边缘可见较丰富血流信号。

图4-2-23　宫腔残留二维灰阶及CDFI表现二

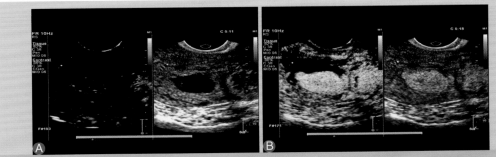

A. 超声造影11 s时病灶内可见条状血管灌注显影；B. 超声造影18 s时宫底局部病灶增强达峰，呈高增强。

图4-2-24　宫腔残留超声造影表现二

【诊断依据及鉴别诊断】

患者20天前因胚胎停育行清宫术，血β-HCG明显增高，常规超声示宫腔内可见明显包块，超声造影时包块早于子宫肌层增强，呈不均匀高增强，位于宫底、左宫角处包块高增强区境界已达肌层，与肌层分界不清，造影过程中包块内可探及部分区域始终无增强，考虑为宫腔残留伴部分活性绒毛组织（宫底、左宫角）肌层浸润。

本病需与滋养细胞疾病鉴别。滋养细胞疾病是一组源于胎盘滋养细胞的疾病，根据组织学将其分为葡萄胎、侵蚀性葡萄胎、绒毛膜癌。对于良性的部分性葡萄胎，往往只需要行清宫手术，而对于恶性葡萄胎和绒毛膜癌患者，常需要氨甲蝶呤化学治疗。此病例超声造影后在静脉麻醉下行"宫腔镜下宫腔赘生物摘除＋诊断性刮宫术"，术中见宫腔左后壁及宫底部向宫腔内突起一面积约3 cm×2 cm淡黄色机化组织，术后复查Dil-HCG为3632.0 mIU/mL，给予氨甲蝶呤联合中药煎剂杀胚治疗，后患者主动要求出院，出院时Dil-HCG降至530.1 mIU/mL，故此例滋养细胞疾病可能性大。超声造影对于良性葡萄胎，常表现为病灶局限于宫腔，与子宫肌层分界清晰；而恶性葡萄胎及绒毛膜癌内部多普勒信号明显增强，血管数目增多，血管走行异常、高度扭曲，呈"蟹足状"或"树枝状"，与肌层交界处回声呈"虫蚀状"，缺血坏死区域无造影剂增强，提示造影后可更清楚地显示病灶侵犯肌壁的范围与深度，可在一定程度上提示疾病的分期。

病例 3

【基本信息】

患者女性，22岁，2021年8月25日于外院行无痛人流术，术后阴道少量流血，现仍有少量出血，2021年9月9日至我院门诊复查 β-HCG 110.6 mIU/mL。

【超声检查】

（1）二维灰阶检查：宫腔内见单个等回声团，范围约3.0 cm×1.5 cm，边界不清，内部回声不均（图4-2-25A）。

（2）CDFI检查：宫腔病灶周边见少量血流信号（图4-2-25B）。

（3）超声造影检查：注入造影剂后，宫腔病灶小部分（位于宫腔中部）显影位于子宫肌层，与子宫内膜同步增强，呈非均匀稍高增强，边界清晰，范围约1.0 cm×0.7 cm，后与内膜同时缓慢消退，余宫腔病灶（大部分）整个造影过程中始终未见造影剂增强（图4-2-26）。

（4）超声提示：结合病史及超声造影表现考虑宫腔残留伴活性绒毛组织。

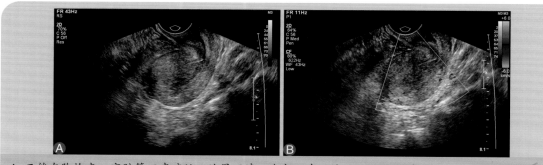

A. 二维灰阶检查：宫腔等回声病灶，边界不清，内部回声不均；B.CDFI：病灶周边见少量血流信号。

图4-2-25　宫腔残留二维灰阶及CDFI表现三

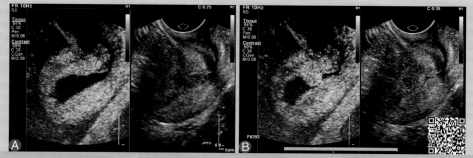

A. 超声造影25 s时病灶内可见条状血管灌注显影；B. 超声造影30 s时局部病灶增强达峰，呈高增强。

图4-2-26　宫腔残留超声造影表现三（动态）

【病理诊断】

病理提示（宫腔内容物）凝血块及坏死组织中查见退变绒毛及滋养细胞。

【诊断依据及鉴别诊断】

根据患者清宫手术史，血β-HCG增高，再辅以超声探查所见宫腔内团块，可初步诊断宫腔残留，同时超声造影提示团块中可见范围约1.0 cm×0.7 cm造影剂充盈区，考虑活性绒毛组织可能性大。本病需与子宫内膜息肉与子宫黏膜下肌瘤做鉴别诊断，后两者的血β-HCG均正常，超声造影在本例中可较好的显示活性组织成分范围，指导后续治疗。

七、子宫肌瘤

病例 1

【基本信息】

患者女性，40岁，月经淋漓不尽，发现宫腔占位1年。

【超声检查】

（1）二维灰阶检查：子宫体积正常，肌层见多个低回声区。子宫内膜增厚，宫腔见单个3.8 cm×1.7 cm稍高回声区，境界清晰，与肌层分界清晰，双侧附件区未见明显异常回声（图4-2-27A）。

（2）CDFI检查：宫腔病变血流稍丰富，见多发点状血流信号（图4-2-27B）。

（3）三维超声检查：宫腔形态尚可，宫体部见稍高回声区，形态尚规则，与肌层分界清晰。

（4）超声造影检查：病灶于11 s时开始出现周边快速增强，呈"结节样"，15 s时病灶增强达峰值，呈高增强，边界清晰，增强晚期与周围子宫肌层同步消退，呈稍高增强（图4-2-28）。

（5）超声提示：子宫肌瘤，宫腔高回声，结合超声造影考虑子宫黏膜下肌瘤。

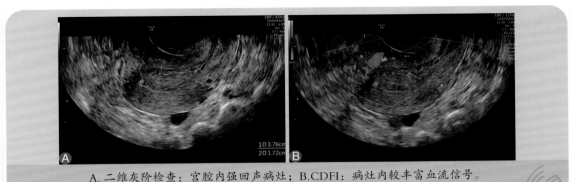

A.二维灰阶检查：宫腔内强回声病灶；B.CDFI：病灶内较丰富血流信号。

图4-2-27 子宫黏膜下肌瘤二维灰阶及CDFI表现一

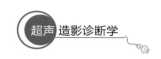

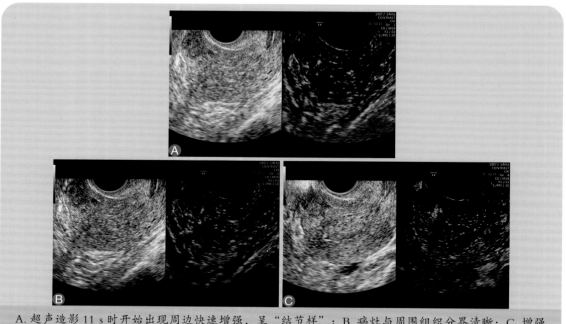

A.超声造影11 s时开始出现周边快速增强，呈"结节样"；B.病灶与周围组织分界清晰；C.增强晚期与周围子宫肌层同步消退，呈稍高增强。

图4-2-28　子宫黏膜下肌瘤超声造影表现一

【病理诊断】

病理提示子宫平滑肌瘤（黏膜下）。

【诊断依据及鉴别诊断】

早期诊断子宫黏膜下肌瘤对临床治疗具有良好指导作用，利用静脉超声造影可提高子宫黏膜下肌瘤诊断率，具有良好应用价值。超声造影时常见肌瘤瘤体周边首先增强，形成特征性的环状或半环状增强，随后以"树枝样"增强深入瘤体内部，达峰时多数瘤体呈均匀性高增强，少数增强强度低于肌层。由于肌瘤有包膜，造影增强过程中多数瘤体境界清晰。本例造影增强中见特征性环状增强，整体呈现肌层-内膜的良性增强模式，且增强由外到内，符合典型的肌瘤增强模式。

本病主要与子宫内膜息肉和子宫内膜增生鉴别。子宫内膜息肉病灶可见条状滋养血管首先灌注成像，随后病灶均匀灌注，达峰时呈低增强，边界清晰，与周围内膜组织分界明显；子宫内膜增生可见增厚的内膜呈现肌层-内膜正常增强顺序，但缺乏包膜样环状增强。

📋 **病例 2**

【基本信息】

患者女性，53岁，近半年月经量大、经期延长。

【超声检查】

（1）二维灰阶检查：子宫形态饱满，子宫内膜增厚，宫腔中下段见条形低回声区，大小约3.6 cm×1.1 cm，形态规则，境界清晰，与肌层分界清晰，双侧附件区未见明显异常回声（图4-2-29A）。

（2）CDFI检查：宫腔病变血流丰富，见环状血流信号包绕（图4-2-29B）。

（3）超声造影检查：子宫动脉14 s时开始显影，16 s时病灶外周可见环状血管灌注显影，由外向内增强，29 s时增强达高峰，强度与肌层相近，呈均匀性高增强，边界清晰，37 s后开始消退，病灶外周消退快，病灶内部消退慢，呈条形高增强区（图4-2-30）。

（4）超声提示：宫腔低回声，结合超声造影考虑子宫黏膜下肌瘤。

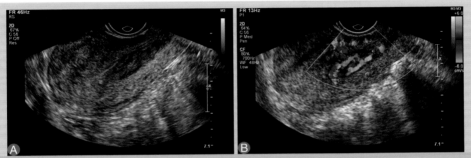

A. 二维灰阶检查：宫腔中下段低回声病灶；B.CDFI：病灶周边丰富血流信号。

图4-2-29 子宫黏膜下肌瘤二维灰阶及CDFI表现二

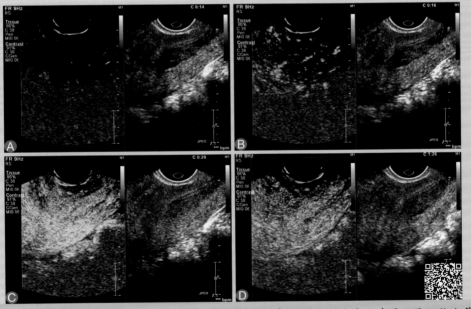

A. 超声造影14 s时病灶内见血管灌注显影呈条状；B. 超声造影16 s时病灶外周可见环状血管灌注显影，由外向内增强；C.29 s时增强达高峰，强度与肌层相近，呈均匀性高增强，边界清晰；D.增强晚期病灶外周消退快，病灶内部消退慢，呈条形高增强区。

图4-2-30 子宫黏膜下肌瘤超声造影表现二（动态）

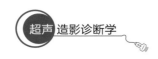

【病理诊断】

病理提示子宫黏膜下肌瘤。

【诊断依据及鉴别诊断】

子宫黏膜下肌瘤超声造影表现为与子宫肌层基本同步或早于肌层增强，研究显示90%以上的子宫肌瘤由双侧子宫动脉供血，两侧子宫动脉在肌瘤周边形成丰富血管网。本例造影主要增强方式为周边环形增强至整体增强，境界清晰，呈高增强，且与肌层同步增强、减退。本病主要与子宫内膜癌鉴别，子宫内膜癌病灶区早于肌层增强且消退快，呈现典型"快进快退"模式。

病例 3

【基本信息】

患者女性，41岁，发现盆腔包块6月余，平素无腹痛、腹胀，无异常子宫出血、排液，无月经量多，无月经周期改变等不适。

【超声检查】

（1）二维灰阶检查：子宫体中下段前壁肌壁间见低回声区，大小10.9 cm×8.0 cm，边界清晰，可见包膜，内部回声欠均匀（图4-2-31A）。

（2）CDFI检查：低回声区内部及周边见点条状血流信号（图4-2-31B）。

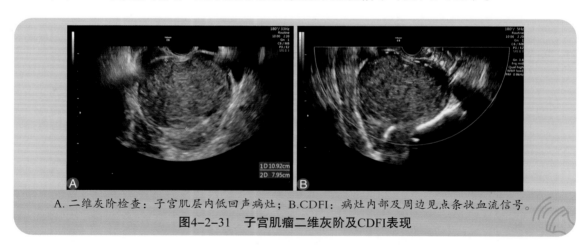

A.二维灰阶检查：子宫肌层内低回声病灶；B.CDFI：病灶内部及周边见点条状血流信号。

图4-2-31　子宫肌瘤二维灰阶及CDFI表现

（3）超声造影检查：子宫内低回声区增强早期与肌层同步增强，呈结节状等增强，并可见包膜，增强晚期与肌层同步消退（图4-2-32）。

（4）超声提示：子宫前壁低回声区，结合超声造影考虑子宫肌瘤。

【病理诊断】

病理提示（子宫肌瘤）条索状组织符合富于细胞型平滑肌瘤。

【诊断依据及鉴别诊断】

子宫肌瘤是由子宫平滑肌细胞增生而成的良性肿瘤，二维灰阶检查多为边界清楚的圆

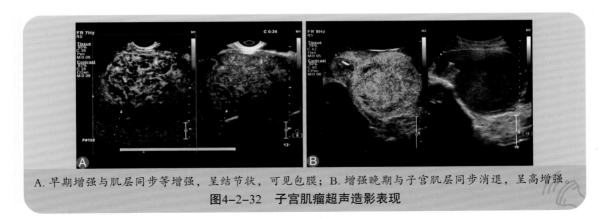

A. 早期增强与肌层同步等增强，呈结节状，可见包膜；B. 增强晚期与子宫肌层同步消退，呈高增强。

图4-2-32　子宫肌瘤超声造影表现

形、类圆形低回声，可见包膜，较大肌瘤内部及周边可见点条状血流信号，较小肌瘤内部血流信号不明显。超声造影增强早期与子宫肌层同步，增强晚期与子宫肌层同步消退，特征性表现可见环状包膜。

本病主要和子宫腺肌瘤、子宫恶性肿瘤、卵巢肿瘤等相鉴别。子宫腺肌瘤多有痛经病史，超声多为稍高回声，无假包膜，与周围肌层分界不清，内部回声不均匀，可见小囊腔改变。浆膜下子宫肌瘤有时需要与卵巢肿瘤鉴别，浆膜下子宫肌瘤可探及到同侧正常卵巢回声，且包块与子宫关系密切，可探及来源于子宫的分支状血管；卵巢肿瘤可见一侧或双侧附件区包块，与子宫无相关性；子宫恶性肿瘤内部回声多不均匀，边缘不规则，典型特征为混合蜂窝回声，部分会有局灶性出血，肿瘤内部血流信号丰富，可探及低阻力动脉频谱，肿瘤短期内生长迅速。

八、子宫腺肌瘤

📋 病例 1

【基本信息】

患者女性，10年前无明显诱因出现水样白带，色白，质稀，无瘙痒、异味，无阴道出血，无腹痛腰酸。

【超声检查】

（1）二维灰阶检查：子宫前壁肌壁间见不均回声区，范围约3.9 cm×3.5 cm，边界不清晰，内部回声欠均匀（图4-2-33）。

（2）CDFI检查：不均回声区内部血流信号不明显。

（3）超声造影检查：子宫前壁不均回声区增强早期与肌层同步增强，呈均匀性高增强，与子宫肌层分界不清，晚期与子宫肌层同步消退（图4-2-34）。

（4）超声提示：子宫前壁不均回声区，结合超声造影考虑子宫腺肌瘤。

【病理诊断】

病理提示子宫肌壁间腺肌瘤。

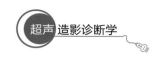

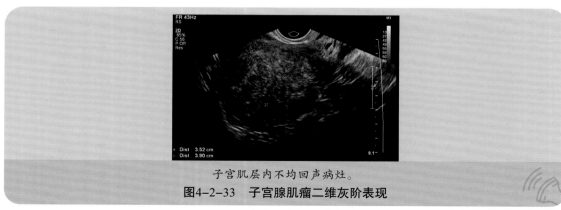

子宫肌层内不均回声病灶。

图4-2-33　子宫腺肌瘤二维灰阶表现

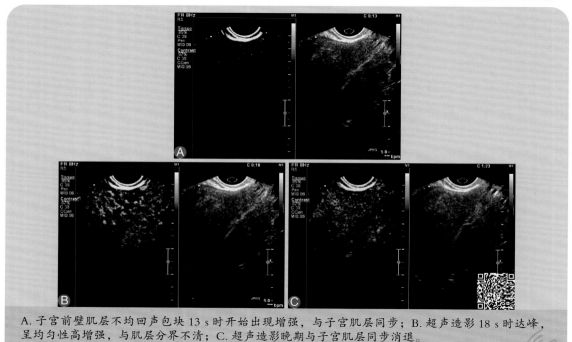

A.子宫前壁肌层不均回声包块 13 s 时开始出现增强，与子宫肌层同步；B.超声造影 18 s 时达峰，呈均匀性高增强，与肌层分界不清；C.超声造影晚期与子宫肌层同步消退。

图4-2-34　子宫腺肌瘤超声造影表现（动态）

【诊断依据及鉴别诊断】

　　子宫腺肌瘤是子宫内膜局限性侵入肌层的良性病变，多表现为继发性痛经，二维灰阶检查多为边界不清楚的稍高回声，无假包膜，与周围肌层分界不清，内部回声不均匀，可见小囊腔。

　　本病主要和子宫肌瘤、子宫恶性肿瘤等相鉴别。如前所述，子宫肌瘤二维灰阶检查多为边界清楚的圆形、类圆形低回声，可见包膜，超声造影增强早期与子宫肌层同步，增强晚期与子宫肌层同步消退，特征性表现可见环状增强。子宫恶性肿瘤内部回声多不均匀，边缘不规则，部分会有局灶性出血，肿瘤内部血流信号丰富，可探及低阻力动脉频谱，肿瘤短期内生长迅速。

九、宫颈癌

病例 1

【基本信息】

患者女性，51岁，同房后出血1年。

【超声检查】

（1）二维灰阶检查：宫颈内见低回声区，大小3.5 cm×2.7 cm，边界尚清晰，内部回声欠均匀（图4-2-35A）。

（2）CDFI检查：低回声区内见丰富血流信号（图4-2-35B）。

（3）超声造影检查：宫颈内病变早于子宫肌层开始增强，呈高增强，且消退较快（图4-2-36）。

（4）超声提示：宫颈内低回声包块，结合超声造影考虑宫颈癌可能。

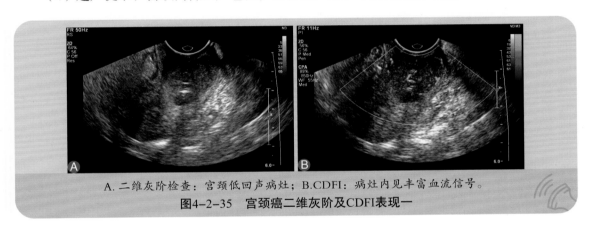

A. 二维灰阶检查：宫颈低回声病灶；B.CDFI：病灶内见丰富血流信号。

图4-2-35 宫颈癌二维灰阶及CDFI表现一

【病理诊断】

病理提示宫颈鳞状上皮癌，中分化。

【诊断依据及鉴别诊断】

早期宫颈癌病灶较小，宫颈大小、形态、结构仍正常，超声难以发现，病灶增大造成宫颈形态学改变后，超声检查有助于判断病变范围。二维灰阶检查多为实性不均质低回声包块，内部血流信号较为丰富，呈条状、分支状，可探及低阻力型动脉频谱。超声造影表现为早期明显早于子宫肌层的增强，呈均匀或不均匀高增强，晚期消退早于子宫肌层。

宫颈癌主要和宫颈管肌瘤、宫颈转移癌等相鉴别。宫颈管肌瘤二维灰阶检查有时与宫颈癌难于鉴别，超声造影有助于诊断，宫颈管肌瘤表现为早期与子宫肌层几乎同步的环状增强，瘤体呈均匀性等增强或高增强，消退较慢。宫颈转移癌需要结合临床病史综合考虑。

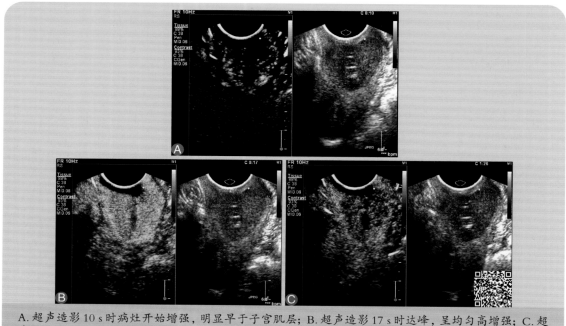

A.超声造影10 s时病灶开始增强，明显早于子宫肌层；B.超声造影17 s时达峰，呈均匀高增强；C.超声造影晚期消退早于肌层。

图4-2-36 宫颈癌超声造影表现一（动态）

病例 2

【基本信息】

患者女性，54岁，绝经后7年，接触性出血。

【超声检查】

（1）二维灰阶检查：宫颈内见低回声区，大小4.0 cm×2.7 cm，边界欠清晰，形态欠规整，内部回声欠均匀（图4-2-37A）。

（2）CDFI检查：低回声区内见极丰富血流信号，可探及动脉频谱，RI为0.65（图4-2-37B）。

（3）超声造影检查：宫颈内病变早于子宫肌层开始增强，呈高增强，且消退较快，病灶局部区域始终未见增强（图4-2-38）。

（4）超声提示：宫颈内低回声包块，结合超声造影考虑宫颈癌可能（局部伴液化坏死不排除）。

【病理诊断】

病理提示非典型性鳞状细胞，不排除高级别鳞状上皮内病变（ASC-H）。

【诊断依据及鉴别诊断】

宫颈鳞状细胞癌是宫颈癌中最常见的组织学类型，占宫颈癌的75%～80%，大体检查分为外生型、内生型、溃疡型、颈管型。早期无明显症状和体征，宫颈结构尚正常，超声难以发现，病灶增大造成宫颈形态学改变，超声检查有助于判断病变范围。二维灰阶检查多为实

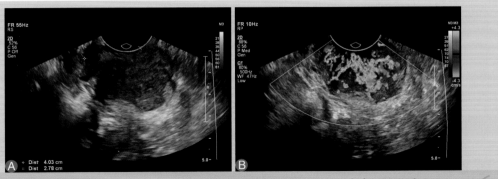

A.二维灰阶检查：宫颈低回声病灶；B.CDFI：病灶内见极丰富血流信号。

图4-2-37　宫颈癌二维灰阶及CDFI表现二

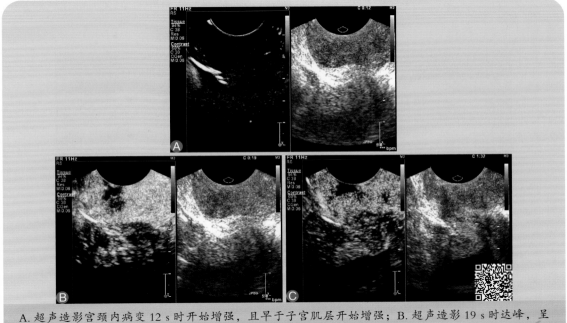

A.超声造影宫颈内病变12 s时开始增强，且早于子宫肌层开始增强；B.超声造影19 s时达峰，呈高增强，局部液化坏死区域未见增强；C.超声造影晚期消退较快，且坏死区始终未见增强。

图4-2-38　宫颈癌超声造影表现二（动态）

性不均质低回声包块，内部血流信号较为丰富。超声造影表现为早期明显早于子宫肌层的均匀或不均匀高增强，晚期消退早于子宫肌层。

　　本病主要和宫颈管息肉、宫颈转移癌等相鉴别。宫颈管息肉多为类圆形稍高回声，边界清楚，超声造影可观察到一支灌注血管。宫颈转移癌需要结合临床病史及原发病灶综合考虑。

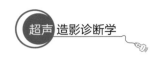

病例 3

【基本信息】

患者女性，49岁，宫颈恶性肿瘤术后5月余。

【超声检查】

（1）二维灰阶检查：阴道残端前方与膀胱后方见低回声区，大小3.5 cm×2.5 cm，边界欠清晰，形态欠规整，内部回声欠均匀（图4-2-39A）。

（2）CDFI检查：低回声区内见较丰富血流信号（图4-2-39B）。

（3）超声造影检查：盆腔病变早于阴道残端增强，呈非均匀高增强，范围较二维灰阶检查所示范围扩大，病灶局部见小片状无增强区（图4-2-40）。

（4）超声提示：盆腔低回声包块（与膀胱后壁关系密切），结合超声造影考虑宫颈癌术后复发灶可能。

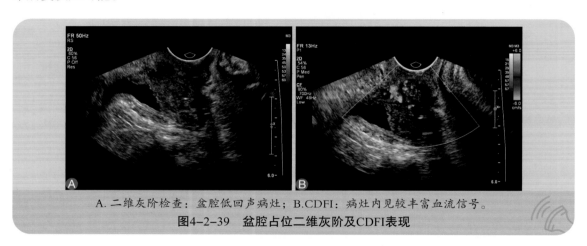

A. 二维灰阶检查：盆腔低回声病灶；B.CDFI：病灶内见较丰富血流信号。

图4-2-39　盆腔占位二维灰阶及CDFI表现

【病理诊断】

病理提示低分化或高级别腺癌。

【诊断依据及鉴别诊断】

宫颈腺癌发病率低于鳞癌，宫颈浸润性腺癌多数向宫颈管内生长，并浸润宫颈管壁，较大者可从宫颈外口突出，侵犯阴道及宫旁组织。二维灰阶检查多表现为低回声包块，形态欠规则，内部回声欠均匀。CDFI表现为内部血流信号较丰富，可探及低阻力型动脉频谱。超声造影表现为早期早于子宫肌层的不均匀高增强，晚期消退亦早于子宫肌层。

本病主要和子宫内膜癌、子宫黏膜下肌瘤脱垂至宫颈处、宫颈上皮内瘤变相鉴别。宫颈腺癌可以是原发性或转移性，特别需要排除延伸到宫颈管的子宫内膜癌，后者有原发内膜病灶可做鉴别。子宫黏膜下肌瘤脱垂至宫颈者，二维灰阶检查多数为形态规则的低回声，其特征性改变为CDFI可探及一束蒂状血流发自于子宫，并延续至宫颈。宫颈上皮内瘤变超声鉴别较为困难，主要是进行病理组织活检和细胞学检查。

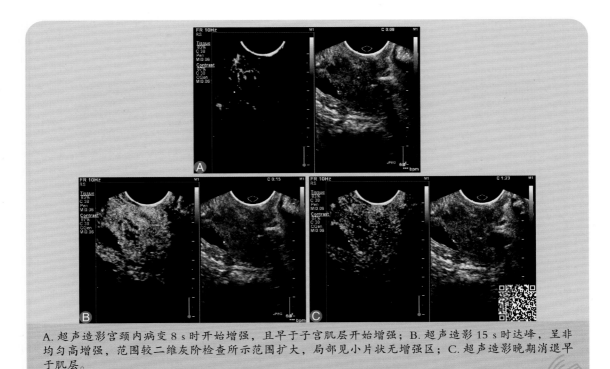

A. 超声造影宫颈内病变 8 s 时开始增强，且早于子宫肌层开始增强；B. 超声造影 15 s 时达峰，呈非均匀高增强，范围较二维灰阶检查所示范围扩大，局部见小片状无增强区；C. 超声造影晚期消退早于肌层。

图4-2-40　盆腔占位超声造影表现（动态）

第三节　卵巢超声造影

一、卵巢子宫内膜异位囊肿

病例 1

【基本信息】

患者女性，21岁，月经量偏少，痛经。

【超声检查】

（1）二维灰阶检查：左侧卵巢内见类圆形无回声区，大小3.8 cm×3.0 cm，边界清晰，边缘光整，内部透声好（图4-3-1）。

（2）CDFI检查：无回声区内未见明显血流信号。

（3）超声造影检查：左卵巢内无回声区始终未见增强（图4-3-2）。

（4）超声提示：左侧卵巢内囊肿。

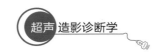

【病理诊断】

病理提示卵巢子宫内膜异位囊肿。

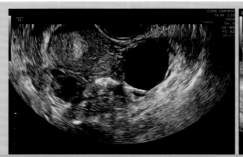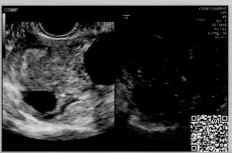

左侧卵巢内可见无回声包块。

图4-3-1 卵巢子宫内膜异位囊肿二维灰阶表现一

左侧卵巢内无回声包块始终未见造影剂增强。

图4-3-2 卵巢子宫内膜异位囊肿超声造影表现一（动态）

【诊断依据及鉴别诊断】

卵巢子宫内膜异位囊肿由异位在卵巢的子宫内膜引起。二维灰阶检查多为边界清楚的圆形、类圆形无回声包块，超声造影无血流灌注。本病例中囊性包块内透声尚好，没有典型卵巢子宫内膜异位囊肿的细密点状回声的改变，与单纯性囊肿鉴别较为困难，最终靠病理检查明确诊断。

本病主要和卵巢单纯性囊肿、卵巢SCA鉴别。卵巢单纯性囊肿单侧多见，壁薄，其大小、形态随月经周期而发生变化。卵巢SCA多数为圆形或椭圆形。单纯SCA多为单房，囊液浑浊，房内局部可有光点或乳头状结构伸入囊肿壁。

病例 2

【基本信息】

患者女性，26岁，发现盆腔肿物4个月，月经期后左侧腹部疼痛，尚能忍受，可自行缓解，无阴道不规则流血。

【超声检查】

（1）二维灰阶检查：左侧附件区见类圆形无回声区，大小8.3 cm×7.1 cm，边界清晰，边缘光整，内部透声欠佳，充满细密点状回声（图4-3-3）。

（2）CDFI检查：无回声区内未见明显血流信号。

（3）超声造影检查：左侧附件区囊性包块始终未见增强（图4-3-4）。

（4）超声提示：左侧附件区囊性包块，卵巢子宫内膜异位囊肿可能。

【病理诊断】

病理提示左卵巢囊肿，卵巢子宫内膜异位囊肿。

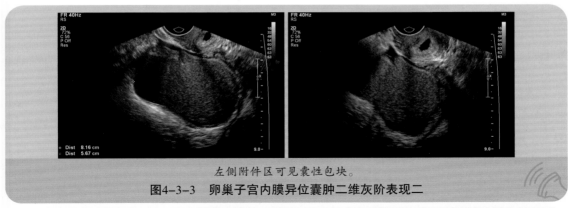

左侧附件区可见囊性包块。

图4-3-3　卵巢子宫内膜异位囊肿二维灰阶表现二

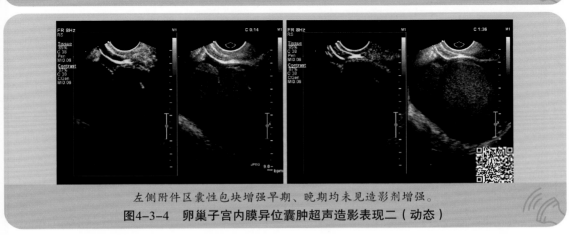

左侧附件区囊性包块增强早期、晚期均未见造影剂增强。

图4-3-4　卵巢子宫内膜异位囊肿超声造影表现二（动态）

【诊断依据及鉴别诊断】

卵巢子宫内膜异位囊肿由异位在卵巢的子宫内膜引起。二维灰阶检查多为边界清楚的圆形、类圆形无回声包块，内充满细密点状回声，超声造影无血流灌注。卵巢子宫内膜异位囊肿双侧多见，壁较厚，临床常有痛经史。

本病主要和盆腔脓肿、卵巢癌等鉴别。盆腔脓肿造影显示脓肿壁呈环形强化，且强化环较厚，临床有炎症表现。卵巢子宫内膜异位囊肿伴新鲜出血时表现类似囊实性肿块，卵巢癌超声造影实性部分明显强化或有壁结节，卵巢子宫内膜异位囊肿类似实性的出血部分超声造影无强化。

二、成熟性囊性畸胎瘤

病例 1

【基本信息】

患者女性，25岁，孕前体检。

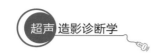

【超声检查】

（1）二维灰阶检查：左侧附件区单个类圆形高回声实性团块，大小3.0 cm×2.7 cm，边界清晰光滑，内部小部分回声稍欠均匀（图4-3-5A）。

（2）CDFI检查：肿块内未探及明显血流信号（图4-3-5B）。

（3）超声造影检查：注入造影剂后肿块增强晚于子宫肌层，团块内部均可见稀疏少量造影剂增强，呈星点状由周边向内缓慢充填，达峰时肿块呈均匀性低增强（低于子宫肌层），造影剂消退晚于子宫肌层（图4-3-6）。

（4）超声提示：左侧附件区包块超声造影提示良性病变，考虑左侧卵巢成熟畸胎瘤可能。

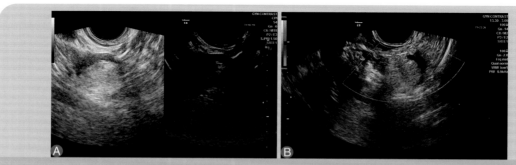

A.二维灰阶检查：左侧附件区单个类圆形高回声实性团块；B.CDFI：病灶未见明显血流信号。

图4-3-5　畸胎瘤二维灰阶及CDFI表现一

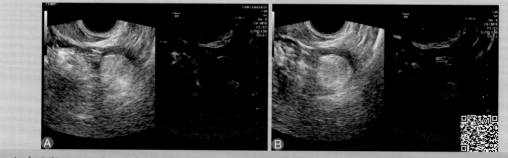

A.超声造影27 s时病灶内部均可见稀疏少量造影剂增强；B.超声造影51 s时病灶增强达峰，呈低增强。

图4-3-6　畸胎瘤超声造影表现一（动态）

【病理诊断】

病理提示左侧卵巢成熟畸胎瘤。

【诊断依据及鉴别诊断】

卵巢畸胎瘤是卵巢生殖细胞肿瘤中最常见的肿瘤，由多胚层组织结构组成，好发于生育年龄，分为成熟畸胎瘤和未成熟畸胎瘤。成熟畸胎瘤是常见的畸胎瘤类型，为良性肿瘤，单侧多见，因构成成分多样，故二维灰阶检查表现亦多样，典型征象有"面团征""脂液分层征""瀑布征"等，临床上成熟畸胎瘤多无症状，常常因偶然检查而发现。本例患者为年轻女性，因备孕体检偶然发现卵巢内高回声包块，边界清晰，轮廓完整、光滑，CDFI未见明显血流信号，故初步考虑卵巢成熟畸胎瘤可能性大。超声造影下肿块的边界更清晰，同时可见肿块内少量造影剂增强，考虑该肿块为乏血供占位。

成熟畸胎瘤需与未成熟畸胎瘤和黄体血肿相鉴别。未成熟畸胎瘤多为实性，发生在睾丸的机会远高于卵巢，生长速度快，可发生出血、坏死和转移。黄体血肿活动期可表现为高回声或强回声，边界清晰，患者常有排卵期腹痛及出血病史，1~2个月后复查肿块可消失或回声减低，内部无血流信号。

📋 病例2

【基本信息】

患者女性，31岁，自2017年体检时超声检查提示右附件囊肿后定期随访至今5年余。

【超声检查】

（1）二维灰阶检查：右侧附件区单个不均回声团块，大小4.1 cm×3.5 cm，形态欠规则，内见片状高回声区，见"毛发样"回声（图4-3-7A）。

（2）CDFI检查：病灶内未探及明显血流信号（图4-3-7B）。

（3）超声造影检查：注入造影剂后整个造影过程中病灶内始终未见造影剂增强（图4-3-8）。

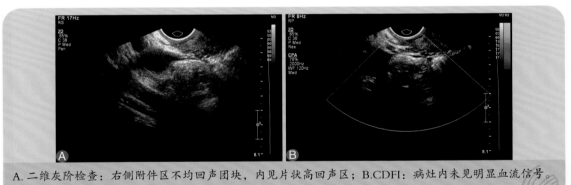

A.二维灰阶检查：右侧附件区不均回声团块，内见片状高回声区；B.CDFI：病灶内未见明显血流信号。

图4-3-7 畸胎瘤二维灰阶及CDFI表现二

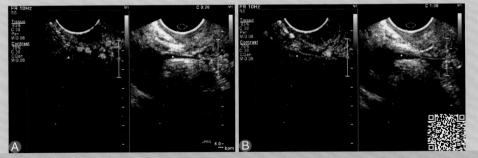

A.超声造影26 s时病灶内未见造影剂增强；B.超声造影68 s时病灶内仍未见造影剂增强。

图4-3-8 畸胎瘤超声造影表现二（动态）

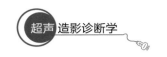

（4）超声提示：右侧卵巢成熟畸胎瘤可能。

【病理诊断】

病理提示右侧卵巢成熟性囊性畸胎瘤。

【诊断依据及鉴别诊断】

成熟畸胎瘤是卵巢最常见的良性肿瘤之一，其内部最常见的组织有骨、软骨、毛发或脑组织等。本例二维灰阶检查示包块内可见"毛发样"回声。患者自发现包块以来随访已有5年，包块大小稳定。超声造影下肿块的边界清晰，整个造影过程中肿块内始终未见造影剂增强，故考虑该肿块主要为囊性及钙化成分。因常规超声图像已比较典型，辅以超声造影显示病灶内未见血供，诊断成熟畸胎瘤并不困难。

成熟畸胎瘤需要与未成熟畸胎瘤、肠道粪石等相鉴别。未成熟畸胎瘤多为实性，发生在睾丸的机会远高于卵巢，生长速度快，可发生出血、坏死和转移，超声造影大多可见部分造影剂灌注。肠道粪石形状易变，活动度大，一般可随肠道蠕动而改变位置，排便后可消失。胃肠道来源的卵巢转移癌患者有胃肠道恶性肿瘤病史，常可探及原发灶及腹水表现。

三、卵巢纤维卵泡膜细胞瘤

📋 病例 1

【基本信息】

患者女性，41岁，体格检查未见明显异常。

【超声检查】

（1）二维灰阶检查：左侧卵巢内见类圆形低回声区，大小1.6 cm×1.4 cm，边界欠清晰，边缘尚光整，内部回声欠均匀（图4-3-9A）。

（2）CDFI检查：低回声区内未见明显血流信号（图4-3-9B）。

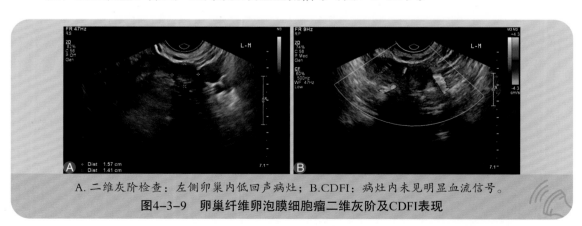

A.二维灰阶检查：左侧卵巢内低回声病灶；B.CDFI：病灶内未见明显血流信号。

图4-3-9　卵巢纤维卵泡膜细胞瘤二维灰阶及CDFI表现

（3）超声造影检查：左侧卵巢内包块造影剂充填稀疏，呈低增强，造影范围较二维灰阶检查相仿，未见扩大（图4-3-10）。

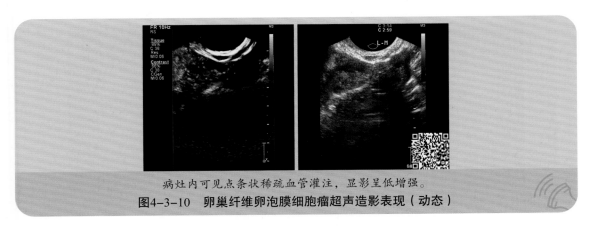

病灶内可见点条状稀疏血管灌注，显影呈低增强。

图4-3-10 卵巢纤维卵泡膜细胞瘤超声造影表现（动态）

（4）超声提示：左侧卵巢内低回声包块，结合超声造影考虑乏血供病灶，良性可能。

【病理诊断】

病理提示卵巢纤维卵泡膜细胞瘤。

【诊断依据及鉴别诊断】

卵巢纤维卵泡膜细胞瘤来源于卵巢性索间质细胞，较为罕见，多为良性肿瘤，具有分泌雌激素功能。二维灰阶检查多表现为边界清楚的圆形、类圆形低回声包块，内部无或仅有少许血流信号，超声造影无特异性，表现为乏血供灌注。

卵巢纤维卵泡膜细胞瘤主要和卵巢纤维瘤及浆膜下子宫肌瘤相鉴别。卵巢纤维瘤质地坚硬，肿块后方回声衰减较卵巢纤维卵泡膜细胞瘤更为明显。浆膜下子宫肌瘤在超声扫查时可探及同侧正常卵巢回声，且包块与子宫关系密切，可探及来源于子宫的供血血管。

四、卵巢纤维组织瘤样增生

📋 病例 1

【基本信息】

患者女性，60岁，无特殊临床症状，绝经后体检。

【超声检查】

（1）二维灰阶检查：左侧卵巢内见低回声区，大小2.3 cm×1.8 cm，边界尚清晰，内部回声欠均匀，突向卵巢外生长（图4-3-11A）。

（2）CDFI检查：低回声区内未见明显血流信号（图4-3-11B）。

（3）超声造影检查：左侧卵巢的包块内可见造影剂呈星点状充填，低增强，造影显示病灶范围与二维灰阶检查相仿（图4-3-12）。

（4）超声提示：左侧卵巢内低回声包块，结合超声造影考虑乏血供病灶，良性可能。

【病理诊断】

病理提示卵巢纤维组织瘤样增生。

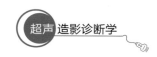

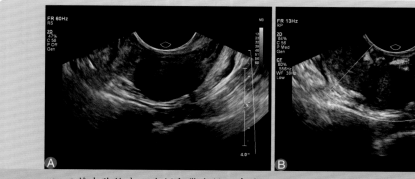

A. 二维灰阶检查：左侧卵巢内低回声病灶；B.CDFI：病灶内部未见明显血流信号。

图4-3-11　卵巢纤维组织瘤样增生二维灰阶及CDFI表现

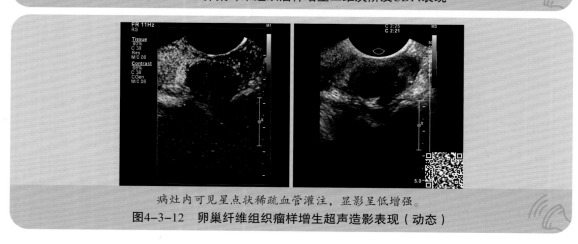

病灶内可见星点状稀疏血管灌注，显影呈低增强。

图4-3-12　卵巢纤维组织瘤样增生超声造影表现（动态）

【诊断依据及鉴别诊断】

卵巢纤维组织瘤样增生由纤维组织细胞增多引起，局部形成瘤样肿块，多为良性肿瘤。二维灰阶检查多表现为边界欠清楚的低回声包块，内部无明显血流信号，超声造影无特异性，表现为乏血供灌注。

卵巢纤维组织瘤样增生主要需和卵巢纤维瘤及卵泡膜细胞瘤相鉴别。卵巢纤维瘤质地坚硬，肿块后方回声衰减明显。卵泡膜细胞瘤具有分泌雌激素功能，超声检查多表现为边界清楚的圆形或类圆形低回声包块，内部无或仅有少许血流信号。三者从影像学方面鉴别较为困难，需要结合临床及病理检查。

五、卵巢 Brenner 瘤

　病例 1

【基本信息】

患者女性，75岁，阴道不规则流血2天。

【超声检查】

（1）二维灰阶检查：右侧附件区可见低回声包块，大小约4.9 cm×3.4 cm，边界清晰，形态不规则，内部回声不均匀，病灶中心见少量点状钙化斑，后方回声可见部分衰减（图4-3-13A）。

（2）CDFI检查：粗大血管自肿块边缘延伸至肿块中心（图4-3-13B）。

（3）超声造影检查：右侧附件包块的造影剂增强早于子宫肌层，最先增强的为CDFI探及的粗大、扭曲的供养血管，自周围向中央快速显影，随后是其旁小血管及微血管增强，肿块内造影剂分布不均匀，呈"蟹足样"，达峰时包块呈非均匀性高增强，造影剂消退亦早于子宫肌层（图4-3-14）。

（4）超声提示：右侧附件高血供包块（恶性病变可能）。

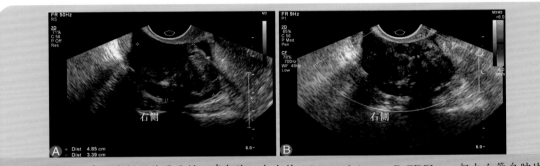

A. 二维灰阶检查：右侧附件区见低回声包块，大小约4.9 cm×3.4 cm；B.CDFI：一粗大血管自肿块边缘延伸至肿块中心。

图4-3-13 交界性Brenner瘤二维灰阶及CDFI表现

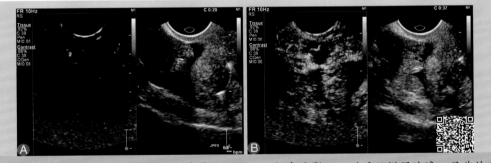

A. 超声造影20 s时病灶内可见条状血管灌注显影；B. 超声造影37 s时病灶增强达峰，呈非均匀性高增强，肿块内造影剂分布呈"蟹足样"。

图4-3-14 交界性Brenner瘤超声造影表现（动态）

【病理诊断】

病理提示右侧附件交界性Brenner瘤。

第四章 妇科超声造影

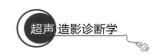

【诊断依据及鉴别诊断】

诊断依据

Brenner瘤多见于绝经后女性，部分绝经后妇女有阴道不规则出血的临床症状，实性成分内广泛钙化是Brenner瘤的典型病理表现。Brenner瘤分为良性、交界性和恶性Brenner瘤，大部分表现为低回声或强回声实性肿块，后部回声有明显的衰减；另有一部分表现为囊块型，边界清楚，形态多样；少部分为实性低回声肿块，后方声影不明显，边界清晰。在血流方面，良性肿瘤大多数内部及周边均无血流，恶性肿瘤可有丰富血流，交界性肿瘤通常体积较大，可为囊性、囊实性或实性，可有少量血流信号。此病例的诊断中，超声造影对于常规超声检查时被衰减的部分可起到很好的补充作用，对肿块血供的探查更敏感，对于微小血管的显示明显高于CDFI，本病例的增强模式为自一侧周边向中心的非均匀性高增强，造影剂消退较早，再结合老年绝经女性、阴道不规则流血的病史及在不规则肿块内可探及钙化灶的二维灰阶检查特征，本例考虑非良性肿块可能性大。

鉴别诊断

（1）卵泡膜细胞瘤：一般实质性包块前方为低回声，后方有不同程度的回声衰减，内部回声尚均匀。

（2）卵巢纤维瘤：虽亦有回声衰减，但回声衰减不明显，钙化少见，常合并胸水、腹水。

六、卵巢囊腺癌

病例 1

【基本信息】

患者女性，70岁，卵巢浆液性腺癌术后2年，定期复查。

【超声检查】

（1）二维灰阶检查：盆腔见一5.8 cm×4.3 cm不均质回声包块，形态不规则，内可见散在分布的强回声斑点（图4-3-15A）。

（2）CDFI检查：包块内见较丰富血流信号，呈星点状分布，频谱多普勒可探及动脉频谱，RI为0.54（图4-3-15B）。

（3）超声造影检查：造影剂从盆腔包块的周边向内快速增强，呈不均匀性高增强表现，肿块周边的造影剂增强程度明显强于内部，造影剂消退期肿块内部消退早于周边，消退迅速，包块中心可见一长条状造影剂缺损区，该缺损区在造影过程中始终未见造影剂增强（图4-3-16）。

（4）超声提示：结合病史及超声造影表现考虑卵巢浆液性腺癌复发灶。

【病理诊断】

病理提示卵巢浆液性腺癌。

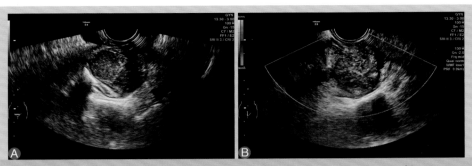

A.二维灰阶检查：盆腔见不规则回声包块，形态不规则，内可散在分布的强回声斑点；B.CDFI：病灶内见较丰富血流信号，呈星点状分布。

图4-3-15 卵巢浆液性腺癌二维灰阶及CDFI表现

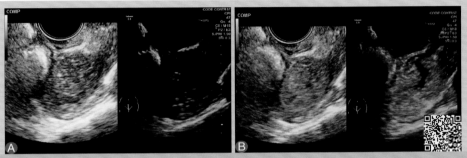

A.超声造影12 s时病灶内可见条状血管灌注增强；B.超声造影20 s时病灶增强达峰，呈不均匀性高增强。

图4-3-16 卵巢浆液性腺癌超声造影表现（动态）

【诊断依据及鉴别诊断】

本例超声造影特点为早增强、早消退，且肿块实性成分内可探查到坏死区，提示该肿块恶性可能性大，结合患者2年前卵巢浆液性腺癌手术治疗的病史，考虑本例为卵巢浆液性腺癌复发可能。

卵巢浆液性腺癌主要需与卵巢黏液性腺癌和卵巢囊腺瘤相鉴别。卵巢黏液性腺癌一般肿块体积较大，囊性成分透声较差，常伴腹水；卵巢囊腺瘤一般无明显症状，实验室检查示肿瘤指标一般正常。

📋 病例2

【基本信息】

患者女性，62岁，阴道不规则出血伴下腹痛4天。

【超声检查】

（1）二维灰阶检查：左侧附件区见单个大小约8.2 cm×5.3 cm的囊实混合性包块，内见网格样、带状等回声分隔，分隔毛糙且厚薄不均，部分囊内见等回声团（图4-3-17A）。

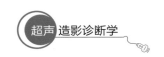

（2）CDFI检查：囊壁、囊内分隔及囊内等回声团内均可见彩色血流信号。分隔的血流较其他部位丰富，呈条状，可探及动脉频谱，RI为0.46，其余部分的血流呈星点状（图4-3-17B）。

（3）超声造影检查：造影剂注入后，囊壁、囊内分隔迅速增强，随后囊内等回声团增强，造影剂由团块周围向中央呈非均匀性充填。囊壁局部明显增厚处呈持续高强度，其余囊壁、囊内分隔及囊内等回声团内造影剂均迅速增强达峰，达峰后又快速消退，但完全廓清缓慢，囊内分隔厚薄不均匀，回声强弱不均（图4-3-18）。

（4）超声提示：左侧附件区浆液性囊腺癌可能。

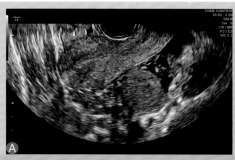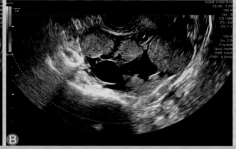

A.二维灰阶检查：左侧附件区囊实混合性包块，内见网格样、带状等回声分隔，分隔毛糙且厚薄不均，部分囊内见等回声团充填；B.CDFI：病灶分隔血流较其他部位丰富，呈条状。

图4-3-17　高级别浆液性腺癌二维灰阶及CDFI表现

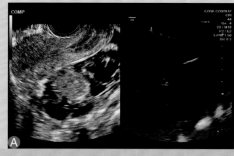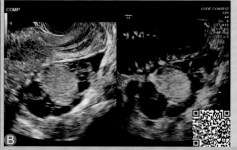

A.超声造影12 s时病灶周边可见条状血管灌注显影；B.超声造影22 s时病灶增强达峰，囊壁、囊内分隔及囊内等回声团均呈高增强。

图4-3-18　高级别浆液性腺癌超声造影表现（动态）

【病理诊断】

病理提示左卵巢高级别浆液性腺癌。

【诊断依据及鉴别诊断】

本例患者绝经后阴道不规则出血伴下腹痛4天就诊，包块体积大，呈低阻血流，超声造影表现为快速增强、快速消退模式，囊壁及囊内分隔快速呈高增强，厚薄不均匀，回声强弱不均，包块囊性成分透声佳，均提示卵巢浆液性腺癌可能性大。

卵巢浆液性腺癌需与囊腺瘤及卵巢黏液性腺癌相鉴别，此外还需与卵巢子宫内膜异位囊肿鉴别。卵巢子宫内膜异位囊肿常有痛经病史，囊内等回声成分超声造影常无增强，且其多发分隔一般呈均匀细带状。

七、低分化腺癌

病例 1

【基本信息】

患者女性，62岁，腹痛伴阴道出血1周。

【超声检查】

（1）二维灰阶检查：右侧附件区单发椭圆形囊实混合性包块，轮廓不规则，大小11.0 cm×7.9 cm，囊性成分约占1/3，内部透声好，实性部分回声欠均（图4-3-19）。

（2）CDFI检查：包块的实性部分可探及血流信号。

（3）超声造影检查：右侧附件区囊实混合性包块内造影剂增强早于子宫肌层，最先增强的是肿块实性部分内粗大、走向不规则的供养血管，该血管呈树枝状穿入包块的实性部分，由中央向周围增强，达峰时实性部分呈非均匀性高增强，造影剂灌注区形态结构清晰，消退极缓慢。肿块实性部分可见部分不规则区域未增强，该区域与肿块的囊性部分在整个造影过程中始终未见增强（图4-3-20）。

（4）超声提示：右侧卵巢癌可能。

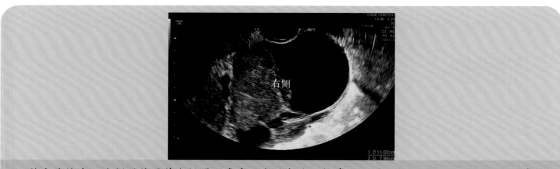

二维灰阶检查：右侧附件区单发椭圆形囊实混合性包块，轮廓不规则，大小11.0 cm×7.9 cm，囊性成分约占1/3，内部透声好，实性部分回声欠均。

图4-3-19　低分化腺癌二维灰阶表现

【病理诊断】

病理提示右侧卵巢恶性上皮性肿瘤，低分化腺癌。

【诊断依据及鉴别诊断】

依据上皮类型不同，卵巢上皮性肿瘤可分为浆液性肿瘤、黏液性肿瘤及子宫内膜样肿瘤。腺癌是子宫内膜样恶性肿瘤中最常见的病理类型之一，患者常因腹痛、腹胀及阴道流血就诊。包块实性部分所占比例有助于鉴别卵巢上皮性肿瘤的良恶性，实性部分占比越高，恶性可能性约大。本例患者因腹痛伴阴道出血1周就诊，超声造影下肿块的实性部分增强明

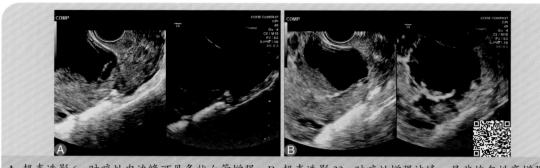

A. 超声造影6 s时病灶内边缘可见条状血管增强；B. 超声造影33 s时病灶增强达峰，呈非均匀性高增强。

图4-3-20　低分化腺癌超声造影表现（动态）

显，约占整个包块的2/3，其境界的清晰程度远高于非造影模式，肿块实性部分呈非均匀性高增强模式，可探及树枝状、粗大、走向不规则的滋养血管，亦探及坏死区，以上均提示该混合性包块恶性可能性大。

　　卵巢低分化腺癌主要需与卵巢囊腺瘤和囊腺癌相鉴别。卵巢囊腺瘤一般无明显症状，偶可伴有腹痛，实验室检查示肿瘤指标一般均正常。卵巢囊腺瘤以囊性成分为主，囊壁多不厚，囊内可见带状强回声分隔，可呈网格样，部分囊内见小型凸起，CDFI示囊壁、囊内条状强回声及囊壁小型凸起上有少量星点状血流信号，注入造影剂后囊壁、囊内条带状结构及囊壁小型凸起上见造影剂增强，开始增强时间较晚，消退较快，囊内无回声区无增强。囊腺癌超声造影表现可与本病例相似，但囊腺癌包块以囊性为主，常伴多发分隔，分隔粗细不等。

八、卵巢转移癌

病例 1

【基本信息】

　　患者女性，50岁，发现盆腔内包块半个月，曾于2013年行左侧乳腺癌改良根治术，后行6次辅助化疗。

【超声检查】

　　（1）二维灰阶检查：双侧附件区可见单发类圆形低回声包块，右侧包块大小3.8cm×3.5 cm，左侧包块大小4.4 cm×1.9 cm，境界尚清，轮廓不规则，内部回声分布欠均匀，可见腹腔积液（图4-3-21A，图4-3-21C）。

　　（2）CDFI检查：病灶内均可探及血流信号（图4-3-21B，图4-3-21D）。

　　（3）超声造影检查：注入造影剂后，双侧附件区包块增强均早于子宫肌层，右侧附件区包块13 s时开始增强，左侧附件区包块12 s时开始增强，23 s时右侧附件区包块增强达高峰，22 s时左侧附件区包块增强达高峰，双侧附件区包块均呈高增强，分布不均匀，造影剂消退均早于子宫肌层（图4-3-22）。

　　（4）超声提示：双侧卵巢转移性癌可能。

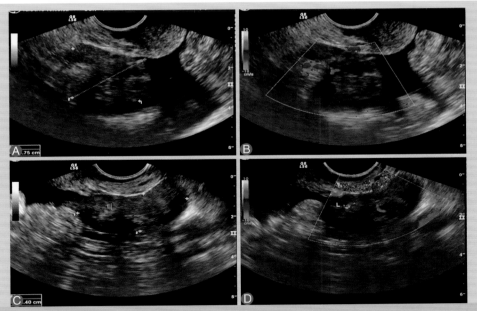

A.二维灰阶检查：右侧附件区见低回声包块；B.CDFI：右侧附件区病灶内可见血流信号；C.二维灰阶检查：左侧附件区见低回声包块；D.CDFI：左侧附件区病灶内可见血流信号。

图4-3-21　卵巢转移癌二维灰阶及CDFI表现

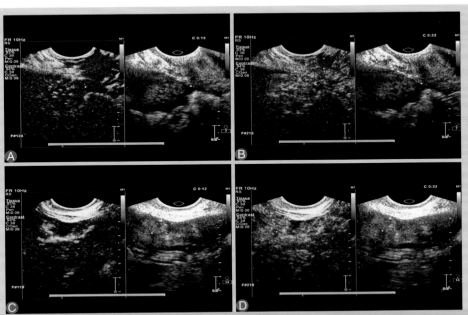

A.超声造影13 s时右侧附件区病灶内边缘可见条状血管增强；B.超声造影23 s时右侧附件区病灶增强达峰，呈不均匀高增强；C.超声造影12 s时左侧附件区病灶内边缘可见条状血管增强；D.超声造影22 s时左侧附件区病灶增强达峰，呈不均匀高增强。

图4-3-22　卵巢转移癌超声造影表现

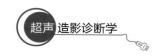

【病理诊断】

病理提示低分化癌，结合苏木精-伊红染色表现、临床病史及免疫组化结果，考虑乳腺来源，组织学类型符合小叶癌。

【诊断依据及鉴别诊断】

乳腺来源的卵巢转移癌超声表现与其转移途径、生长方式有关，肿瘤膨胀性的生长方式决定其具有椭圆形的外形和完整包膜。由于乳腺肿瘤的放射治疗、化学治疗或辅助治疗会影响卵巢的正常功能，使得卵巢功能紊乱，导致其结构变化，有时酷似占位性病变而出现误诊，超声检查有助于乳腺癌患者筛查卵巢转移癌。本例患者50岁，有乳腺癌病史，定期超声检查随访观察中，曾行6次辅助化疗，卵巢本应呈萎缩状态，而在此次随访观察中却发现卵巢体积增大，正常结构消失，被低回声实性包块所替代，超声造影显示双侧附件区实性包块均呈早增强、早消退，造影剂达峰时呈非均匀性高增强表现，且有腹水存在，故诊断为乳腺癌卵巢转移。

卵巢转移癌主要与原发性卵巢癌和卵巢交界性肿瘤相鉴别。原发性卵巢癌一般单侧发生居多，双侧发生较少。卵巢交界性肿瘤边界清晰，多为囊实性，囊性区域内伴乳头状或实性回声，较具特征性。

第四节　子宫输卵管超声造影

一、输卵管通畅

病例 1

【基本信息】

患者女性，34岁，不孕2年，平素月经规律，近半年经期延长，淋漓不尽8~10天。妇科检查未见明显异常。

【超声检查】

（1）二维灰阶检查：子宫大小形态正常，内膜厚约1.0 cm，双侧附件区未见明显异常回声（图4-4-1A）。

（2）三维超声检查：宫腔内见一类圆形高回声团，大小约1.1 cm×1.0 cm，境界清晰（图4-4-1B）。

（3）超声造影检查：造影剂注入顺利、无明显阻力，双侧输卵管全段迅速充满造影剂回声，双侧输卵管走行自然柔顺，末梢可见造影剂喷出，双侧盆腔可见片状造影剂弥散，双侧卵巢周围可见环状造影剂回声包绕，宫腔内可见团状充盈缺损区（图4-4-2）。

（4）超声提示：双侧输卵管通畅，子宫内膜息肉可能。

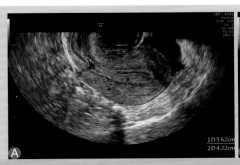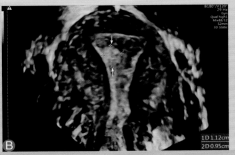

A. 二维灰阶检查：子宫大小形态正常，内膜厚约 1.0 cm；B. 三维声像图：宫腔内见一类圆形高回声团，大小约 1.1 cm×1.0 cm（箭头）。

图4-4-1　子宫的二维灰阶及三维超声表现一

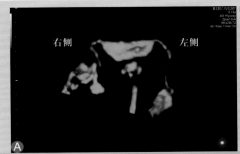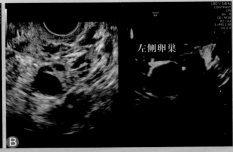

A. 双侧输卵管通畅；B 左侧卵巢周围造影剂呈环形包绕。

图4-4-2　子宫输卵管超声造影表现一

【病理诊断及术中诊断】

病理提示子宫内膜息肉，双侧输卵管通畅。

【诊断依据及鉴别诊断】

该病例造影过程中，推注入宫腔的造影剂迅速充盈宫腔，仅内膜息肉处形成充盈缺损，宫腔无明显扩张，造影剂迅速沿着两侧输卵管向两侧走行，从伞端喷出弥散在盆腔，包绕在两侧卵巢周围。两侧输卵管走行自然、粗细均匀，双侧卵巢周围造影剂呈环状包绕，盆腔内造影剂弥散均匀，子宫肌层或宫旁静脉丛未见造影剂逆流，推注造影剂时无明显阻力，造影时无反流，推注造影剂时患者无明显疼痛感。以上造影表现均符合输卵管通畅的表现，输卵管通而不畅或阻塞时会观察到输卵管不显示或部分显示或纤细、上举、走行僵硬，推注阻力增大，患者疼痛明显，造影剂肌层逆流等直接或间接征象。结合本病例造影观察所见和病史，诊断该病例为双侧输卵管通畅。

【随访】

患者切除息肉后3个月自然受孕。

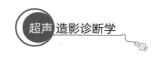
📋 病例2

【基本信息】

患者女性，28岁，不孕1年，平素月经规律。妇科检查未见明显异常。

【超声检查】

（1）二维灰阶检查：子宫形态正常，肌层回声均匀。双侧附件区未见明显异常回声。

（2）超声造影检查：造影剂推注无明显阻力，造影剂注入顺利，共推注5 mL生理盐水+20 mL SonoVue混悬液。双侧输卵管全段显影迅速，走行自然柔顺，盆腔见造影剂弥散，卵巢周围见环形造影剂包绕（图4-4-3）。

（3）超声提示：双侧输卵管通畅。

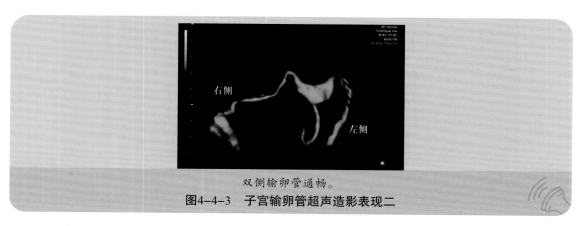

双侧输卵管通畅。

图4-4-3 子宫输卵管超声造影表现二

【诊断依据及鉴别诊断】

正常情况下，超声造影剂经宫腔置管进入宫腔后沿双侧输卵管流动，最后弥散进入盆腔。根据宫腔显影相、输卵管显影相、卵巢弥散相、盆腔弥散相结合推注阻力、推注剂量、患者疼痛反应等评估输卵管通畅性，分为输卵管通畅、输卵管通而不畅、输卵管阻塞3种类型。本例为年轻女性，造影剂推注无明显阻力，宫腔显影呈三角形，两侧宫角可见，双侧输卵管全程迅速显示，输卵管走行柔顺自然，造影剂迅速经输卵管弥散进入盆腔，在两侧卵巢周边形成环状造影剂包绕，盆腔造影剂弥散均匀，因此诊断双侧输卵管通畅。

二、输卵管通而不畅

📋 病例1

【基本信息】

患者女性，26岁，不孕1年，平素月经规律，经量较多。妇科检查未见明显异常。

【超声检查】

（1）二维灰阶检查：子宫大小形态正常，横切面可见内膜分成左右不相连的两团，内膜左侧支回声不均，双侧附件区未见明显异常回声（图4-4-4A）。

（2）三维超声检查：冠状面可见宫底处内膜凹陷，凹陷最低处距离两侧宫角连线距离约1.2 cm，内膜左侧支回声不均（图4-4-4B）。

（3）超声造影检查：造影剂注入困难、阻力较大，右侧输卵管全段迅速充满造影剂回声，右侧输卵管走行自然柔顺，末梢可见造影剂喷出，右侧盆腔可见片状造影剂弥散，右侧卵巢周围可见环状造影剂回声包绕；左侧输卵管内可见造影剂回声充填，局部较细弱、连续性欠佳，左侧盆腔造影剂弥散欠佳，左侧卵巢周围可见少量造影剂回声，宫腔左侧近左宫角处可见一充盈缺损区，范围约1.3 cm×1.0 cm，境界清晰（图4-4-5）。

（4）超声提示：左侧输卵管通而不畅，右侧输卵管通畅，子宫发育异常（不完全性纵膈子宫可能），内膜左侧支息肉可能。

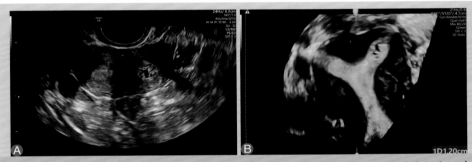

A.二维灰阶检查：子宫大小形态正常，横切面见内膜分成左右不相连的两团，内膜左侧支回声不均；B.三维声像图：冠状面见宫底处内膜凹陷，凹陷最低处距离两侧宫角连线距离约1.2 cm，内膜左侧支回声不均。

图4-4-4 子宫的二维灰阶及三维超声表现二

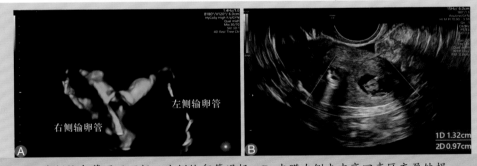

A.左侧输卵管通而不畅，右侧输卵管通畅；B.内膜左侧支内高回声区充盈缺损。

图4-4-5 子宫输卵管超声造影表现三

【病理诊断及术中诊断】

病理提示子宫内膜息肉，右侧输卵管通畅，左侧输卵管通而不畅。

【诊断依据及鉴别诊断】

该病例造影过程中，造影剂注入困难、阻力较大。右侧输卵管全段迅速充满造影剂回声，右侧输卵管走行自然柔顺，右侧盆腔可见片状造影剂弥散，右侧卵巢周围可见环状造影剂回声包绕，符合输卵管通畅的诊断标准；而左侧输卵管内虽也有造影剂填充，但左侧输卵管局部较细弱，且连续性欠佳，左侧输卵管末梢可见造影剂溢出，溢出于左侧盆腔的造影剂量少，未见大片状的造影剂溢出，左侧卵巢周围仅见少量半环状的造影剂回声，未见环形的造影剂回声包绕，以上与输卵管通畅的造影表现不相符，但又有造影剂自左侧输卵管溢出至盆腔，亦不符合输卵管阻塞的表现。宫腔水造影时显示内膜左侧支有团状高回声的充盈缺损区，符合内膜息肉的表现。冠状面可见内膜凹陷最深处和双侧宫角连线的距离>1 cm，但在宫颈内口水平以上，宫底浆膜层无凹陷，符合不完全性纵膈子宫的诊断标准。综合本病例造影观察到的直接征象和间接征象，结合病史，诊断该病例为左侧输卵管通而不畅，右侧输卵管通畅，子宫发育异常（不完全性纵膈子宫可能），内膜左侧支息肉可能。

📋 病例2

【基本信息】

患者女性，26岁，不孕1年3个月，平素月经规律，有痛经史，4年前曾行腹腔镜下左侧附件卵巢子宫内膜异位囊肿剥离术。妇科检查示左侧附件区压痛、左侧附件活动度欠佳。

【超声检查】

（1）二维灰阶检查：子宫大小形态正常，内膜厚度约0.5 cm，双侧卵巢大小形态正常，左侧卵巢与子宫紧贴、轻推探头时无相对位移，滑动征（−），右侧卵巢滑动征（＋）（图4-4-6）。

（2）三维超声检查：冠状面可见子宫内膜呈倒三角形，边界清晰，内部回声均匀。

（3）超声造影检查：造影剂推注顺利、无明显阻力，双侧输卵管全段迅速充满造影剂回声，双侧输卵管走行自然柔顺，末梢可见造影剂喷出，双侧盆腔可见片状造影剂弥散，右侧卵巢周围可见环状造影剂回声包绕，左侧卵巢周围可见半环状造影剂包绕，左侧卵巢与子宫紧贴之间无造影剂回声（图4-4-7）。

（4）超声提示：右侧输卵管通畅，左侧输卵管通而不畅，左侧卵巢与子宫粘连。

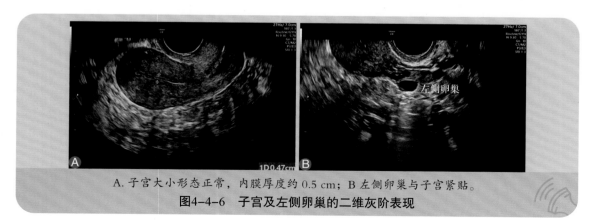

A.子宫大小形态正常，内膜厚度约0.5 cm；B 左侧卵巢与子宫紧贴。

图4-4-6　子宫及左侧卵巢的二维灰阶表现

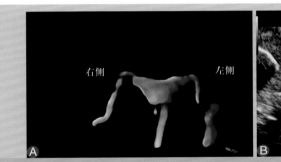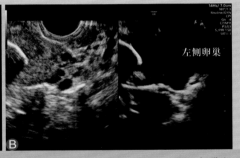

A. 双侧输卵管内可见造影剂回声充填；B. 左侧卵巢周围可见半环状造影剂包绕，左侧卵巢与子宫紧贴之间无造影剂回声。

图4-4-7 子宫输卵管超声造影表现四

【术中诊断】

术中诊断为左侧卵巢与子宫致密粘连。

【诊断依据及鉴别诊断】

对输卵管通畅程度的诊断不能仅关注输卵管本身是否被造影剂充填，更应关注造影剂是否从伞端溢出至盆腔、是否在卵巢周围形成环形包绕及其他间接征象。本病例在造影过程中，造影剂可顺利地、快速地充盈两侧输卵管，也在盆腔有片状弥散，然而仅右侧卵巢周围可见到环形包绕的造影剂回声，左侧卵巢周围是半环形的造影剂回声包绕，二维灰阶检查时和子宫紧贴、无相对活动的一侧无造影剂包绕，结合患者的左侧附件区手术病史和妇科检查阳性所见，故本例给出了右侧输卵管通畅，左侧输卵管通而不畅，左侧卵巢与子宫粘连的诊断，随后也被宫腹腔镜手术术中所见证实。

病例 3

【基本信息】

患者女性，31岁，因未避孕5年未孕而行子宫输卵管超声造影检查。2012年8月曾行碘油造影显示左侧输卵管迂曲、右侧输卵管近端梗阻，2013年5月曾行宫腹腔镜下输卵管疏通术，后仍未受孕。

【超声检查】

（1）二维灰阶检查：子宫形态正常，肌层回声均匀。双侧附件区未见明显异常回声。

（2）超声造影检查：造影剂注入顺利，双侧输卵管全段迅速显影，左侧输卵管中段走行迂曲，卵巢周围见半环状造影剂包绕，右侧输卵管走行迂曲，中段局部盘绕，卵巢周围见半环状造影剂包绕（图4-4-8）。

（3）超声提示：左侧输卵管通而不畅（走行迂曲、远端弥散欠佳），右侧输卵管通而不畅（走行迂曲、远端弥散欠佳）。

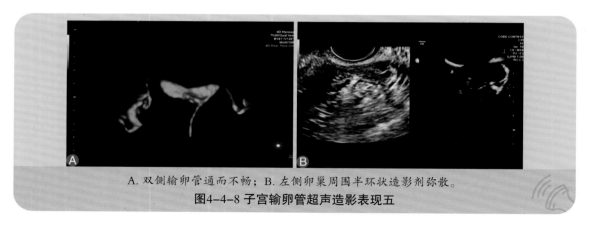

A. 双侧输卵管通而不畅；B. 左侧卵巢周围半环状造影剂弥散。

图4-4-8 子宫输卵管超声造影表现五

【诊断依据及鉴别诊断】

输卵管是肌性结构，近端与子宫相连，远端靠近卵巢，走行自然柔顺，由近端到远端管径逐步增粗，输卵管走行形态与通畅性有关。本例宫腔显影呈三角形，两侧宫角可见，双侧输卵管全程迅速显示，左侧输卵管近段走行尚可，中段迂曲，卵巢周围造影剂弥散少，呈半环状包绕；右侧输卵管近段走行尚可，中段走行迂曲，局部呈多个"S"形，卵巢周围造影剂弥散少，呈半环状包绕，诊断双侧输卵管通而不畅。子宫输卵管四维超声造影可直观、立体、全面显示输卵管形态，通过旋转X、Y、Z轴可多角度、多方面显示输卵管，以更好显示输卵管走行。尤其当输卵管形态迂曲时由于角度和方向的原因，常规二维灰阶检查追踪造影剂在输卵管内走行多显示困难，需要不断上下侧动探头，输卵管多呈断续显影，无法直观显示形态，其要求操作者选择中心平面时尽量把双侧宫角、双侧卵巢置于中心平面内且前后预留出足够角度，必要时可尽量增加扫查深度以获取更大扫查范围。另外，识别走行迂曲的输卵管要注意与宫旁静脉逆流相鉴别，注意识别宫角处输卵管走行，即关注其近段的走行是否从宫角处相延续，如为宫角发出则多为输卵管，而从前壁、后壁、侧壁肌层发出则应考虑为血管逆流。

病例 4

【基本信息】

患者女性，39岁，因婚后9年未孕而行子宫输卵管超声造影检查。现病史和既往病史无特殊。

【超声检查】

（1）二维灰阶检查：子宫形态正常，肌层回声均匀，双侧附件区未见明显异常回声，其中右侧卵巢位置高于子宫上方并略偏左侧。

（2）超声造影检查：造影剂注入顺利，左侧输卵管全段显影迅速，走行自然柔顺，盆腔见造影剂弥散，卵巢周围见环状造影剂包绕；右侧输卵管走行于宫底右上方，中段局部迂曲，卵巢周围见半环状造影包绕（图4-4-9）。

（3）超声提示：左侧输卵管通畅，右侧输卵管通而不畅（上举、远端弥散欠佳）。

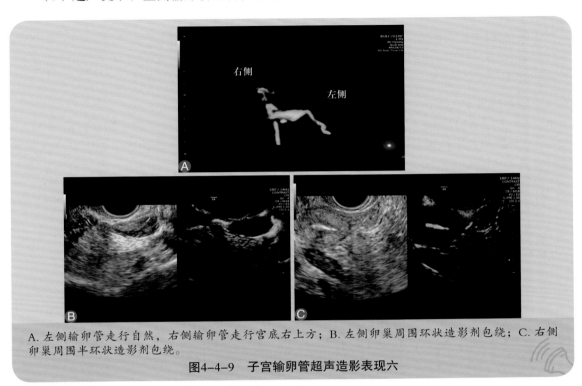

A.左侧输卵管走行自然，右侧输卵管走行宫底右上方；B.左侧卵巢周围环状造影剂包绕；C.右侧卵巢周围半环状造影剂包绕。

图4-4-9　子宫输卵管超声造影表现六

【诊断依据及鉴别诊断】

一般输卵管远端位于卵巢后上方，其伞端包裹卵巢以利于捡拾卵泡。子宫输卵管超声造影时辨识卵巢在盆腔位置、卵巢与子宫的位置关系、两侧卵巢相对位置等有利于造影中心平面选择，从而获得更满意造影图像。大多数情况下卵巢位于宫体水平的两侧盆腔区域，但先天发育、盆腔粘连、既往手术史等多方面因素可能会导致卵巢过于贴近或远离子宫、两侧卵巢紧密相靠等。本例为年轻女性，现病史及既往病史无特殊表现。宫腔显影呈三角形，两侧宫角可见，左侧输卵管全程迅速显示，输卵管走行柔顺自然，造影剂迅速经输卵管弥散进入盆腔，左侧卵巢周边形成环状造影剂包绕，右侧卵巢位于宫底上方略偏左侧，右侧输卵管全段显影，近段垂直向宫底右上方走行，中段局部迂曲反折后向子宫上方走行，少部分造影剂弥散入盆腔在右侧卵巢周围形成半环状造影剂包绕，呈现明显的输卵管上举形态。输卵管形态上举是输卵管造影时少见的输卵管走行形态。多数学者认为输卵管上举多反应盆腔局部比较明显的粘连性改变或先天发育异常，可能就输卵管本身来说其通畅性尚可，特别在输卵管造影时多半是人工或仪器加压推注，对造影剂流动和弥散有一定助力作用，但在自然状态下，上举、迂曲的输卵管形态可能会给受精卵的回游带来困难，从而增加异位妊娠、不良妊娠的风险。鉴别诊断时，当卵巢位置过高（位于宫底水平或宫底上方），选择造影中心平面要注意调节深度选择，给宫底预留更多空间，防止由于输卵管上举走行位置过高而超出扫查平面。

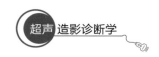

【基本信息】

患者女性，25岁，因未避孕1年未孕行子宫输卵管造影检查。2015年曾因异位妊娠行一侧输卵管切开取胚术。

【超声检查】

（1）二维灰阶检查：子宫形态正常，肌层回声均匀，双侧附件区未见明显异常回声。

（2）超声造影检查：造影剂注入顺利，造影剂注入后，子宫肌层迅速见大量造影剂逆流并进入宫旁血管丛，两侧宫角显示不清，未见明显输卵管走行，盆腔见迂曲团状造影剂充填宫旁血管，卵巢周围未见造影剂包绕（图4-4-10）。

（3）超声提示：双侧输卵管未显影，近端阻塞可能，肌层、宫旁血管造影剂逆流。

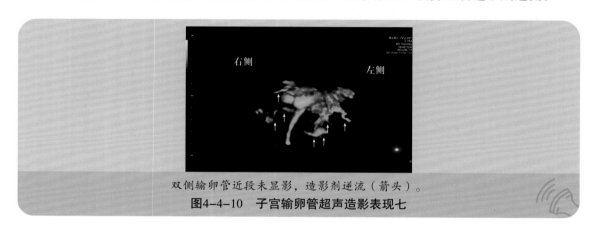

双侧输卵管近段未显影，造影剂逆流（箭头）。

图4-4-10 子宫输卵管超声造影表现七

【诊断依据及鉴别诊断】

各种引起子宫内膜不完整、宫腔压力过大（如内膜菲薄）、子宫内膜结核、医源性损伤或输卵管不通等的因素均可能导致造影剂从内膜逆行进入子宫肌层血管再进入宫旁静脉。本例为年轻女性，造影时造影剂迅速进入子宫肌层且呈弥漫性，宫底、前壁肌层、后壁肌层均见大量造影剂显示。造影剂迅速进入宫旁血管，见多支逆流血管影，整体显影呈"乱树枝样"，无法分辨宫角位置，亦未见明显自宫底两侧发出的输卵管。输卵管造影检查为月经干净后3～5天，为增殖晚期，理论上内膜已修复完成。患者既往无子宫内膜异位症、子宫内膜结核、宫腔操作等相关病史，无明显内膜损伤因素，既往因异位妊娠行一侧输卵管切开取胚术，可能存在输卵管通畅问题，推测大量造影剂逆流的出现与输卵管不通关系密切。四维造影因大量造影剂逆流干扰无法显示输卵管。二维造影时，推注造影剂，可见宫腔显影的即刻大量造影剂逆流入子宫肌层，宫角显示不清，宫旁血管见迂曲走行的造影剂回声，两侧卵巢及盆腔未见游离造影剂弥散。综上，本例双侧输卵管全程未显示，考虑双侧输卵管近端梗阻伴肌层、宫旁血管大量造影剂逆流。造影剂逆流为子宫输卵管造影检查常见情况，其主要不利因素是干扰造影图像，影响造影诊断，其次造影剂逆流进入血液可能会增加造影剂过敏的风险，但是输卵管造影所使用的造影剂本身亦为血池造影剂。当逆流较严重明显干扰造影诊断时，建议行二次造影，即休息1～2个月后再次进行造影检查。

三、输卵管梗阻

病例 1

【基本信息】

患者女性，30岁，不孕3年半，平素月经规律，偶尔腹痛。妇科检查未见明显异常。

【超声检查】

（1）二维灰阶检查：子宫大小形态正常，左侧附件区未见明显异常回声，右侧附件区可见管状迂曲的无回声区，盆腔可见不规则无回声区，透声欠佳，可见带状回声分隔（图4-4-11）。

（2）CDFI检查：右侧附件区的无回声区内未见血流信号。

（3）超声造影检查：造影剂推注有明显阻力，左侧输卵管全段迅速充满造影剂回声，走行自然柔顺，末梢可见造影剂溢出，左侧盆腔可见片状造影剂弥散，左侧卵巢周围可见环状造影剂回声包绕，右侧输卵管内迅速充满造影剂回声，近段粗细均匀，中远段随着造影剂推注进行性增粗膨大，末梢未见造影剂溢出，右侧盆腔未见造影剂弥散，右侧卵巢周围未见造影剂回声包绕（图4-4-12）。

（4）超声提示：左侧输卵管通畅，右侧输卵管中远段积水梗阻，盆腔积液。

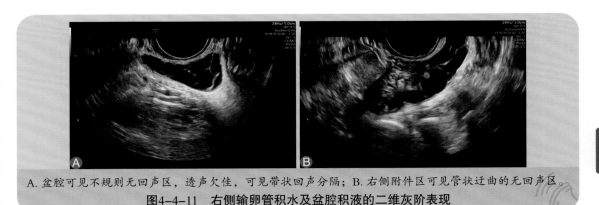

A.盆腔可见不规则无回声区，透声欠佳，可见带状回声分隔；B.右侧附件区可见管状迂曲的无回声区。

图4-4-11　右侧输卵管积水及盆腔积液的二维灰阶表现

【术中诊断】

术中诊断为右侧输卵管积水。

【诊断依据及鉴别诊断】

该病例造影过程中，推注入宫腔的造影剂迅速充盈宫腔，并快速充盈左侧输卵管，从左侧输卵管伞端喷出弥散在左侧盆腔，环形包绕在左侧卵巢周围，以上表现符合输卵管通畅的诊断标准，故左侧输卵管通畅的诊断无疑问。造影剂充填右侧输卵管后，发现右侧输卵管近段尚粗细均匀，中远段随造影剂的推注逐渐增粗膨大、且迂曲盘绕，右侧输卵管末梢无造影

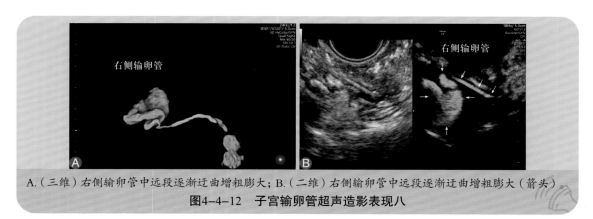

A.（三维）右侧输卵管中远段逐渐迂曲增粗膨大；B.（二维）右侧输卵管中远段逐渐迂曲增粗膨大（箭头）。

图4-4-12　子宫输卵管超声造影表现八

剂溢出至盆腔，右侧盆腔未见造影剂弥散，右侧卵巢周围未见造影剂包绕。以上表现结合二维灰阶超声观察到的管状迂曲的无回声区，不难得出右侧输卵管中远段积水梗阻的诊断。结合患者有下腹痛的病史，二维灰阶检查示透声欠佳、有多个粘连带的盆腔积液表现，还可进一步推测患者是否因盆腔炎而导致右侧输卵管伞端粘连，进而造成的输卵管积水。该推测后在腹腔镜术中被证实。

病例 2

【基本信息】

患者女性，34岁，育有1女，继发性不孕5年，平素月经规律，妇科检查未见明显异常。

【超声检查】

（1）二维灰阶检查：子宫大小形态正常，内膜厚度约1.1 cm，双侧附件区未见明显异常回声（图4-4-13）。

（2）三维超声检查：冠状面见子宫内膜呈倒三角形，边界清晰，内部回声均匀。

（3）超声造影检查：推注造影剂阻力极大，推注3 mL造影剂后无法继续推注，左侧输卵管自宫角处全段未显示，左侧盆腔未见造影剂弥散，左侧卵巢周围未见造影剂回声包绕，右侧输卵管加压推注后方可见造影剂充填，右侧输卵管走行迂曲，中远段随造影剂推注逐渐膨大，右侧盆腔未见造影剂弥散，右侧卵巢周围未见造影剂回声包绕（图4-4-14）。

（4）超声提示：左侧输卵管近段梗阻可能，右侧输卵管远段积水梗阻可能。

【诊断依据及鉴别诊断】

该病例造影过程中，推注造影剂阻力极大，左侧输卵管自宫角起全段未显示，左侧盆腔未见任何造影剂回声，左侧卵巢周围未见造影剂包绕，右侧输卵管在加压推注后可见造影剂充填，中远段随造影剂推注逐渐增粗膨大，右侧输卵管伞端未见造影剂溢出，右侧盆腔未见造影剂回声，右侧卵巢周围未见造影剂包绕，该病例全盆腔未见任何造影剂回声，结合推注造影剂极困难，推注3 mL之后便无法继续推注，患者反映明显疼痛，综合以上直接和间接征象，诊断该病例为左侧输卵管近段梗阻可能，右侧输卵管远段积水梗阻可能。

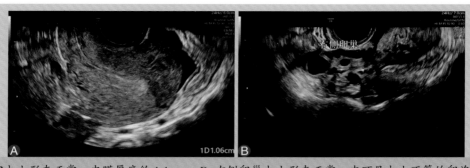

A.子宫大小形态正常，内膜厚度约 1.1 cm；B.右侧卵巢大小形态正常，内可见大小不等的卵泡回声。

图4-4-13　子宫及其附件的二维灰阶表现

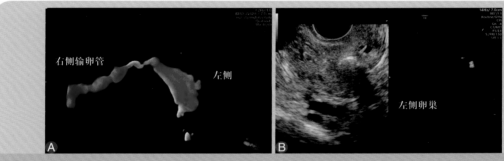

A.左侧输卵管自宫角起全段未显示，右侧输卵管中远段迂曲增粗膨大；B.左侧卵巢周围及左侧盆腔未见造影剂回声。

图4-4-14　子宫输卵管超声造影表现九

病例3

【基本信息】

患者女性，30岁，不孕1年，平素月经规律，妇科检查未见明显异常。

【超声检查】

（1）二维灰阶检查：子宫大小形态正常，内膜厚约0.9 cm，双侧附件区未见明显异常回声（图4-4-15B）。

（2）三维超声检查：冠状面见子宫内膜呈倒三角形，边界清晰，内部回声均匀（图4-4-15A）。

（3）超声造影检查：双侧输卵管全段迅速充满造影剂回声，双侧输卵管走行自然柔顺，右侧输卵管粗细均匀，左侧输卵管管径纤细，双侧输卵管末梢可见造影剂溢出，左侧盆腔可见少量造影剂弥散，右侧盆腔可见片状造影剂弥散，左侧卵巢周围可见半环状造影剂回声包绕，右侧卵巢周围可见环状造影剂回声包绕（图4-4-16）。

（4）超声提示：右侧输卵管通畅，左侧输卵管通而不畅。

【诊断依据及鉴别诊断】

该病例造影过程中，推注入宫腔的造影剂迅速充盈宫腔，造影剂迅速沿两侧输卵管向两

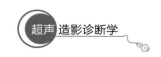

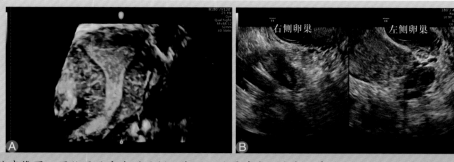

A.三维声像图：冠状面子宫内膜呈倒三角形，边界清晰，内部回声均匀；B 二维灰阶检查：双侧卵巢大小形态正常，内可见大小不等的卵泡回声。

图4-4-15　子宫及其附件的二维灰阶及三维超声表现

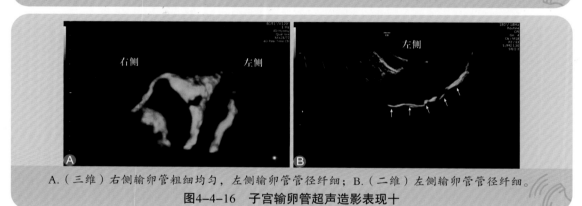

A.（三维）右侧输卵管粗细均匀，左侧输卵管管径纤细；B.（二维）左侧输卵管管径纤细。

图4-4-16　子宫输卵管超声造影表现十

侧走行，从伞端喷出弥散在盆腔，包绕在两侧卵巢周围，右侧输卵管管径粗细均匀，而左侧输卵管管径纤细狭窄；右侧盆腔可见片状造影剂弥散，而左侧盆腔可见少量造影剂弥散；右侧卵巢周围可见环状造影剂回声包绕，而左侧卵巢周围可见半环状造影剂回声包绕。本病例综合输卵管内造影剂充盈的直接征象、盆腔弥散造影剂的多少、卵巢周围造影剂包绕等的间接征象诊断为右侧输卵管通畅，左侧输卵管通而不畅。

【随访】

该病例行子宫输卵管造影后2个月自然受孕。

病例 4

【基本信息】

患者女性，30岁，因未避孕1年未孕行子宫输卵管超声造影检查。既往阑尾手术史、一次人工流产史、一次药物流产后清宫手术史。2015年外院碘油造影显示双侧输卵管通畅，曾行超声监测排卵提示可正常排卵。本次妇科检查示右侧附件区增厚。

【超声检查】

（1）二维灰阶检查：子宫形态稍饱满，肌层回声均匀。左侧卵巢正常，右侧卵巢内见一直径3.0 cm的囊性结构。

（2）超声造影检查：造影剂推注初始无阻力，后渐进性增大，共推注5 mL生理盐水＋10 mL SonoVue混悬液。停止推注后，推注管内返流回3 mL混悬液。左侧输卵管全段显影迅速，显像细弱欠连续，远段管径增粗，走行稍迂曲，可见部分造影剂积聚，卵巢周围见半环状造影剂包绕。右侧输卵管显影慢，中段走行迂曲反折，远段见造影剂积聚，局部膨大呈囊状，远端未见造影剂溢出，右侧卵巢周围未见造影剂包绕，右侧卵巢囊肿内未见造影剂（图4-4-17）。

（3）超声提示：左侧输卵管通而不畅（显像细弱欠连续、远段增粗、远端弥散欠佳），右侧输卵管积水（远端闭锁），右侧卵巢囊肿。

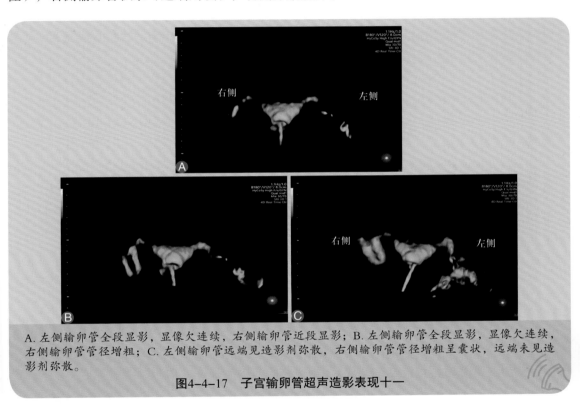

A.左侧输卵管全段显影，显像欠连续，右侧输卵管近段显影；B.左侧输卵管全段显影，显像欠连续，右侧输卵管管径增粗；C.左侧输卵管远端见造影剂弥散，右侧输卵管管径增粗呈囊状，远端未见造影剂弥散。

图4-4-17　子宫输卵管超声造影表现十一

【诊断依据及鉴别诊断】

由输卵管因素引起的输卵管性不孕占不孕症的28%～42%，输卵管积水因可导致输卵管不可逆性损伤，是其中比较严重的表现，约占输卵管疾病的30%。本例为年轻女性，推注5 mL生理盐水＋10 mL造影剂混悬液，且返流回3 mL混悬液。造影剂推注阻力渐进增大，提示输卵管通畅性不佳。宫腔显影呈三角形，两侧宫角可见。左侧输卵管全程迅速显示，输卵管走行自然，但显影明显细弱欠连续，远端见少量造影剂溢出，提示输卵管通而不畅。右侧输卵管显影慢，左侧全段显影后右侧仅近段部分显影，可见造影剂沿输卵管缓慢走行。右侧输卵管中段走行迂曲反折，远段造影剂明显积聚、膨大形成一明显囊肿样结构，远端未见造影剂溢出。二维检查时亦见造影剂沿宫角向远端走行，远段形成一囊状结

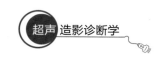

构，其内见造影剂淤滞、盘旋，卵巢周围未见造影剂包绕，提示本侧输卵管远端积水且呈闭锁状态。患者随后入院行手术治疗。术中见左侧输卵管与盆壁有束带粘连。右侧输卵管迂曲与右卵巢包裹成团，无正常伞端结构且与右盆壁致密粘连。右侧卵巢另见一2 cm×2 cm囊肿。行腹腔镜下双侧输卵管通液术，左侧见美兰液流出，右侧输卵管明显增粗，顶端无美兰液流出。遂行右侧输卵管造口术＋右侧卵巢病损切除术＋盆腔粘连松解术。子宫输卵管超声造影对输卵管积水具有良好诊断效能，尤其是四维实时造影结合二维动态造影可直观显示造影前、造影后输卵管形态和通畅性。

但需要注意的是对于输卵管积水患者行子宫输卵管超声造影可能会增加积水严重程度，从而增加输卵管积水感染或盆腔感染风险。多数操作者建议在检查后预防性使用抗生素，但与手术相关的炎症性疾病的风险仍然非常低。因此对于造影检查前即发现输卵管积水的患者需要严格把控操作的适应证，造影中提高认识，警惕感染风险。在满足诊断的情况下，尽量少地推注造影剂以尽可能地不加重积水的程度。

参考文献

[1] 王佳佳，水旭娟，胡明子，等.超声造影鉴别诊断妇科盆腔肿块良恶性的临床应用价值.中国妇幼保健，2022，37（13）：2504-2506.

[2] 张隽.常规超声和超声造影对宫腔内占位性病变的诊断价值.中国医药指南，2021，19（12）：44-45.

[3] 徐子宁，彭成忠，吕亚儿，等.宫腔水造影联合子宫内膜静脉超声造影对宫腔相关性病变诊断价值的研究.2020年浙江省医学会超声医学学术大会论文汇编，2020：265.

[4] 叶玲红.静脉及宫腔超声造影对宫腔内病变中诊断价值研究.2020年浙江省医学会超声医学学术大会论文汇编，2020：270.

[5] 康丽丽.用阴道超声和超声子宫造影诊断子宫腔内病变的准确性对比.中国医疗器械信息，2019，25（2）：107-108.

[6] 张隽，张云芳，王光蓉.阴道超声和超声子宫造影诊断子宫腔内病变的准确性对比.中国社区医师，2018，34（30）：128-129.

[7] 石爱君.用阴道超声和超声子宫造影诊断子宫腔内病变的准确性对比.影像研究与医学应用，2018，2（7）：139-141.

[8] 李刚.经阴低机械指数超声造影检查在常见宫腔病变诊断中的应用分析.中国卫生标准管理，2017，8（17）：106-107.

[9] TRAVAGLINO A，RAFFONE A，GENCARELLI A，et al.TCGA classification of endometrial cancer: the place of carcinosarcoma.Pathol Oncol Res，2020，26（4）：2067-2073.

[10] DENSCHLAG D, ULRICH UA.Uterine carcinosarcomas-diagnosis and management. Oncol Res Treat, 2018, 41（11）: 675-679.

[11] GREEN RW, EPSTEIN E.Dynamic contrast-enhanced ultrasound improves diagnostic performance in endometrial cancer staging.Ultrasound Obstet Gynecol, 2020, 56（1）: 96-105.

[12] FARIA SC, DEVINE CE, RAO B, et al.Imaging and staging of endometrial cancer. Semin Ultrasound CT MR, 2019, 40（4）: 287-294.

[13] CAPOZZI VA, MERISIO C, ROLLA M, et al.Confounding factors of transvaginal ultrasound accuracy in endometrial cancer.J Obstet Gynaecol, 2021, 41（5）: 779-784.

[14] 王瀚.子宫内膜癌超声造影参数与病灶组织中癌细胞恶性生物学特征的相关性.海南医学院学报, 2017, 23（8）: 1131-1133, 1137.

[15] 臧萍萍, 杨宗利.子宫内膜癌超声造影参数与盆腔淋巴结转移的相关性.中国医学影像技术, 2020, 36（12）: 1867-1871.

[16] 俞红英, 赵敏, 王晰, 等.子宫内膜癌应用静脉超声造影判断浸润程度的价值.影像研究与医学应用, 2021, 5（21）: 93-94.

[17] 陈丽霞, 黄丽群, 吴琪, 等.不同年龄组子宫内膜癌经静脉超声造影特点研究.医学研究杂志, 2018, 47（8）: 121-124.

[18] 李杨, 张丹, 李燕东.子宫癌肉瘤的超声表现与病理特征.中华医学超声杂志（电子版）, 2022, 19（2）: 122-127.http://dx.chinadoi.cn/10.3877/cma.j.issn.1672-6448.2022.02.005.

[19] 古淑芳, 王莎莎, 朱贤胜, 等.多模态子宫输卵管超声造影的临床应用价值.中国超声医学杂志, 2021, 37（10）: 1162-1164.

[20] 陈蓓蓓, 时书音.经阴道四维子宫输卵管超声造影在不孕患者输卵管通畅性评估中的应用.当代医学, 2021, 27（23）: 113-114.

[21] 钟志方, 马芬芬, 何茂胜, 等.不孕症患者经阴道实时三维子宫输卵管超声造影的应用分析.影像研究与医学应用, 2020, 4（22）: 140-142.

[22] 傅芬, 叶琴, 梁荣喜, 等.多模态经阴道超声造影技术对输卵管通畅性的诊断价值.中华超声影像学杂志, 2020, 29（9）: 781-785.

[23] 裴华洁, 王小燕, 贺琰, 等.经阴道子宫输卵管动态三维超声造影评价输卵管通畅性及其相关因素探讨.中国超声医学杂志, 2020, 36（7）: 639-642.

[24] 不孕症"一站式"超声检查体系多中心研究专家团队.不孕症"一站式"子宫输卵管超声造影技术专家共识.中华医学超声杂志（电子版）, 2020, 17（2）: 108-114.http://dx.chinadoi.cn/10.3877/cma.j.issn.1672-6448.2020.02.004.

[25] 王伟群, 周秋兰, 黎月薇, 等.经阴道四维超声造影联合宫腔通液术评价输卵管伞端通畅性的研究.中华超声影像学杂志, 2017, 26（8）: 698-702.

第四章 妇科超声造影

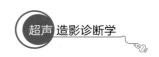
[26] 邓林，王艺璇，李天刚，等.输卵管通畅度评估方法及应用进展.中国计划生育和妇产科，2020，12（7）：6-9.

[27] 陈岩，于小利，王绍娟.三维动态 MR 子宫输卵管造影技术在不孕症中的应用研究.中国医疗设备，2018，33（12）：77-80.

[28] 段娜，王绍娟，胡旭宇，等.3.0 T MR 子宫输卵管造影在女性不孕症中的诊断价值.中华放射学杂志，2019，53（8）：705-709.

[29] CHEN L S, ZHU Z Q, LI J, et al. Hysterosalpingo-contrast-sonography vs. magnetic resonance-hysterosalpingography for diagnosing fallopian tubal patency: a systematic review and meta-analysis.Eur J Radiol, 2020, 125: 108891.

[30] 胡冰，康晓静.探索性研究输卵管通而不畅的子宫输卵管超声造影分级及其临床意义.临床超声医学杂志，2018，20（9）：610-613.

[31] 中华医学会放射学分会介入专委会妇儿介入学组.子宫输卵管造影中国专家共识.中华介入放射学电子杂志，2018，6（3）：185-187.http://dx.chinadoi.cn/10.3877/cma.j.issn.2095-5782.2018.03.001.

[32] 邹彦，彭成忠.子宫输卵管超声造影评估输卵管通而不畅的现状与思考.中华医学超声杂志（电子版），2020，17（2）：97-99.http://dx.chinadoi.cn/10.3877/cma.j.issn.1672-6448.2020.02.001.

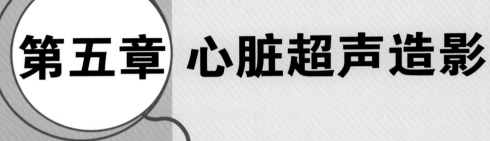

第五章 心脏超声造影

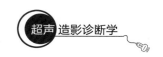

心脏超声造影是一项比较成熟、广泛用于心脏疾病检查的非损伤性诊断技术，被广泛应用于分流型先天性心脏病、冠状动脉粥样硬化性心脏病、心脏占位性病变等的诊断及疗效评估。与心脏CT及MRI相比，心脏超声造影不受心律失常和快速心室率的限制，无辐射，可重复性强。按微气泡的大小和应用不同，心脏超声造影可分为右心声学造影和左心声学造影两大类。

第一节　右心声学造影

右心声学造影是在超声心动图成像时，经外周静脉注入声学造影剂，使右心系统增强显影，从而用于观察右心系统结构、筛查先天性心脏病及鉴别肺动脉高压的技术。1968年，Gramiak等首次经心导管向右心内直接注射靛青蓝绿、生理盐水混合振荡液，开创了右心声学造影的先河。近年来，随着医疗诊断技术的发展及医疗成像设备的改进，右心声学造影越来越多的应用于临床，其与经胸超声心动图（transthoracic echocardiography，TTE）、经食管超声心动图（trans-esophageal echocardiography，TEE）、实时三维超声等技术的结合为心、肺血管相关疾病的临床诊疗提供了可靠依据并提高了相关疾病的诊断率。

目前常用无菌生理盐水或糖盐水通过震荡方式配制声学造影剂，使血液产生散射，以提高图像对比度和分辨率。由于其产生的微泡直径大于红细胞，因此混悬液经外周静脉注入后不能通过肺循环，只能在右心系统显影，可根据显影的顺序、途径和时间诊断或排除心内或肺内右向左分流相关疾病。

一、右心声学造影检查技术

【适应证】

（1）可疑存在左向右或右向左分流的心脏疾病，如卵圆孔未闭的筛查及半定量评估和房、室间隔封堵术后是否存在残余分流的评估。

（2）诊断及鉴别先天性血管畸形，如永存左上腔静脉、肺动静脉瘘等。

（3）评估右心腔内径、心内膜边界轮廓、室壁厚度、是否存在占位和瓣膜反流情况等。

（4）寻找低氧血症病因。

【禁忌证】

（1）严重紫绀且心内分流量较大。

（2）重度肺动脉高压。

（3）有栓塞病史。

（4）重症肺气肿、呼吸功能不全、重度贫血。

（5）酸中毒及严重心、肾功能不全。

（6）急性冠状动脉综合征。

【右心声学造影剂的种类、配制及注射方式】

（1）超声造影剂的种类

1）振荡无菌生理盐水注射液：将 9 mL 生理盐水与 1 mL 空气混合成 10 mL 注射液，然后连通两个注射器，在两个注射器之间快速来回推注液体直至完全浑浊。其优点是方便、有效、价廉，缺点是不宜保存、需现配现用。

2）振荡无菌生理盐水及自体血注射液：将 8 mL 生理盐水、1 mL 自体血与 1 mL 空气混合成 10 mL 注射液，然后连通两个注射器，在两个注射器之间快速来回推注液体直至完全浑浊。其优点是微泡气泡数量多，稳定性好，且存留时间较长，因为是自体血液所以不会引起过敏反应，但缺点是制备步骤相对繁琐，且操作者需注意个人防护。

3）5% ~ 50% 葡萄糖溶液：根据经验选取 5% ~ 50% 葡萄糖溶液 4 mL，空气 0.4 mL 混合，然后连通两个注射器，在两个注射器之间快速来回推注液体直至完全浑浊。因葡萄糖溶液表面张力低于生理盐水，故显影效果优于生理盐水。研究显示，葡萄糖溶液浓度越高，表面张力越低，50% 葡萄糖溶液微气泡达峰时间明显长于生理盐水，造影效果更好，目前临床工作中已较常使用，但缺点是糖尿病患者慎用。

4）双氧水声学造影剂：3% 双氧水分装为 2 mL 安瓿制剂。非发绀患者按体质量计算，为 0.01 mL/kg；发绀患者剂量减半，为 0.005 mL/kg。其优点是易于控制微气泡产生量，但过氧化氢溶液所释放的氧气较易形成气栓，安全性方面有所欠缺，目前已较少用于右心声学造影。

5）5% 碳酸氢钠与维生素 B6 注射液制备二氧化碳造影剂：6 mL 维生素 B6 与 7 mL 5% 碳酸氢钠溶液混合震荡至液体浑浊。其产生的气泡密集度大、均匀，达峰持续时间长，具有良好的显影效果。碳酸氢钠溶液虽然在安全性方面优于过氧化氢溶液，但工序复杂、操作繁琐，在临床上往往不是最佳的造影剂制备选择。

（2）注射方式

早期的右心声学造影剂均经心导管注射，为有创检查，限制了其临床应用。目前临床右心声学造影常用外周静脉弹丸式注射的方式进行，包括肘静脉、手背静脉等，儿童还可选择头皮静脉。因微气泡的张力及稳定性等因素，建议行肘静脉注射，根据情况还可选择右侧或左侧进行。

（3）操作步骤（图5-1-1）

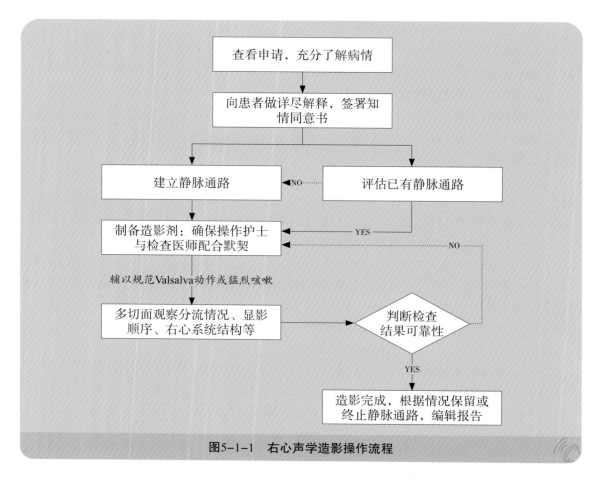

图5-1-1　右心声学造影操作流程

二、卵圆孔未闭

病例1

【基本信息】

患者男性，29岁，反复头痛3年余，临床医师为排查卵圆孔未闭，行TTE检查，结果示房间隔未探及明显过隔血流，二尖瓣、三尖瓣轻微反流。

【超声检查】

（1）二维灰阶检查：心脏各腔室大小正常。

（2）CDFI检查：二尖瓣、三尖瓣轻微反流；房水平及室水平未见明确分流（图5-1-2）。

（3）TTE造影检查：自右肘正中静脉注入声学造影剂，右心房、右心室顺序显影，3～4个心动周期左心腔内可见造影剂微泡（10～20个/帧），Valsalva动作结束瞬间左心房、左心室造影剂微泡增多（＞30个/帧）（图5-1-3）。

（4）TEE检查：可见未闭卵圆孔（图5-1-4）。

（5）TEE造影检查：自右肘正中静脉注入声学造影剂，右心房、右心室顺序显影，约3个心动周期左心腔内可见造影剂微泡（＜10个/帧），按压上腹部后左心房、左心室造影剂微泡稍增多（10～15个/帧）（图5-1-5）。

（6）超声诊断：卵圆孔未闭，右心声学造影提示房水平右向左分流（RLS Ⅱ～Ⅲ级）

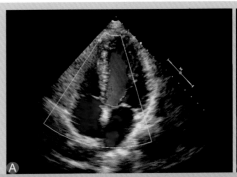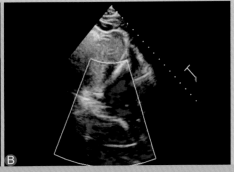

A.心尖四腔心切面未探及房水平分流；B.剑突下双房心切面未探及房水平分流。

图5-1-2 经胸超声CDFI模式无法检出卵圆孔未闭

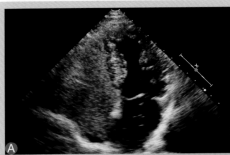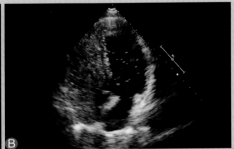

A.静息状态下右心房、右心室顺序显影后，3～4个心动周期左心腔内可见造影剂微泡（10～20个/帧）；B.Valsalva动作结束瞬间左心房、左心室造影剂微泡增多（＞30个/帧）。

图5-1-3 卵圆孔未闭的TTE超声造影表现

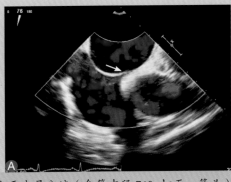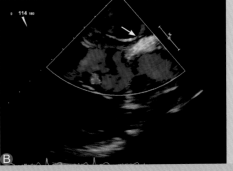

A.房水平少量分流（食管中段76°切面，箭头）；B.原发隔与继发隔之间的斜行缝隙（食管中段114°切面，箭头）。

图5-1-4 经食管超声二维灰阶及CDFI模式显示卵圆孔未闭的形态和分流

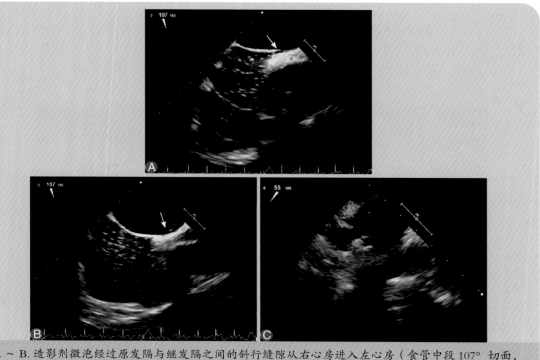

A ~ B.造影剂微泡经过原发隔与继发隔之间的斜行缝隙从右心房进入左心房（食管中段107°切面，箭头）；C.肺静脉内未见造影剂微泡。

图5-1-5　卵圆孔未闭的TEE超声造影表现

【诊断依据及鉴别诊断】

在大多数情况下，未闭合的卵圆孔很小，正常情况下左心房压力高于右心房压力，房水平仅可见微量左向右分流甚至无分流，在Valsalva动作及其他因素导致右心房压力高于左心房压力时，会出现右向左分流。

根据进入左心腔的微泡数量，将卵圆孔未闭半定量划分为4个等级：①0级为无右向左分流；②1级为少量右向左分流（1~10个微泡/帧）；③2级为中等量右向左分流（11~30个微泡/帧）；④3级为大量右向左分流（>30个微泡/帧，或左心腔充满微泡）。

结合二维灰阶检查特征、临床表现、造影特征，本病例考虑为卵圆孔未闭，主要与肺动静脉瘘鉴别。目前研究认为右心显影3~6个心动周期内左心房内出现多于一个微气泡，即可考虑卵圆孔未闭，而在6个心动周期之后出现迟发显影的，多考虑肺动静脉瘘或肝肺综合征。

需指出的是，卵圆孔是胚胎时期心脏房间隔的一个生理性通道。出生后，随着左心房压力升高和肺动脉阻力降低，房间隔原发隔和继发隔相互靠近、融合，大多数人的卵圆孔在出生后1年内自行闭合，未能闭合者在房间隔中部形成一个潜在的通道，即卵圆孔未闭。正常人左心房压力比右心房高3~5 mmHg，卵圆孔一般处于关闭状态，不引起血液分流。当慢性或短暂右心房压力升高超过左心房压力时，左侧薄弱的原发隔被推开，就会出现右向左分流。越来越多的研究认为卵圆孔未闭产生的右向左分流——反常栓塞机制，使得卵圆孔未闭与隐源性脑卒中、偏头痛及减压病等多种临床疾病密切相关。一直以来，超声心动图是诊断卵圆孔未闭的主要影像学技术，TTE因各种因素（如肥胖、肺气过多等）的影响，对卵圆孔未闭的检出率较低，检查结果可能为假阴性。近年来，TTE结合右心声学造影及激发试验筛查卵圆孔未闭的检出率明显提高，但TEE仍然是诊断卵圆孔未闭的金标准，其结合右心声学造影可用于判断右向左分流的多少，特别是TEE结合右心声学造影可清楚显示微泡的起源部位。TEE为半创伤性检查，操作过程中患者比较痛苦，难以配合Valsalva动作，会影响检测右向左分流的敏感度。

三、房间隔缺损

病例 1

【基本信息】

患者男性，32岁，无明确不适，因体检异常就诊。

【超声检查】

（1）二维灰阶检查：房室腔大小正常，左心室收缩、舒张功能正常，多切面观房间隔中上部连续性中断，测值约8 mm（图5-1-6）。

（2）CDFI检查：房间隔连续性中断处探及左向右过隔血流束（图5-1-7），另探及轻中度三尖瓣反流及轻度二尖瓣反流。

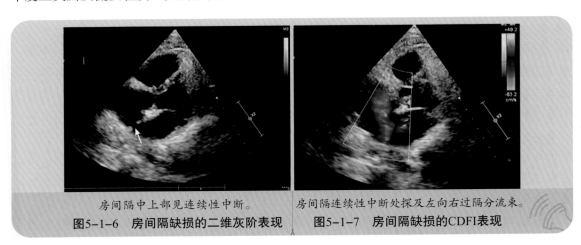

房间隔中上部见连续性中断。
图5-1-6　房间隔缺损的二维灰阶表现

房间隔连续性中断处探及左向右过隔分流束。
图5-1-7　房间隔缺损的CDFI表现

（3）右心声学造影检查：经左肘静脉注入造影剂后，右心房、右心室依次显影，Valsalva动作时，左心房和左心室内造影剂气泡回声>30个/帧；平静呼吸状态下，右心房、右心室显影5个心动周期内，左心房、左心室内见造影剂气泡回声>30个/帧（图5-1-8）。

（4）超声提示：先天性心脏病，房间隔缺损（继发孔型）。

【诊断依据及鉴别诊断】

房间隔缺损左向右分流的患者行右心声学造影，平静呼吸时，左心房及左心室内未探及明显的声学造影剂微泡回声；在Valsalva动作时，左心房及左心室内可见明显声学造影剂微

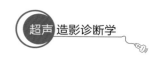

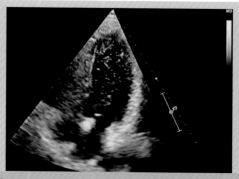

右心声学造影，Valsalva动作后可见房水平右向左分流Ⅲ级。

图5-1-8　房间隔缺损的超声造影表现

泡回声。说明正常情况下，房间隔缺损呈左向右分流的患者在右心房压力增大时，缺损处出现右向左分流，该现象可由Valsalva动作时声学造影剂由右心房经房间隔缺损进入左心房证实。结合常规超声心动图明确诊断为房间隔缺损。需要与卵圆孔未闭相鉴别，缺损的大小、形态、位置都是重要的鉴别点。

四、卵圆孔未闭封堵术后随访评估

病例 1

【基本信息】

患者女性，37岁，卵圆孔未闭封堵术后1个月复查。

【超声检查】

（1）二维灰阶检查：房间隔中部见封堵器强回声，位置正常。

（2）CDFI检查：房水平未见明确分流束（图5-1-9）。

（3）超声造影检查：经左肘静脉注入造影剂后，右心房、右心室依次显影，平静呼吸状态下，左心房、左心室内未见造影剂气泡回声；Valsalva动作后，左心房、左心室内可见源于房间隔侧的造影剂气泡回声，数量约<10个/帧（图5-1-10）。

（4）超声提示：卵圆孔未闭封堵术后少量残余分流。

【诊断依据及鉴别诊断】

右心声学造影可用于卵圆孔未闭的诊断，也可用于其术后的随访。卵圆孔未闭封堵术后残余分流仍然具有压力依赖性的特点，且微泡来源于房间隔方向。但正常情况下，卵圆孔未闭封堵术后残余分流可在数月后完全消失。配合标准的Valsalva动作或其他增加右心压力的措施，右心声学造影较CDFI能够更敏感地检出卵圆孔未闭封堵术后的残余分流。

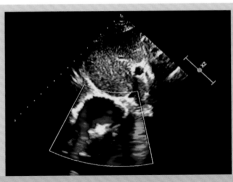
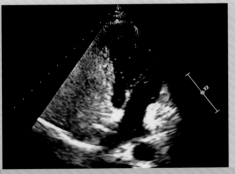

房水平未见明确分流束。

Valsalva 动作后左心房、左心室内可见源于房间隔侧的造影剂气泡回声

图5-1-9 卵圆孔未闭封堵术后的CDFI 表现

图5-1-10 卵圆孔未闭封堵术后的超声造影表现一

📋 **病例2**

【基本信息】

患者女性，23岁，卵圆孔未闭封堵术后4个月复查。

【超声检查】

（1）二维灰阶检查：心脏各腔室大小正常；房间隔中部见封堵器强回声，封堵器形态、位置正常；心脏功能正常。

（2）CDFI检查：未见明确异常。

（3）超声造影检查：经左肘静脉注入造影剂后，右心房、右心室顺序显影。患者平静呼吸，右心房充分显影7个心动周期后，左心房、左心室内可见造影剂气泡回声10～30个/帧（图5-1-11），观察气泡来源于肺静脉。

（4）超声提示：右向左分流，考虑心外分流可能。

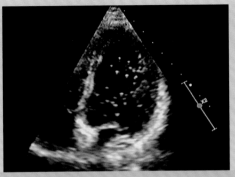

患者平静呼吸，右心房充分显影7个心动周期后，左心房、左心室内可见造影剂气泡回声10～30个/帧，观察气泡源于肺静脉。

图5-1-11 卵圆孔未闭封堵术后的超声造影表现二

【诊断依据及鉴别诊断】

右心声学造影可用于卵圆孔未闭的诊断，也可用于其术后的随访。卵圆孔未闭封堵术后残余分流仍然具有压力依赖性的特点，且微泡来源于房间隔方向。此例患者卵圆孔未闭封堵术后，由右心声学造影检出的右向左分流（从左心房微泡起源看）来源于肺静脉，从时相上看，其出现在右心充分显影的5个心动周期之后，且无压力依赖性。因而，该患者卵圆孔未闭封堵术后右心声学造影检出的分流提示心外分流，考虑为肺动静脉瘘。此病例提示卵圆孔未闭患者可同时存在肺动静脉瘘，因而在行右心声学造影检查检出卵圆孔未闭时还应延长观察时间以确定有无合并的肺动静脉瘘。

五、肺动静脉瘘

【基本信息】

患者男性，72岁，多浆膜腔积液3年余，发现肾周积液6月余，伴真性红细胞增多症，前胸部毛细血管扩张，双侧肾周见大范围积液，为明确有无肺动静脉瘘行右心声学造影检查。

【超声检查】

（1）二维灰阶检查：心脏各腔室大小正常，心脏功能正常。

（2）CDFI检查：未见明确异常。

（3）超声造影检查：经左肘静脉注入造影剂后，右心房、右心室依次显影，平静呼吸状态下，右心房、右心室顺序显影，右心房充分显影5个心动周期内，左心房、左心室内未见造影剂气泡回声（图5-1-12A）；8个心动周期后，左心房、左心室内见造影剂气泡回声10~30个/帧（图5-1-12B），左心房、左心室内造影剂气泡数量在Valsalva动作后未增加。

（4）超声提示：肺动静脉瘘。

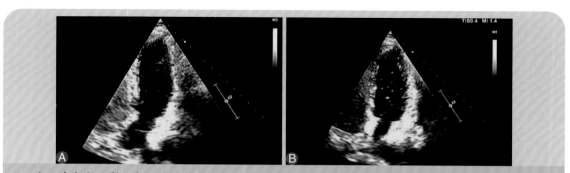

A. 右心房充分显影5个心动周期内，左心房、左心室内未见造影剂气泡回声；B. 右心房充分显影8个心动周期后，左心房、左心室内出现造影剂气泡回声。

图5-1-12　肺动静脉瘘的超声造影表现一

【诊断依据及鉴别诊断】

肺动静脉瘘存在时，经外周静脉注射造影剂后，造影剂可经肺动静脉瘘进入左心房、左心室。一般肺动静脉瘘导致的左心显影是在右心系统充分显影 5 个心动周期后的迟发显影，需与卵圆孔未闭、肝肺综合征鉴别。

肺动静脉瘘与卵圆孔未闭的鉴别点如下。

（1）左心房内微泡出现是否存在压力依赖性。

（2）左心房内造影剂微泡来源方向。

（3）左心房内微泡出现时间。

肝肺综合征患者有肝脏疾病史。肺动静脉瘘的确诊可行计算机体层血管成像（computed tomography angiography，CTA）、数字减影血管造影（digital subtraction angiography，DSA）等检查。

病例 2

【基本信息】

患者男性，23岁，睡眠障碍2年余。心电图（electrocardiogram，ECG）示窦性心动过缓，不完全性右束支传导阻滞，建议进一步检查。

【超声检查】

（1）二维灰阶检查：心脏各腔室大小正常，心脏功能正常。

（2）CDFI检查：未见明确异常。

（3）超声造影检查：经左肘静脉注入造影剂后，平静呼吸状态下，右心房、右心室顺序显影，右心房充分显影6个心动周期时，左心房、左心室内始见造影剂气泡回声（图5-1-13A），并逐渐增多，峰值气泡数量＞30个/帧（图5-1-13B）；Valsalva动作后左心内气泡数目略多于平静呼吸时；20个心动周期之后左心房、左心室内气泡持续存在。右心声学造影提示右向左分流（Ⅲ级），考虑心内分流合并心外分流。

（4）超声提示：卵圆孔未闭合并肺动静脉瘘。

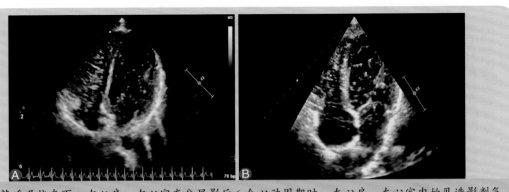

A.平静呼吸状态下，右心房、右心室充分显影后 6 个心动周期时，左心房、左心室内始见造影剂气泡回声；B.平静呼吸状态下，右心房、右心室充分显影 6 个心动周期后，左心内造影剂微泡逐渐增多。

图5-1-13 肺动静脉瘘的超声造影表现二

【诊断依据及鉴别诊断】

该患者行右心声学造影检查从分流时间和压力依赖的特性上较难区分心内分流或心外分流，后经TEE检查证实无心内分流存在，提示仅凭右心声学造影不能明确地区分心内外分流时，需要行经食道超声进一步检查。该案例也提示存在比较大的肺动静脉瘘时，右心声学造影时左心内的声学造影剂微泡也可较早出现；同时，右心压力增大时，肺动静脉瘘的分流也有所增加。

六、冠状静脉窦扩张

【基本信息】

患者男性，63岁，检查发现"降主动脉瘤2年余"，复查。

【超声检查】

（1）二维灰阶检查：心脏各腔室大小正常，心脏功能正常，冠状静脉窦增宽，测值21 mm（图5-1-14）。

（2）CDFI检查：胸骨上窝声窗显示不清，余未见明确异常。

（3）超声造影检查：经左肘静脉注入造影剂后，平静呼吸状态下，见增宽的冠状静脉窦早于右心房显影（图5-1-15）。

（4）超声提示：永存左上腔静脉引流入冠状静脉窦。

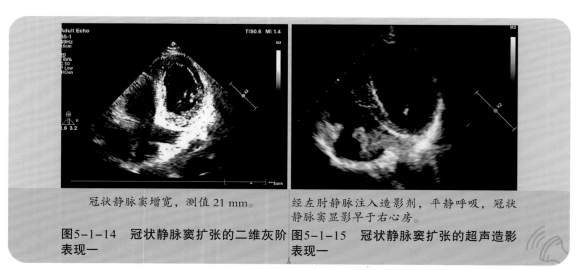

冠状静脉窦增宽，测值21 mm。　　　　经左肘静脉注入造影剂，平静呼吸，冠状静脉窦显影早于右心房。

图5-1-14　冠状静脉窦扩张的二维灰阶表现一　　　图5-1-15　冠状静脉窦扩张的超声造影表现一

【诊断依据及鉴别诊断】

冠状静脉窦由左心房斜静脉和心大静脉汇合而成，经右心房的冠状窦口开口于右心房，正常内径为5~8 mm。永存左上腔静脉起始于左侧颈内静脉和左侧锁骨下静脉汇合处，在左主动脉弓与左肺门前向下走行，最后穿过心包汇入冠状静脉窦。任何引起右心容量和（或）

压力负荷增加的原因均可引起冠状静脉窦增宽。导致冠状静脉窦扩张的先天性原因中最常见的是永存左上腔静脉汇入冠状静脉窦。正常人经外周静脉注入右心声学造影剂后，造影剂先出现在右心房，而后右心室、肺动脉。当存在永存左上腔静脉时，经左肘静脉注入右心声学造影剂后，造影剂先出现在扩张的冠状静脉窦，而后进入右心房、右心室。因而该患者在胸骨上窝声窗显示不清的情况下，经右心声学造影提示为永存左上腔静脉引流入冠状静脉窦。

病例 2

【基本信息】

患者女性，29岁，ECG检查发现室性早搏16年，无晕厥，复查。

【超声检查】

（1）二维灰阶检查：心脏各腔室大小正常，心脏功能正常，冠状静脉窦增宽，测值19 mm（图5-1-16），左锁骨上窝声窗探及与降主动脉平行的管状回声（图5-1-17A）。

（2）CDFI检查：左锁骨上窝声窗探及与降主动脉平行的管状回声内可见回心静脉血流信号（图5-1-17B）。

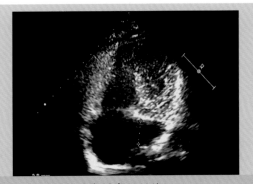

冠状静脉窦增宽，测值19 mm。

图5-1-16　冠状静脉窦扩张的二维灰阶表现二

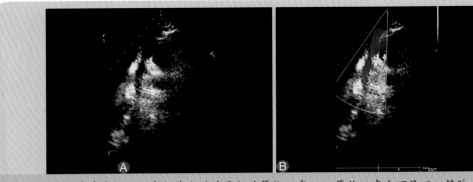

A.左锁骨上窝声窗探及一束与降主动脉平行的管状回声；B.管状回声内可见回心静脉血流信号。

图5-1-17　冠状静脉窦扩张的二维灰阶及CDFI表现

（3）超声造影检查：经左肘静脉注入造影剂后，平静呼吸状态下，见增宽的冠状静脉窦显影早于右心房（图5-1-18A）并引流入尚未显影的右心房（图5-1-18B）。

（4）超声提示：永存左上腔静脉引流入冠状静脉窦。

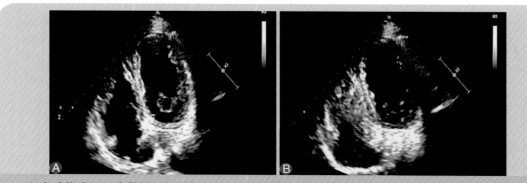

A. 经左肘静脉注入造影剂后，平静呼吸，冠状静脉窦显影早于右心房；B. 造影剂微泡从显影较早的冠状静脉窦引流入尚未显影的右心房。

图5-1-18　冠状静脉窦扩张的超声造影表现二

【诊断依据及鉴别诊断】

本例患者不仅探及冠状静脉窦增宽，还于左锁骨上窝声窗探及与降主动脉平行的管状回声，并在管状回声内探及回心静脉血流信号，加之右心声学造影检查见增宽的冠状静脉窦显影早于右心房，可明确地诊断为永存左上腔静脉引流入冠状静脉窦。

第二节　左心声学造影

左心声学造影包括左心腔声学造影（left ventricular opacification，LVO）和心肌声学造影（myocardial contrast echocardiography，MCE）。

一、左心声学造影检查技术

【造影方法】

（1）左心声学造影剂：目前中国国家食品药品监督管理总局批准临床使用的声学造影剂为SonoVue，国产的声学造影剂全氟丙烷人血白蛋白微球注射液亦被应用于临床。SonoVue粉剂使用前需注入0.9%氯化钠溶液5 mL配制成悬浮液。

（2）左心声学造影技术：左心声学造影技术包括低机械指数（MI＜0.3）和极低机械指数（MI＜0.2）两种模式，分别用于LVO和MCE。声学造影前，需提前将超声造影所需仪器的参数设置好。SonoVue静脉推注前需连续手摇振荡，使用时抽取1～2 mL悬浮液，以1 mL／min的速度静脉缓慢推注。根据需求及时采集造影图像。

左心声学造影分为LVO模式和MCE模式，不同模式图像采集方法分述如下。

1）LVO模式：一般用于左心室心腔造影，连续采集3个心动周期的心尖四腔心、两腔心和三腔心切面。

2）MCE模式：在完成LVO图像采集后，将仪器设置调整到MCE模式，观察声学造影剂在左心室和心肌内完全充填后，在持续输注声学造影剂的同时，选择左心室收缩末期触发"Flash"，采集"Flash"之前至少1个心动周期和"Flash"之后连续15个心动周期的心尖四腔心、两腔心和三腔心切面再灌注图像。

LVO模式和MCE模式还可与药物负荷试验和运动负荷试验联合使用以提高诊断效能。

（3）抢救设备和药品准备：声学造影剂的使用相对安全，但也需准备好抢救设施，包括0.9%氯化钠溶液、0.1%肾上腺素、治疗过敏反应的药品及心肺复苏抢救设备。

【图像分析方法和要点】

左心超声造影剂图像分析如下。

左心室心腔造影：观察心内膜边界，评估每一个切面顺时针方向各节段室壁运动，按照美国超声心动图协会推荐的16或17节段室壁运动计分方法，计算室壁运动计分指数。

心肌造影：观察"Flash"之后，评估每一个切面顺时针方向各节段心肌内超声增强效果，心肌造影评分按17节段划分，运用半定量法计算灌注缺损节段及评分（造影剂恢复充盈时间≤4 s为灌注正常，记1分；4~10 s为灌注延迟，记2分；≥10 s为灌注缺损，记3分），并计算心肌灌注指数（17节段评分总和除以17）。

【适应证】

声学造影剂用于LVO可提高静息、运动或负荷状态下超声心动图定性和定量评价左心室结构和功能的可行性、准确性和重复性；超声造影有助于诊断和鉴别心腔内占位病变如肿瘤和血栓等，并可用于在评估瓣膜功能时增强多普勒信号。合理有效使用超声造影剂，将有助于优化疾病的诊治流程、提高临床诊断率及降低治疗费用，还可能为改善心血管疾病患者的治疗效果提供帮助。

（1）LVO的主要临床适应证：①定量评价左心室容量和左室射血分数（left ventricular ejection fraction，LVEF）；②左心室心尖肥厚；③左心室心肌致密化不全；④左心室心尖血栓；⑤左心室心尖室壁瘤；⑥心肌梗死并发症；⑦提高左心室心内膜边界的清晰显示率，利于评估左心室室壁节段性运动，提高诊断的准确性和重复性。

（2）MCE的主要临床适应证：主要用于评价微循环灌注情况。

二、精确测量 LVEF

📋 病例 1

【基本信息】

患者女性，68岁，心脏起搏器植入术后10余年，活动后胸闷2年余，加重半年，术前精确评估心功能。

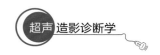

【超声检查】

（1）二维灰阶检查：全心增大，室间隔运动幅度减低，右心腔内见起搏导线回声，图像质量欠佳，心尖节段心内膜显示不清。

（2）CDFI检查：中重度三尖瓣反流束，中度二尖瓣反流束。

（3）超声造影检查：调节机器至LVO模式，经左肘静脉弹丸式注射声学造影剂Sonovue 2.0 mL，右心房、右心室、左心房、左心室顺序显影，所有节段心内膜心腔界面清晰显示（图5-2-1），双平面Simpson法测量LVEF为43%。

（4）超声提示：左心声学造影LVO模式可清晰显示心内膜边界，提高图像质量。

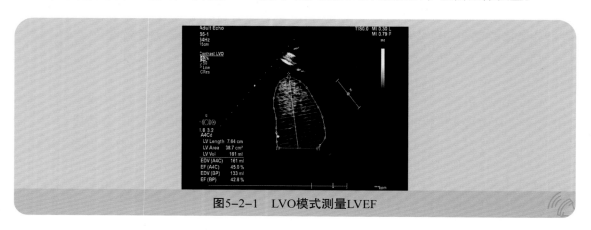

图5-2-1　LVO模式测量LVEF

三、肥厚型心肌病

病例 1

【基本信息】

患者男性，41岁，反复左侧胸痛不适半年余，均在剧烈运动后或者急行后出现，休息后自行缓解。ECG提示左心室肥厚。心胸部CTA提示左冠状动脉回旋支远段壁冠状动脉（纵深型）。

【超声检查】

（1）二维灰阶检查：图像质量欠佳，室间隔及乳头肌水平以下左心室侧壁增厚，左心室短轴切面心尖水平显示不清（图5-2-2），二尖瓣前叶收缩期前移。

（2）CDFI检查：收缩期左心室流出道内探及花色血流。

（3）超声造影检查：经左肘静脉弹丸式注射声学造影剂Sonovue 2.0 mL，右心房、右心室、左心房、左心室顺序显影。LVO模式，左心室心内膜心腔界面清晰显示（图5-2-3），测心尖段室间隔、前壁、侧壁、后壁厚度分别为15 mm、10 mm、15 mm、11 mm，双平面Simpson法测量LVEF 69%。MCE模式，左心室心尖段肥厚、室壁心肌灌注减低，平台期可见散在灌注稀缺区（图5-2-4A），收缩期显著（图5-2-4B）。

（4）超声提示：肥厚型心肌病（心尖肥厚型）。

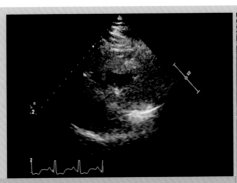
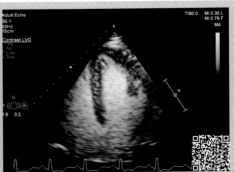

左心室短轴切面心尖水平显示不清。　　　左心室心内膜心腔界面清晰显示。

图5-2-2　肥厚型心肌病的二维灰阶表现

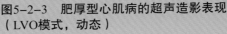

图5-2-3　肥厚型心肌病的超声造影表现（LVO模式，动态）

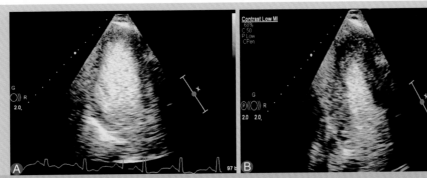

A.左心室心尖段肥厚、室壁心肌灌注减低，平台期可见散在灌注稀缺区；B.收缩期时灌注稀缺区更为显著。

图5-2-4　肥厚型心肌病的超声造影表现（MCE模式，动态）

【诊断依据及鉴别诊断】

左心室室壁肥厚需要与心肌致密化不全鉴别。心肌致密化不全时，心内膜面肌小梁和隐窝形成，导致心室壁厚度增加，此时增厚的心肌由致密层心肌和非致密层心肌组成。清晰地显示肥厚心肌的心内膜面情况是左心室室壁肥厚和心肌致密化不全鉴别的关键。此例患者的二维灰阶检查图像质量欠佳，左心声学造影LVO模式下，左心室心内膜面得以清晰显示，室壁厚度可被精确测量；MCE模式下，心尖段心肌灌注减低，收缩期显著，提示肥厚心肌微循环障碍。结合常规超声心动图表现诊断为肥厚型心肌病（心尖肥厚型）。

四、心肌纤维瘤

病例 1

【基本信息】

患者男性，26岁，反复胸痛2年，加重半年，既往体健。ECG示左心室肥厚伴劳损。心脏大血管磁共振成像（平扫＋增强）示左心室壁不对称性增厚，室间隔为著，厚度约41 mm，右心室壁增厚，动态电影序列示室间隔及心尖部室壁运动明显减弱。钆延迟增强扫描示室间隔心肌明显不均匀斑片状延迟强化。心脏MRI示双侧心室壁不对称肥厚伴斑片样强化，提示肥厚型心肌病表现。患者否认肥厚型心肌病家族史。

【超声检查】

（1）二维灰阶检查：室间隔、左心室前壁、前侧壁及心尖部室壁增厚，室间隔显著，较厚处约41 mm（图5-2-5），增厚心肌回声增粗，欠均匀。

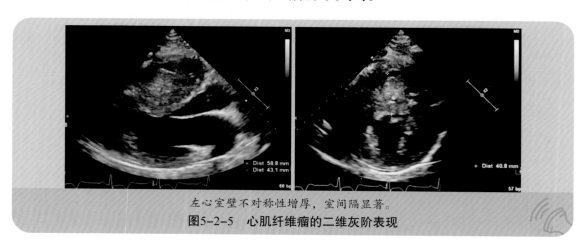

左心室壁不对称性增厚，室间隔显著。

图5-2-5　心肌纤维瘤的二维灰阶表现

（2）CDFI检查：心肌内探及条状血流。

（3）超声造影检查：经左肘静脉弹丸式注射声学造影剂Sonovue。LVO模式，左心室轮廓显示清晰，心尖段左心室腔狭细，心腔内未见明确充盈缺损区，增厚处心肌室壁运动幅度减低，测定LVEF为55%（双平面Simpson法）。MCE模式，"Flash"后，室间隔肥厚处心肌内迅速增强，呈中央向四周灌注，速度快于其他心肌节段（图5-2-6A），平台期增强高于其他心肌节段（图5-2-6B）。

（4）超声提示：左心室壁增厚，室间隔显著，考虑心肌纤维瘤可能。

【诊断依据及鉴别诊断】

室壁增厚病因多样，肥厚型心肌病、代谢性疾病、沉积性疾病、心肌内占位均可引起室壁增厚。肥厚室壁的微循环灌注特征对于病因诊断具有增效作用。尽管此例患者常规超声心动图和心脏大血管磁共振成像均提示为肥厚型心肌病，但是鉴于患者无肥厚型心肌病家族史，且左心声学造影MCE模式所示的室壁增厚处灌注增强提示患者并非肥厚型心肌病，根据

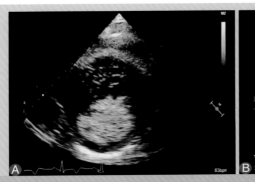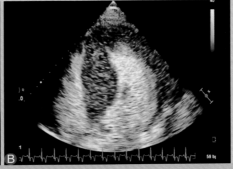

A. "Flash"后，室间隔肥厚处心肌内呈中央向四周快速增强，肥厚节段心肌灌注快于其他心肌节段；
B. 平台期，肥厚心肌节段增强高于其他心肌节段。

图5-2-6 心肌纤维瘤的超声造影表现（MCE模式）

肥厚室壁功能和灌注特点考虑为心肌纤维瘤。

五、心尖肥厚型心肌病伴心尖部室壁瘤形成

病例 1

【基本信息】

患者女性，50岁，双下肢水肿3个月。冠状动脉CTA提示左冠状动脉前降支近段钙化性斑块，管腔轻微狭窄。

【超声检查】

（1）二维灰阶检查：左心室中下段室壁局部增厚，凸向心腔内致左心室腔局部狭窄。心尖部室壁变薄呈"风袋状"膨出，并有反常运动（图5-2-7）。

（2）CDFI检查：于左心室中下段左心室腔局部狭窄处探及花色血流（图5-2-8）。

（3）超声造影检查：LVO模式，左心腔轮廓显示清晰，左心室中下段室壁局部增厚，

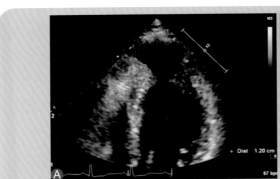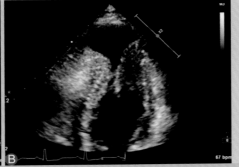

A. 左心室中下段室壁局部增厚，凸向心腔内致左心室腔局部狭窄，左心室心尖部呈"风袋状"膨出，舒张末期缩小；B. 左心室心尖部收缩末期增大。

图5-2-7 心尖肥厚型心肌病伴心尖部室壁瘤形成的二维灰阶表现

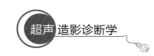

凸向心腔内致左心室腔局部狭窄，左心室心尖部呈"风袋状"膨出，收缩期增大，舒张期缩小（图5-2-9）。MCE模式，"Flash"后，左心室壁中下段局限增厚处增强略低于正常心肌，心尖膨出部室壁与正常心肌节段等增强（图5-2-10）。

（4）超声提示：心尖肥厚型心肌病伴心尖部室壁瘤形成。

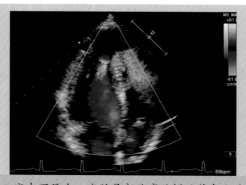

左心室中下段左心室腔局部狭窄处探及花色血流。

图5-2-8　心尖肥厚型心肌病伴心尖部室壁瘤形成CDFI表现

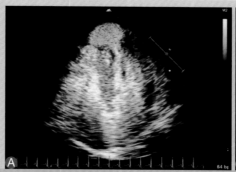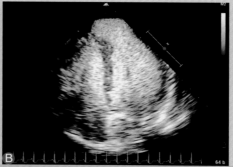

A.左心室心尖部呈"风袋状"膨出，收缩期增大；B.左心室心尖部舒张期缩小。

图5-2-9　心尖肥厚型心肌病伴心尖部室壁瘤形成的超声造影表现（LVO模式）

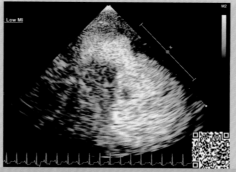

左心室壁中下段局限增厚处增强略低于正常心肌，心尖膨出部室壁与正常心肌节段等增强。

图5-2-10　心尖肥厚型心肌病伴心尖部室壁瘤形成的超声造影表现（MCE模式，动态）

【诊断依据及鉴别诊断】

该患者常规超声示左心室壁中下段局部增厚致局部心腔狭窄，心尖部膨出并呈矛盾运动。患者行左心声学造影，LVO模式清晰显示局部增厚的室壁和狭窄的心腔，以及心尖部瘤样膨出；MCE模式显示局部增厚室壁增强低于正常心肌，心尖部室壁增强同于正常心肌的特点均提示心尖肥厚型心肌病的诊断。本病例需要与心肌梗死后室壁瘤鉴别。心肌梗死后室壁瘤也好发于心尖，但其上方不会出现局限性室壁增厚和心腔狭窄，同时室瘤壁为无灌注的梗死心肌，因而显示为不增强。

六、冠状动脉粥样硬化性心脏病再血管化治疗后心肌灌注评估

病例1

【基本信息】

患者男性，54岁，冠状动脉粥样硬化性心脏病支架置入术后，冠状动脉血流TIMI 3级，复查超声。

【超声检查】

术前1天超声检查

（1）二维灰阶检查：双心房扩大，左心室壁节段室壁运动未见明确异常。

（2）CDFI检查：探及轻度二尖瓣反流。

（3）超声造影检查：LVO模式，左心室腔轮廓显示清晰，心腔内未见充盈缺损区，左心室壁各节段运动未见明确异常；MCE模式，左心室壁基底段至中间段心肌灌注正常，心尖段心肌灌注缓慢且减低（"Flash"后第8个心动周期仍可见散在充盈减低区）（图5-2-11）。

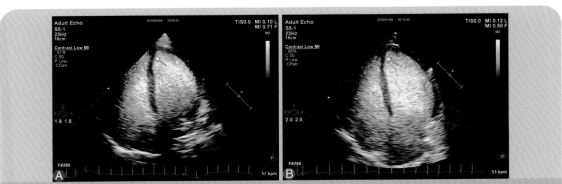

A. 支架置入术前左心室MCE显示左心室壁心尖部心肌灌注减低，左前降支置入支架两枚，造影显示前降支狭窄消失，血流TIMI 3级（箭头）；B. 术后1个月再行左心室MCE，显示左心室壁心尖部心肌灌注未恢复（箭头）。

图5-2-11 冠状动脉粥样硬化性心脏病再血管化治疗后心肌灌注评估的超声造影表现

（4）超声提示：左心室壁心尖段心肌缺血。

行冠状动脉造影术＋冠状动脉支架置入术＋经皮冠状动脉药物球囊血管内成形术，术中

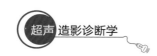

见左前降支近端管腔狭窄约95％，左旋支远段局部管腔狭窄约30％，右冠状动脉中段管腔狭窄30％～40％。术中于左前降支置入支架两枚，造影显示前降支狭窄消失，血流TIMI 3级。

术后1个月超声复查

（1）二维灰阶检查：双心房扩大，左心室壁节段室壁运动未见明确异常。

（2）CDFI检查：探及轻度二尖瓣反流。

（3）超声造影检查：同术前，心尖部左心室壁心肌灌注减低。

（4）超声提示：左心室壁心尖段心肌缺血。

【诊断依据及鉴别诊断】

冠状动脉粥样硬化性心脏病患者局部心肌灌注减低提示心肌缺血，结合冠状动脉造影结果可确定冠状动脉粥样硬化性心脏病心肌缺血的诊断。该病例中，在冠状动脉支架置入术前先应用左心声学造影发现左心室心尖节段心肌缺血，在狭窄的前降支成功地置入支架并恢复TIMI 3级血流后，再次应用左心声学造影对支架置入冠状动脉供血区的微循环灌注进行评估，发现支架置入术后，狭窄心外膜冠状动脉的血流虽已恢复，但其供血区的微循环并未恢复。该病例中左心声学造影MCE模式在冠状动脉支架置入术后的应用为手术确切疗效评估和患者预后判断提供重要依据。

七、心腔内附壁血栓形成

📋 病例 1

【基本信息】

患者男性，45岁，突发左侧胸痛11 h余。既往有高血压、高脂血症、心肌梗死病史。

【超声检查】

（1）二维灰阶检查：心尖部左心室壁运动幅度及增厚率减低，似见一大小约10 mm×10 mm"月牙形"低回声附着（图5-2-12），余左心室壁各节段运动未见明确异常。

（2）CDFI检查：未见明确异常。

（3）超声造影检查：MCE模式"Flash"后，心尖部见"月牙形"充盈缺损区（图5-2-13）。

（4）超声提示：冠状动脉粥样硬化性心脏病，心尖部心肌梗死后血栓形成。

【诊断依据及鉴别诊断】

心腔内占位病变在临床上较为常见，如血栓、肿瘤等，此例患者常规超声心动图示心尖部异常回声附着，结合病史及经左心声学造影证实该异常回声区无超声微泡增强，诊断为心肌梗死后血栓形成。

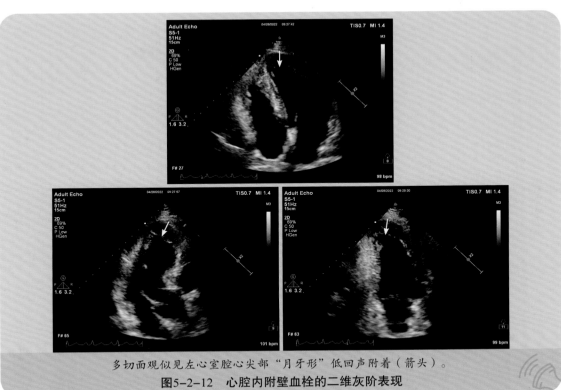

多切面观似见左心室腔心尖部"月牙形"低回声附着（箭头）。

图5-2-12 心腔内附壁血栓的二维灰阶表现

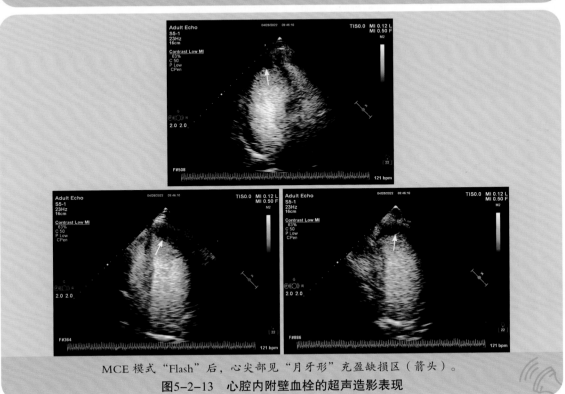

MCE 模式"Flash"后，心尖部见"月牙形"充盈缺损区（箭头）。

图5-2-13 心腔内附壁血栓的超声造影表现

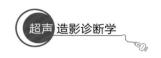
八、右房黏液瘤

病例 1

【基本信息】

患者男性，48岁，反复胸闷、气促1年余，行超声心动图检查。

【超声检查】

（1）二维灰阶检查：右心房增大，右心房内见约78 mm×48 mm等低回声团附着于房间隔右心房面，团块活动度大，舒张期经三尖瓣口进入右心室，收缩期完全回纳入右心房（图5-2-14）。

（2）CDFI检查：可探及轻度三尖瓣反流。

（3）超声造影检查：MCE模式"Flash"后，右心房内等低回声团于心肌灌注达峰后8个心动周期时见少量造影剂微泡进入（图5-2-15）。

（4）超声提示：右心房内占位（考虑黏液瘤可能）。

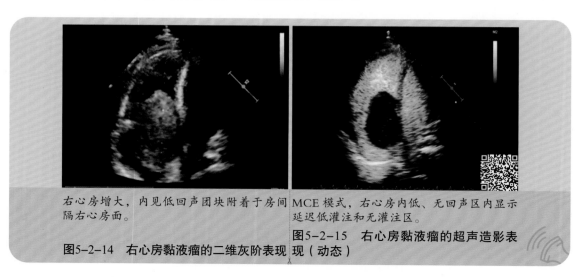

右心房增大，内见低回声团块附着于房间隔右心房面。

图5-2-14 右心房黏液瘤的二维灰阶表现

MCE 模式，右心房内低、无回声区内显示延迟低灌注和无灌注区。

图5-2-15 右心房黏液瘤的超声造影表现（动态）

【诊断依据及鉴别诊断】

心腔内占位病变在临床上较为常见，其中以血栓、肿瘤最为多见，此例患者常规超声心动图示右心房内异常回声并附着于房间隔右心房面，活动度大，提示为右心房黏液瘤。经左心声学造影显示该异常回声区内为延迟低灌注区及无灌注区，提示乏血供。结合常规超声心动图和左心声学造影表现确定诊断为右心房内乏血供占位，考虑黏液瘤可能。该患者后行肿块切除术，术后病理显示右心房黏液瘤伴出血。病理结果与左心声学造影结果一致。

九、心脏脂肪瘤

病例 1

【基本信息】

患者女性，33岁，平素体健，1周前无明显诱因下出现胸闷气喘，平卧时尤为明显，休息后可缓解，无明显胸痛、晕厥、下肢水肿等情况。

【超声检查】

（1）二维灰阶检查：心脏各腔室大小正常，心脏功能在正常范围。多切面观示右心室流出道近肺动脉瓣口处探及一大小约25 mm×22 mm的等回声团，呈分叶状，经一蒂附着于室间隔右心室面，随血流可有轻微摆动，局部右心室流出道内径变窄（图5-2-16）。

（2）CDFI检查：右心室流出道局部血流变细呈花色（图5-2-17）。

（3）超声造影检查：LVO模式，右心室流出道内探及不规则团块，大小约22 mm×22 mm，呈分叶状，边界清晰，边缘光滑，质地较软，经一蒂附着于室间隔右心室面，随血流可有轻微摆动（图5-2-18A）；MCE模式，团块内可见少许造影剂充填（图5-2-18B）。

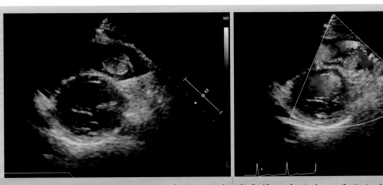

右心室流出道内探及异常等回声团致局部内径狭小。

图5-2-16 心脏脂肪瘤的二维灰阶表现

异常等回声团内无明显血流信号，右心室流出道局部血流变细呈花色。

图5-2-17 心脏脂肪瘤的CDFI表现

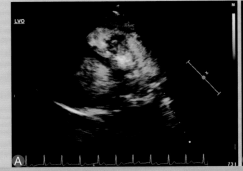

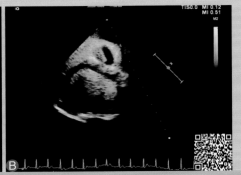

A.LVO 模式，右心室流出道内占位性病变；B.MCE 模式，异常回声区内可探及少量造影剂充填。

图5-2-18 心脏脂肪瘤的超声造影表现（动态）

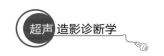

（4）超声提示：右心室流出道占位，良性可能。

【诊断依据及鉴别诊断】

该患者常规超声心动图示分叶状、质地较软等回声团，且有蒂与室间隔右心室面相连，左心声学造影LVO模式下等回声团边界清晰，边缘光滑，上述形态学特征提示良性占位。MCE模式显示等回声团内极少量造影剂充填，即极低增强，结合形态学特征和灌注特征考虑为心脏内良性占位。后经手术病理检查证实为心脏脂肪瘤。

心脏脂肪瘤作为心脏良性肿瘤需要与心脏恶性肿瘤鉴别。主要的鉴别点：①良性肿瘤一般边界清晰、质软、形态规则，基底窄，可有蒂与心脏相连，恶性肿瘤形态多不规则、内部回声不均匀，基底宽，与周围心肌组织分界不清，并多合并心包腔积液；②良性肿瘤一般呈低灌注，恶性肿瘤有多种灌注表现，原发性恶性肿瘤以高灌注多见。

十、心脏恶性肿瘤

病例 1

【基本信息】

患者男性，47岁，反复出现活动后胸闷、心悸1个月，休息后好转，伴夜间盗汗。外院超声心动图示右心房内占位。为进一步诊治来院。

【超声检查】

（1）二维灰阶检查：右心房侧壁、后壁见一大小约58 mm×40 mm略强回声团块，与右心房壁无明显分界，团块临近下腔静脉口，活动度差。

（2）CDFI检查：未见明确异常。

（3）超声造影检查：MCE模式，"Flash"后，右心房内异常团块区呈左心房内面向团块中央灌注（图5-2-19A），右心房内异常灌注范围超越左心房侧壁，与心包分界不清（图5-2-19B）。

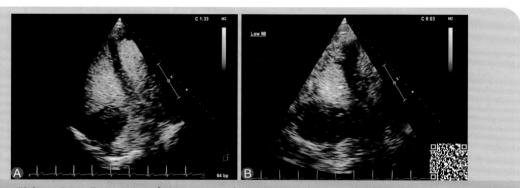

A.MCE 模式，"Flash"后，右心房内团块呈心房内面向团块中央及周边灌注；B.右心房内异常灌注范围超越左心房侧壁，与心包分界不清

图5-2-19 心脏恶性肿瘤的超声造影表现一（动态）

（4）超声提示：右心房内占位，恶性可能。

【诊断依据及鉴别诊断】

心腔内占位病变在临床上较为常见，如血栓、肿瘤等，该患者常规超声心动图示右心房内异常回声并附着于右心房游离壁，活动性差，提示占位病变附着基底较宽，质地较硬。左心声学造影MCE模式示异常回声区呈部分高增强，强度与临近心肌相似，并清晰显示肿块突破右心房壁，侵犯临近心包。结合常规超声心动图和左心声学造影检查所见考虑为心脏肿瘤，恶性可能。PET/CT示右心房内团块氟代脱氧葡萄糖（fluorodeoxyglucose，FDG）代谢增高；增强CT示右心房不规则软组织影，与心包分界不清，呈明显不均匀强化。PET/CT和增强CT与超声诊断相符。该病例中左心声学造影一方面提供了右心房占位的微循环灌注信息，同时从灌注特点上有助于识别占位与周围相邻结构的关系，为确定诊断提供了重要的依据。

病例 2

【基本信息】

患者男性，79岁，反复左侧肩部疼痛1年余，伴胸闷气促10余天。

既往胸部CT示纵隔淋巴结1枚，两肺上叶钙化结节。既往冠状动脉造影显示左前降支近中段长病变为30%~40%狭窄伴心肌桥（收缩期为60%~70%狭窄），中段迂曲；左回旋支未见明显狭窄；右冠状动脉自开口至近段长病变（其中开口处约90%狭窄）。遂行冠状动脉支架置入术，于右冠状动脉近段至开口处置入支架一枚，并由远及近行支架内球囊扩张后，造影显示狭窄消失，症状明显好转后出院，后再发胸闷、胸痛，伴间断性左肩剧烈疼痛，反复发作。

此次就诊ECG示Ⅱ、Ⅲ、avF呈qR或QR型，提示下壁心肌缺血。心胸部CT（平扫＋增强）示纵隔内团块状软组织密度影，强化不明显，呈结节样向外生长，突破心包膜，侵犯左心室、右心室、肺动脉主干、左冠状动脉及其分支，纵隔内多发淋巴结，转移可能。

前纵隔（占位）穿刺病理示差分化癌。免疫组化提示上皮组织来源恶性肿瘤。

【超声检查】

（1）二维灰阶检查：室上嵴、右心室流出道至肺动脉主干根部呈团块样增厚致右心室流出道狭细，最窄处测值7~8 mm，左心室侧壁外另可见一低回声团，与室壁分界欠清（图5-2-20）。

（2）CDFI检查：右心室流出道狭细处探及花色血流，连续多普勒血流成像测得最大血流速度约3.7 m/s。

（3）超声造影检查：MCE模式，"Flash"后，室上嵴、右心室流出道至肺动脉主干根部、左心室侧壁外团块样增厚区内见少量造影剂灌注，灌注速度及强度均低于正常心肌（图5-2-21）。

（4）超声提示：室上嵴、右心室流出道至肺动脉主干根部、左心室侧壁外团块样增厚考虑心脏占位，恶性可能。

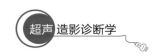

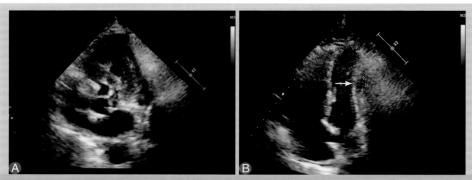

A. 室上嵴、右心室流出道至肺动脉主干根部呈团块样增厚致右心室流出道狭细；B. 左心室侧壁外另可见一低回声团，与室壁分界欠清（箭头）。

图5-2-20　心脏转移性肿瘤的二维灰阶表现一

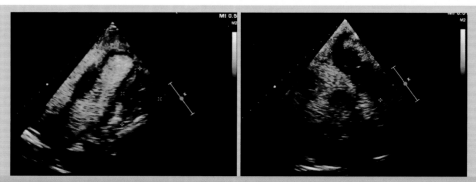

室上嵴、右心室流出道至肺动脉主干根部、左心室侧壁外团块样增厚区内见少量造影剂灌注。

图5-2-21　心脏转移性肿瘤的超声造影表现一

【诊断依据及鉴别诊断】

结合病史、CT检查结果及常规超声心动图表现，此患者考虑为心脏转移性肿瘤。左心声学造影MCE模式示占位内存在血流灌注，排除血栓可能，进一步证实心脏肿瘤。左心声学造影MCE模式可反映微循环灌注情况，MCE灌注高增强多提示恶性占位，但并不绝对。尤其转移性肿瘤，其灌注特点往往与其原发部位肿瘤相似。有恶性肿瘤病史的患者，如果发现心脏占位，要结合原发肿瘤的血供特征对心脏占位进行诊断。该患者MCE模式显示的心脏占位低增强，与增强CT显示的纵隔内原发肿瘤的低强化一致。其内血流灌注虽低于正常心肌，但由于其二维形态特征及广泛累及的特征性超声征象，仍考虑为恶性可能。心胸部CT检查也提示恶性转移性肿瘤。最终经穿刺病理活检证实为上皮组织来源差分化癌。由此病例可知，恶性肿瘤表现为高灌注占位的可能性大，但灌注并非判断占位良恶性的绝对指标。

📋 病例3

【基本信息】

患者女性，53岁。右肺腺鳞癌术后又发肝转移1年。后续行放射治疗、化学治疗及免疫治疗多次。现因心慌、气喘就诊。ECG示窦性心动过速；实验室检查示心肌酶谱及脑钠肽升高。胸部增强CT示左心室内低密度充盈缺损影，大小约22 mm×17 mm，考虑转移可能性大。要求行超声心动图检查。

【超声检查】

（1）二维灰阶检查：左心室短轴观乳头肌水平前间壁室壁增厚，呈团块样，范围约28 mm×20 mm（图5-2-22），余未见明确异常。

（2）CDFI检查：未见明确异常。

（3）超声造影检查：MCE模式，"Flash"后，左心室前间壁室壁团块样增厚区内见少量造影剂灌注（图5-2-23），增强顺序呈周边向中央，灌注强度周边强于中央，增厚区中央基本无灌注，团块样增厚区整体灌注速度及强度均低于正常心肌。

（4）超声提示：左心室前间壁占位，考虑转移性肿瘤。

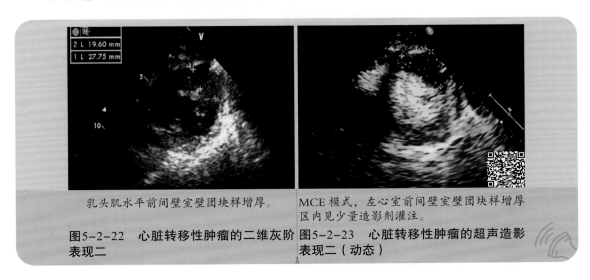

乳头肌水平前间壁室壁团块样增厚。

图5-2-22　心脏转移性肿瘤的二维灰阶表现二

MCE 模式，左心室前间壁室壁团块样增厚区内见少量造影剂灌注。

图5-2-23　心脏转移性肿瘤的超声造影表现二（动态）

【诊断依据及鉴别诊断】

心脏恶性肿瘤中，以转移性肿瘤多见，最常见为肺癌转移至心脏。本例患者既往肺癌肝转移病史，又发现室壁异常增厚，结合病史、常规超声心动图即提示患者可能出现肺癌心脏转移。同时胸部增强CT和左心声学造影MCE对于室壁异常增厚区的灌注评价相符，均为低增强，证实了心脏占位的诊断。综上，该患者诊断为左心室前间壁占位，考虑转移性肿瘤。

病例4

【基本信息】

患者男性，67岁。反复胸闷1年余。PET/CT示左心室间下壁团状FDG代谢增高，不除外心脏原发性恶性肿瘤（淋巴瘤？）可能；降结肠、乙状结肠、直肠条形FDG代谢增高影，考虑肠壁炎性或生理性摄取，建议随访；完善心脏超声检查。

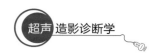

【超声检查】

（1）二维灰阶检查：左心室后侧壁近心尖部室壁局部增厚凸向心腔，范围约9 mm×11 mm，余未见明确异常（图5-2-24）。

（2）CDFI检查：未见明确异常。

（3）超声造影检查：LVO模式，左心室后侧壁近心尖部室壁局部增厚清晰显示；MCE模式，"Flash"后，5个心动周期内心尖部室壁局部增厚处快速增强，增强速度和强度均高于相邻左心室壁和乳头肌（图5-2-25）。

（4）超声提示：左心室后侧壁近心尖部室壁凸起考虑为心脏肿瘤，恶性可能。

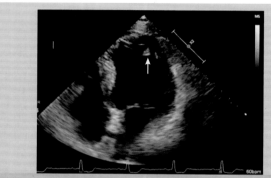

左心室后侧壁近心尖部室壁局部增厚凸向心腔（箭头）。

图5-2-24　心脏恶性肿瘤的二维灰阶表现

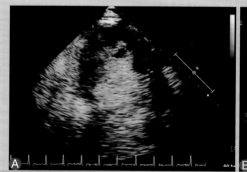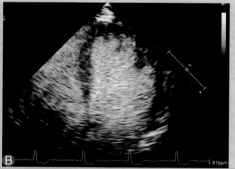

A."Flash"后即刻；B."Flash"后5个心动周期可见心尖部室壁局部增厚处增强速度和强度均高于相邻左心室壁和乳头肌。

图5-2-25　心脏恶性肿瘤的超声造影表现二

【诊断依据及鉴别诊断】

该患者常规超声心动图信息仅能提示为心脏占位。经过左心声学造影MCE模式灌注评估后，提示占位区域为高灌注，结合PET/CT检查所示的左心室后侧壁近心尖部室壁凸起FDG代谢增高考虑为心脏恶性肿瘤可能。该占位形态与正常乳头肌相似，仅位置偏低更接近心尖，需要与左心室内移位的乳头肌或异常肌束鉴别。经过左心声学造影MCE检查后，明显显示该结构与乳头肌及正常心肌灌注的差异，即较正常心肌和乳头肌灌注更早、更强。对比

PET/CT结果，超声造影显示的高灌注异常区域与FDG高代谢区域基本一致。因而，该患者诊断为心脏恶性肿瘤。

十一、心肌致密化不全

病例 1

【基本信息】

患者女性，62岁，反复胸闷气喘1年余，伴四肢无力，轻微活动不耐受，夜间不能平卧。

【超声检查】

（1）二维灰阶检查：左、右心房及左、右心室增大，左心室显著；左心室各节段运动显著减低，左心整体功能减低；左心室下壁、侧壁心内膜面肌小梁增多，可见深陷隐窝形成，收缩期测非致密心肌与致密心肌厚度之比＞2（图5-2-26）。

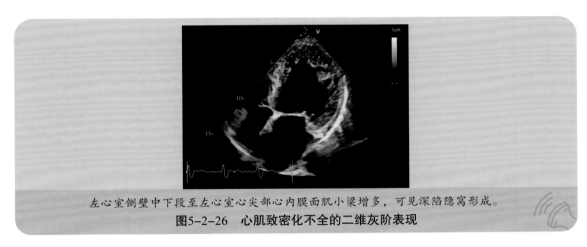

左心室侧壁中下段至左心室心尖部心内膜面肌小梁增多，可见深陷隐窝形成。

图5-2-26 心肌致密化不全的二维灰阶表现

（2）CDFI检查：可探及中度二尖瓣关闭不全及中度三尖瓣关闭不全，隐窝内可见彩色信号充填。

（3）超声造影检查：LVO模式，左心室腔清晰显示，左心室下壁、侧壁乳头肌以下节段心内膜肌小梁增多，隐窝形成，隐窝内可见造影剂充填（图5-2-27A），收缩期测非致密心肌与致密心肌厚度之比＞2，测LVEF约11.8%；MCE模式，"Flash"后5个心动周期时，心肌内造影剂充填仍稀疏（图5-2-27B）。

（4）超声提示：左心室心肌致密化不全。

【诊断依据及鉴别诊断】

诊断依据

按照Jenni等提出的心肌致密化不全诊断标准，此患者常规超声心动图示左心室心内膜面小梁、隐窝形成，非致密层心肌与致密心肌层收缩末期厚度比值＞2，提示左心室心肌致密化不全。左心声学造影LVO模式下，左心室心内膜边界显示更加清晰，一方面，从形态学证

第五章 心脏超声造影

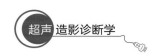

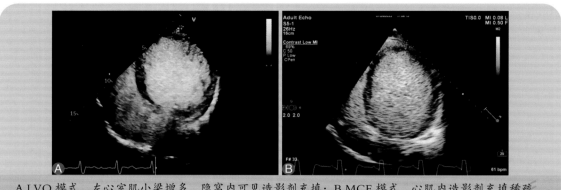

A.LVO模式，左心室肌小梁增多，隐窝内可见造影剂充填；B.MCE模式，心肌内造影剂充填稀疏。

图5-2-27　心肌致密化不全的超声造影表现

实心内膜面肌小梁、隐窝的存在；另一方面，可对致密心肌和非致密心肌的厚度进行更加准确的测量。MCE模式下，可观察到心肌灌注不良，提示心肌病变的存在。

鉴别诊断

左心室心肌致密化不全需要与其他心脏重构引起的心内膜面小梁、隐窝形成相鉴别，主要的鉴别点在于：①致密心肌与非致密心肌的厚度比；②病史。最终确诊需要行病理检查和基因检测。

（病例来源：连云港市第一人民医院张洁主任）

十二、显示细微心肌病变

病例 1

【基本信息】

患者女性，37岁，反复心悸20年。院前ECG示窦性心律，短阵室速。体表心电标测：异位起搏源于心尖部。

【超声检查】

（1）二维灰阶检查：未见明确异常（图5-2-28）。

（2）CDFI检查：探及少量二尖瓣、三尖瓣反流。

（3）超声造影检查：LVO模式，左心室腔清晰显示，心腔内未见占位，室壁节段运动尚可。MCE模式，"Flash"后5个心动周期后，心尖帽心肌中层局限造影剂充填明显降低（图5-2-29）。

（4）超声提示：心尖帽心肌中层局部纤维化可能。

【诊断依据及鉴别诊断】

此例患者频繁发作短阵室速，常规超声心动图未见心脏结构和血流动力学存在明确异

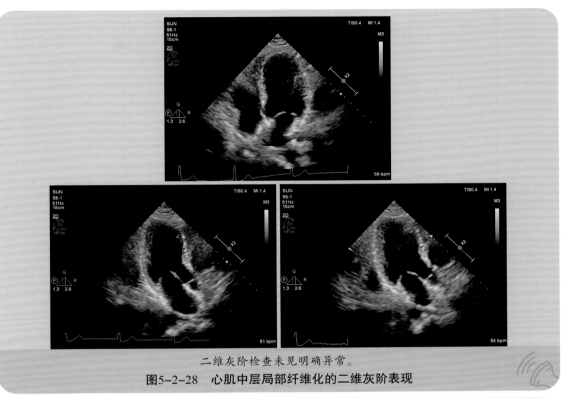

二维灰阶检查未见明确异常。

图5-2-28　心肌中层局部纤维化的二维灰阶表现

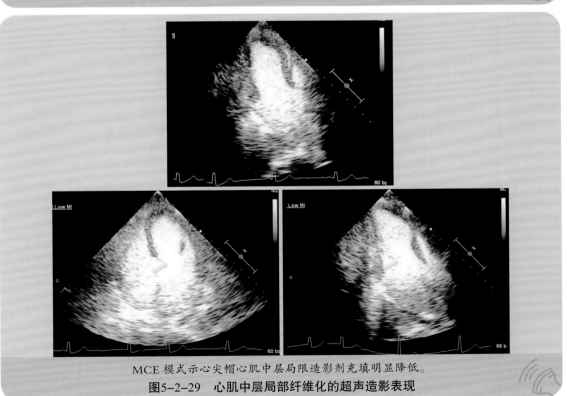

MCE 模式示心尖帽心肌中层局限造影剂充填明显降低。

图5-2-29　心肌中层局部纤维化的超声造影表现

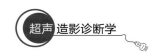

常。左心声学造影LVO模式下，室壁、心内膜边界更加清晰，证实二维超声心动图结论。但在MCE模式下，心尖帽心肌中层局限造影剂充填明显降低，提示心肌中层局部纤维化可能，该部位为体表心电标测的异位起搏点，结合MCE与体表心电标测结果，提示该部位存在心肌病变。

参考文献

[1] SENIOR R，BECHER H，MONAGHAN M，et al.Clinical practice of contrast echocardiography：recommendation by the European Association of Cardiovascular Imaging（EACVI）2017.Eur Heart J Cardiovasc Imaging，2017，18（11）：1205-1205af.https：//doi.org/10.1093/ehjci/jex182.

[2] PORTER TR，MULVAGH SL，ABDELMONEIM SS，et al.Clinical applications of ultrasonic enhancing agents in echocardiography：2018 American society of echocardiography guidelines update.J Am Soc Echocardiogr，2018，31（3）：241-274.

[3] VAMVAKIDOU A，KAROGIANNIS N，TZALAMOURAS V，et al.Prognostic usefulness of contemporary stress echocardiography in patients with left bundle branch block and impact of contrast use in improving prediction of outcome.Eur Heart J Cardiovasc Imaging，2017，18（4）：415-421.